SEU CÉREBRO
BEM ALIMENTADO

DRA. UMA NAIDOO

SEU CÉREBRO BEM ALIMENTADO

Um guia indispensável para os surpreendentes alimentos que combatem distúrbios como depressão, ansiedade, demência, TOC, insônia e mais.

Tradução
ANDRÉ FONTENELLE

2ª reimpressão

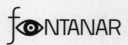

Copyright © 2020 by Uma Naidoo

O selo Fontanar foi licenciado para a Editora Schwarcz S.A.

Grafia atualizada segundo o Acordo Ortográfico da Língua Portuguesa de 1990, que entrou em vigor no Brasil em 2009.

TÍTULO ORIGINAL This Is Your Brain on Food

CAPA Lucy Kim

IMAGEM DE CAPA BERKAH1M GRAPHIC'S/ Shutterstock

PREPARAÇÃO Juliana de A. Rodrigues

ÍNDICE REMISSIVO Luciano Marchiori

REVISÃO Angela das Neves, Adriana Bairrada e Renata Lopes del Nero

---

Dados Internacionais de Catalogação na Publicação (CIP)
(Câmara Brasileira do Livro, SP, Brasil)

Naidoo, Uma
  Seu cérebro bem alimentado: Um guia indispensável para os surpreendentes alimentos que combatem distúrbios como depressão, ansiedade, demência, TOC, insônia e mais/ Uma Naidoo ; tradução André Fontenelle. — 1ª ed. — São Paulo : Fontanar, 2021.

  Título original: This Is Your Brain on Food: An Indispensable Guide to the Surprising Foods that Fight Depression, Anxiety, PTSD, OCD, ADHD, and More.

  ISBN 978-85-8439-212-4

  1. Ansiedade 2. Alimentação saudável 3. Depressão 4. Estresse 5. Nutrição 6. Qualidade de vida 7. Saúde mental I. Título.

21-59670 CDD-613.2

Índice para catálogo sistemático:
1. Alimentação saudável : Promoção da saúde 613.2
Aline Graziele Benitez – Bibliotecária – CRB-1/3129

Todos os direitos desta edição reservados à
EDITORA SCHWARCZ S.A.
Rua Bandeira Paulista, 702, cj. 32
04532-002 — São Paulo — SP
Telefone: (11) 3707-3500
facebook.com/Fontanar.br

Este livro é dedicado a meus amados pai e vovó de Pinetown, que já faleceram, a minha mãe (que me deu o conselho mais importante da minha vida) e a meu marido, sem o qual este livro jamais teria se tornado realidade.

Sumário

Introdução 9

1. O caso de amor entre o intestino e o cérebro 17
2. Depressão: Probióticos, ômega-3 e o padrão alimentar mediterrâneo 34
3. Ansiedade: Alimentos fermentados, fibras alimentares e o mito do triptofano 63
4. TEPT: Glutamatos, mirtilos e as bactérias "amigas de longa data" 88
5. TDAH: Glúten, caseína do leite e polifenóis 107
6. Demência e névoa mental: Microverdes, alecrim e a dieta MIND 122
7. Transtorno obsessivo-compulsivo: NAC, glicina e os perigos da ortorexia nervosa 146
8. Insônia e cansaço: Capsaicina, camomila e as dietas anti-inflamatórias 167
9. Transtorno bipolar e esquizofrenia: L-teanina, gorduras saudáveis e a dieta cetogênica 188
10. A libido: Oxitocina, feno-grego e a ciência dos afrodisíacos ... 215
11. Como cozinhar e se alimentar para o bem do cérebro 237

Receitas 253
Apêndice A: *Carga glicêmica dos carboidratos* 299
Apêndice B: *Fontes comuns de vitaminas e minerais selecionados* 301
Apêndice C: *Antioxidantes e capacidade de absorção de radicais de oxigênio* 304

Agradecimentos 305
Notas 307
Índice remissivo 359

Introdução

À primeira vista, nutrição e psiquiatria não parecem ser a mais natural das duplas. Quando você pensa no dr. Freud fumando cachimbo em sua poltrona de couro, provavelmente não o imagina prescrevendo uma receita de salmão ao forno. Na minha experiência, percebo que psiquiatras mandam os pacientes para casa com receitas de medicamentos ou encaminhamentos para outros tipos de terapia, mas nenhuma orientação sobre os alimentos que podem ajudá-los a superar os problemas que os levaram ao consultório. E embora muitos adeptos da alimentação consciente sempre se preocupem com o que comemos — como afeta nosso coração, o meio ambiente e, acima de tudo, nossa cintura —, não refletimos sobre a influência disso no nosso cérebro.

Ainda que essa relação entre nutrição e saúde mental não pareça, à primeira vista, intuitiva, é crucial para a compreensão da dupla epidemia que vivemos nos dias de hoje. Apesar de o conhecimento e as tecnologias da medicina serem melhores do que nunca, tanto os transtornos mentais quanto as más condições de saúde provocadas por escolhas alimentares erradas são preocupantemente frequentes. Nos Estados Unidos, a cada ano, um em cada cinco adultos sofrerá de um problema de saúde mental diagnosticável, e 46% das pessoas se encaixarão nos critérios de diagnóstico de problemas de saúde mental em algum momento da vida. Trinta e sete por cento da população são considerados obesos, e outros 32,5% com sobrepeso, totalizando aproximadamente 70% acima do peso ideal. Estima-se que 23,1 milhões de americanos tenham diagnóstico de diabetes, e outros 7,2 milhões sejam portadores da doença sem diagnóstico. Isso representa um total de 30,3 milhões de pessoas, cerca de 10% da população.

De maneira muito similar à complexa relação entre intestino e cérebro que compõe a base deste livro, dieta e saúde mental estão inseparavelmente ligadas, e essa conexão é de mão dupla: escolhas alimentares inadequadas levam a um aumento dos problemas de saúde mental, e os problemas de saúde mental levam, por sua vez, a maus hábitos alimentares. Enquanto não resolvermos os problemas nutricionais, não haverá medicação e psicoterapia suficientes para conter a onda de transtornos mentais em nossa sociedade.

Embora a solução para essa relação conturbada entre dieta e saúde mental tenha uma importância inegável para a sociedade como um todo, também pode fazer uma diferença crucial no nível individual — e não apenas para quem sofre de uma condição mental diagnosticada. Quer você tenha tido ou não uma consulta com um especialista em saúde mental por causa de transtornos como depressão ou ansiedade, todos nós já nos sentimos tristes ou nervosos. Todos vivenciamos traumas ou obsessões, em grande ou pequena escala. Todos queremos continuar tendo concentração e memória aguçadas. Todos precisamos dormir bem e ter uma vida sexual satisfatória.

Neste livro, quero mostrar de que formas você pode usar a dieta para atingir o bem-estar de sua saúde mental em todos os aspectos.

Ao saber que sou psiquiatra, nutricionista e chef de cozinha, as pessoas costumam presumir que cozinho desde muito jovem e só depois me interessei pela medicina. Mas na verdade aprendi a cozinhar relativamente tarde em minha vida. Fui criada em uma família numerosa originária do sul da Ásia, cercada por avós, tias, mãe e sogra que eram cozinheiras excepcionais. Nunca precisei cozinhar! Minha mãe, uma médica diplomada em duas especialidades, excelente doceira e cozinheira, incutiu-me o interesse pelos bolos, e foi a medição precisa dos ingredientes que fez o amor pela ciência crescer em mim. Fora isso, eu não me incomodava de deixá-las cuidarem das coisas na cozinha.

Quando me mudei para Boston para fazer residência em psiquiatria em Harvard, senti-me arrancada do amor e carinho de minha família, cheia de agregados e da comida deliciosa que simbolizava meu lar. Compreendi que precisava aprender a cozinhar para transformar aquele novo lugar em minha casa. Meu marido, brilhante como só ele, já sabia cozinhar, mas eu o expulsei da cozinha (pelo menos é o que ele costuma dizer brincando — na verdade foi o orientador mais inestimável e o cobaia mais terrivelmente sincero) e comecei a experimentar algumas receitas que tinha aprendido.

Como inspiração, busquei as recordações da vovó de Pinetown, como chamávamos minha avó materna. Durante o dia, enquanto mamãe fazia faculdade de medicina, era com a vovó que eu ficava, observando-a na cozinha. Aos três anos, eu a bisbilhotava, proibida de me aproximar do forno e do fogão, espiando-a atentamente. O dia começava com a gente colhendo hortaliças frescas do jardim, preparando-as para o almoço, pondo a mesa, contando histórias e fazendo uma sesta à tarde.

Como TV a cabo era artigo de luxo na época em que nos instalamos em Boston, eu ficava assistindo aos canais abertos, e assim conheci a incrível Julia Child, que fazia uma omelete, me ensinando a culinária francesa. Ela me deu uma enorme confiança para cozinhar do meu jeito e me fez companhia nas muitas horas solitárias que passei enquanto meu marido terminava a bolsa de estudos. Paulatinamente, cozinhar foi se tornando parte de mim, um espaço em que eu podia me distrair quando comecei a fazer residência médica.

Mesmo depois de começar a praticar a psiquiatria, minha paixão pela cozinha não diminuiu, e meu marido sugeriu que eu fizesse um curso no Culinary Institute of America, em Boston. Adorava estudar lá, mas não conseguia conciliar o tempo de ida e volta com a atividade médica em Boston. Por isso, mudei para uma escola local, a Cambridge School of Culinary Arts, e fiz questão de manter o compromisso tanto na psiquiatria como na culinária.

Não tardei a descobrir que, ao contrário das glamourosas séries de TV sobre médicos, que estão muito longe da realidade do mundo da medicina, a culinária profissional é mostrada na TV como realmente é — muitos gritos e broncas do chef de cozinha, ainda que em geral eles não sejam tão desbocados quanto Gordon Ramsay. Por mais estressante que seja, nada supera o sentimento de realização quando o seu merengue sai impecável, ou quando você aprecia a profundidade e o sabor de um consomê executado com perfeição, ou quando a terrine fica com aquela textura amanteigada antes de endurecer.

Nesse meio-tempo não deixei de trabalhar no hospital. Quando olho para trás, nem sei como dei conta. Em muitos momentos, chegava a jantar com os livros na mesa, estudando para as provas escritas de culinária. Depois das aulas, passava longas horas tirando o atraso do trabalho, dos e-mails, das receitas médicas e das ligações. Consegui, sabe-se lá como. Hoje percebo que minha motivação foi o amor por esses dois mundos, tão sincero pela psiquiatria quanto pela culinária.

Foi nessa época que cresceu meu fascínio pelo valor nutricional da comida. Passei a tomar a iniciativa de falar com meus pacientes sobre a quantidade de gordura e açúcar em um café de 600 ml do Dunkin' Donuts, quando eles reclamavam do ganho de peso que atribuíam aos antidepressivos. Para ampliar meus conhecimentos sobre nutrição e minha confiança para dar conselhos nutricionais em minha prática clínica, também fiz um curso de ciência nutricional depois de me formar na escola de culinária.

Com esses conhecimentos de psiquiatria, nutrição e artes culinárias, fui integrando cada vez mais técnicas de nutrição e estilo de vida à minha atividade clínica, enquanto aperfeiçoava minha abordagem pessoal, holística e integrada à psiquiatria. Esse método se tornou a base do meu trabalho e levou à criação de um programa de Psiquiatria Nutricional e de Estilo de Vida no Hospital Geral de Massachusetts, a primeira clínica do gênero nos Estados Unidos.

Mesmo com tanto treinamento e experiência nessas áreas, minha formação em psiquiatria nutricional só ficou completa depois de vivenciar na pele seu poder. Alguns anos atrás, eu contemplava os reflexos do sol que dançavam na parede de um luxuoso quarto de hotel em

Beverly Hills, lembrando da sensação gostosa de ler um livro e tirar um agradável cochilo à tarde. Meu marido e eu desfrutávamos de um bem-vindo e merecido fim de semana prolongado para comemorar o aniversário dele — acontecimento que a cada ano se transformava numa oportunidade para escapar da rotina, relaxar e recomeçar.

Quando me recostei para o cochilo e mudei o livro de posição, resvalando numa parte do peito em que normalmente não teria motivo para encostar, senti um caroço. De início, achei que fosse só o cansaço, mas ao me examinar dei um pulo da cama, assustada. Era, sem sombra de dúvida, um nódulo. Câncer. Bem que desejei duvidar da precisão de minhas avaliações clínicas, mas não havia como.

No retorno a Boston, o diagnóstico levou sete dias para sair. Foi uma semana conturbada de testes e consultas, que passou na velocidade da luz. Eu me senti abençoada por ter acesso a uma das melhores assistências médicas do mundo. Mas apesar do enorme apoio de amigos e colegas, pela primeira vez na vida eu estava diante de algo que não tinha previsto. Ninguém acorda achando que aquele é o dia em que vai descobrir um câncer. Sentia-me completamente desamparada. Não parava de pensar no que eu podia ter feito de errado, mas a força de minhas raízes hindus me ajudava a enxergar a situação com outros olhos. Como ensinaram minha avó e minha mãe quando eu era pequena: "Isso é parte do carma que você precisa encarar; enfrente-o e lide com ele com elegância, com fé em Deus, e tudo vai dar certo". Embora minha família e eu estivéssemos arrasadas e chorosas, eram palavras que foram fundamentais.

Mesmo assim, tive dificuldade para trabalhar minhas emoções; minha formação profissional de psiquiatra não tornava mais fácil dominar os sentimentos confusos que giravam na minha cabeça. Pela primeira vez em minha vida de médica, eu não tinha controle sobre as consequências daquela doença. Não estava em minhas mãos. Tudo que eu podia fazer era esticar o braço para os exames de sangue, sabendo que em breve teria que fazer o mesmo para as enormes infusões em *bolus* da quimioterapia. Passei do pânico e do desespero para ter a impressão de que minhas emoções tinham sido suspensas. Não existia riso nem choro, medo nem alegria. Só uma espécie de dormência que gelava até os ossos.

Ao acordar para o primeiro dia de tratamento, resolvi tomar um chá de açafrão para me acalmar. O tempo todo ficava pensando em como minha vida tinha dado uma guinada de 180 graus de uma hora para a outra. Estava com medo, nervosa e tentando ser corajosa. No fundo, sabia de todos os traumatizantes efeitos colaterais que poderia ter que enfrentar, mesmo se o tratamento fosse bem-sucedido. Na hora que liguei a chaleira elétrica, porém, foi como se eu tivesse acendido metaforicamente aquela luzinha na minha cabeça: "Eu sei cozinhar, conheço meu corpo e posso ajudar a mim mesma com minha alimentação".

Pode parecer uma conclusão óbvia para quem é psiquiatra nutricional, mas ser o paciente é bem diferente de ser o médico, sobretudo considerando que eu sempre tive a felicidade de ser saudável. Mas decidi que ia cuidar da minha mente e do meu corpo, ingerindo alimentos saudáveis, independente do que o câncer fosse fazer comigo.

Nos dezesseis meses seguintes, o que ocorreu foi um intenso ciclo de quimioterapia, cirurgias e radioterapia. A cada sessão de quimioterapia, o residente de oncologia que me acompanhava me perguntava o que eu tinha trazido para comer naquele dia. Pegava da minha lancheira uma vitamina cheia de nutrientes, feita de iogurte rico em probióticos, frutas vermelhas, leite de amêndoas, kefir e chocolate amargo. Graças à minha alimentação, eu nunca tinha enjoo. Meu peso variava conforme os efeitos colaterais dos diferentes medicamentos que aumentavam ou reduziam meu apetite, mas continuei comendo o que gostava, até mesmo quando o gosto mudava por causa da medicação.

Ao longo de todo esse ataque oncológico ao meu corpo, eu me senti surpreendentemente bem de saúde e consegui encontrar um jeito de manter minha energia lá em cima mesmo durante séries seguidas de tratamento que teriam me deixado totalmente esgotada. Reconheço que me manter no auge da saúde mental foi bem mais complicado, mas até nesse aspecto aquilo que comi foi decisivo para obter um equilíbrio e uma perspectiva emocional positiva. Diminuí o consumo de café e cortei o vinho; comi frutas frescas que eu mesma lavava, secava e preparava em casa. Fiz Sopa de Lentilha com Espinafre (*Dal*) (p. 279) relaxante, rica em fibras e proteínas, e carregada de espinafre, rico em folatos. Uma vez por semana, preparava, do zero, um chocolate quente delicioso e restaurador, como um mimo para as noites de quinta, o que me dava algo para ansiar depois das sessões de tratamento. Tive o cuidado de fazer boas escolhas alimentares, desprovidas de calorias nocivas à saúde. O cansaço me impedia de malhar, por isso, decidi fazer caminhadas leves com regularidade; elas também melhoravam meu humor, pois o exercício eleva a produção de endorfinas. Comer era uma forma de reduzir a ansiedade sobre as minhas sessões de químio das quintas-feiras, e de levantar meu humor quando eu era engolida pelos dias escuros do inverno de Boston durante o tratamento.

A constatação do quanto minha saúde mental melhorava pela adoção dos mesmos conselhos que eu dava a meus pacientes me estimulava. Como se diz, eu precisava "caminhar o caminho". Eu tinha que testar em mim mesma se aquelas estratégias serviam para conter a ansiedade, me acalmar para dormir e melhorar meu humor. Não sabia se ia dar certo, mas senti que era uma obrigação, para com meus pacientes e para comigo mesma, dar uma oportunidade real a meu próprio programa de tratamento.

O câncer também me levou a adotar a meditação *mindfulness* e a refletir com mais profundidade sobre meu estilo de vida. No ambiente em que fui criada, por meus pais e minha família, a meditação era uma prática regular; os princípios ayurvédicos integravam o cotidiano, e aulas de dança, balé e exercícios físicos também faziam parte da rotina. Mesmo assim, só o câncer me fez perceber que, depois de tantos anos de estudo e trabalho intensos, eu tinha relaxado em alguns desses hábitos saudáveis. Mamãe sempre insistia para eu começar a meditar; meu marido e minha melhor amiga sempre me lembravam do meu passado de bailarina, o que me estimulou a retornar às aulas de balé para adultos e às aulas de ginástica calistênica. Todo o estresse da carreira profissional havia tido um impacto sobre as células do meu corpo. Por isso, mais do que nunca, tomei ciência da importância dessas técnicas de bem-estar para a evolução pessoal. Não é apenas uma parte ou uma dimensão de nós; somos, todos, seres por inteiro, e a chave é a prática holística. Ainda que a psiquiatria nutricional seja fundamental para a cura, também são vitais essas questões de estilo de vida.

Até escrever estas linhas, eu não tinha falado publicamente de minha luta contra o câncer. Agora, meu tratamento já está completo, meu cabelo voltou a crescer (graças a Deus!) e começo cada dia com a esperança de atingir a remissão, sem nunca esquecer que aquilo que eu consumo tem um impacto real sobre como me sinto.

Toda essa experiência — minhas origens, minha formação, minha experiência clínica, o tempo que passei na cozinha, minha doença — me inspirou a escrever este livro. Espero que, nestas páginas, eu possa apresentar a você o empolgante terreno da psiquiatria nutricional e também aconselhar quanto à melhor forma de se alimentar para otimizar o incrível poder do seu cérebro.

1. O caso de amor entre o intestino e o cérebro

Pouquíssimas coisas me fazem ficar acordada à noite. Dou valor ao meu sono. Mas, de vez em quando, me pego me revirando na cama, pensando que em psiquiatria, e na medicina em geral, estamos olhando para a árvore, e não a floresta.

É claro, fizemos enorme progresso desde os banhos frios e as correntes dos séculos XVII e XVIII. Naqueles bárbaros tempos de antes, a "loucura" era considerada um estado pecaminoso, e quem tinha doenças mentais era internado em prisões. À medida que a civilização progrediu, pacientes com problemas mentais foram transferidos para hospitais.[1] O problema é que, enquanto passamos a nos concentrar cada vez mais nos incômodos pensamentos e emoções provocados pelas doenças mentais, paramos de prestar atenção no fato de que o restante do corpo também está envolvido.

Nem sempre foi assim. Em 2018, o historiador Ian Miller observou que médicos dos séculos XVIII e XIX tinham noção de que os sistemas do organismo estão conectados.[2] É por isso que falavam de uma "simpatia nervosa" entre os diferentes órgãos do corpo.

No final do século XIX, porém, os médicos mudaram de ponto de vista. À medida que a medicina foi se especializando, perdeu-se o rumo do problema mais amplo e passou-se a investigar apenas órgãos isolados para determinar aquilo que estava errado e necessitava de intervenção.

Evidentemente, os médicos tinham ciência de que um câncer pode se espalhar de um órgão para outro, e que condições autoimunes como o lúpus eritematoso sistêmico podem afetar múltiplos órgãos. Mas eles não perceberam que mesmo órgãos aparentemente muito díspares do corpo podem se influenciar de forma mútua. Metaforicamente falando, uma doença pode vir de muito, muito longe!

Para agravar o problema, em vez de colaborar no trabalho, médicos, anatomistas, fisiologistas, cirurgiões e psicólogos competiam entre si. Nas palavras de um médico britânico em 1956, "tamanho é o alarido dos competidores pela cura que o paciente verdadeiramente em busca de conhecimento é mais ensurdecido que elucidado".[3]

Essa atitude prevalece até hoje na medicina. Por isso que tanta gente ignora o fato de que, quando se trata de saúde mental, a origem do problema não reside apenas no cérebro. É, em vez disso, um sinal de que algo fugiu do controle com uma ou mais conexões do corpo.

Temos consciência da realidade dessas conexões. A depressão pode afetar o coração. Patologias da glândula adrenal podem induzir ao pânico. Infecções que disparam pela corrente sanguínea podem dar a impressão de descontrole emocional. Males do corpo muitas vezes se manifestam sob a forma de turbulências da mente.

Embora problemas médicos possam ensejar sintomas psiquiátricos, hoje em dia, porém, sabemos que a história é muito mais profunda. Alterações sutis em partes distantes do corpo também podem mexer com o cérebro. A mais intrínseca delas é entre o cérebro e o intestino. Séculos atrás, Hipócrates, o pai da medicina moderna, reconheceu esse elo, e advertiu que "uma má digestão é a fonte de todo mal" e que "a morte mora no intestino". Só agora estamos descobrindo o quanto ele tinha razão. Embora ainda estejamos no limiar dessas descobertas, nos últimos anos a relação entre o intestino e o cérebro propiciou uma das áreas de pesquisa mais ricas e férteis da ciência médica, e a fascinante base do campo da psiquiatria nutricional.

ERA UMA VEZ...

Observar a diferenciação dos órgãos de um embrião em desenvolvimento é como olhar dentro de um caleidoscópio.

Era uma vez um espermatozoide que chegou ao óvulo. Não são como dois barcos que passam um pelo outro à noite. Eles se juntam. E, com o êxito dessa união, você foi concebido. Calorosamente abrigado no útero de sua mãe, você, como ovo fertilizado (chamado de zigoto), começou a evoluir.

A princípio, a lisa superfície exterior do zigoto se desenvolve como as dobras de uma amora. Com o passar do tempo, esse ovo mágico, pelo encanto das instruções biológicas, vai mudando de configuração, até que o corpo do bebê ganha forma. Por fim, depois de nove longos meses, você dispõe de coração, intestino, pulmões, cérebro, membros e mais outras coisas, prontas para levá-lo ao mundo.

Antes disso tudo, porém, antes de você surgir para conquistar o mundo, antes de seu intestino e seu cérebro se tornarem entidades separadas, eles foram uma coisa só. Vieram do mesmo óvulo fertilizado que deu origem a todos os órgãos do seu corpo.

Na verdade, o sistema nervoso central, composto do cérebro e da medula espinhal, é formado por células especiais, conhecidas como "células da crista neural". Essas células numerosas migram por toda a parte do embrião em desenvolvimento, formando o sistema nervoso entérico do intestino. Esse sistema nervoso entérico contém entre 100 milhões e 500 milhões de neurônios, a mais vasta coleção de células nervosas do corpo. É por isso que algumas pessoas chamam o intestino de "segundo cérebro". E é por isso que o intestino e o cérebro se influenciam mutuamente de maneira tão profunda. Por mais separados que pareçam ser, têm a mesma origem.

UMA RELAÇÃO À DISTÂNCIA

Certa vez tive uma paciente que dizia não entender por que eu falava de intestino quando estava cuidando da mente. Para ela, parecia irrelevante. "Afinal", dizia ela, "os dois não ficam lá muito próximos."

Embora o intestino e o cérebro estejam localizados em partes diferentes do seu corpo, eles mantêm entre si mais do que uma simples conexão histórica. Fisicamente, também continuam conectados.

O nervo vago, conhecido como "nervo andarilho", origina-se no tronco cerebral e faz todo o caminho até o intestino, conectando-o ao sistema nervoso central. Ao chegar ali, subdivide-se, criando caminhos menores que o envolvem como um todo, numa espécie de capa improvisada cuja aparência lembra um pulôver detalhadamente tricotado. Como o nervo vago penetra na parede intestinal, ele desempenha um papel fundamental na digestão de alimentos, mas sua função crucial é assegurar que os sinais nervosos vão e venham entre o intestino e o cérebro, transportando informações vitais. Os sinais entre o intestino e o cérebro correm nos dois sentidos, o que faz deles companheiros para toda a vida. Esta é a base do romance entre o intestino e o cérebro.

ATRAÇÃO QUÍMICA

Como é, então, que o corpo de fato transmite as mensagens entre o intestino e o cérebro por meio do nervo vago? O mais simples seria imaginar o cérebro e o intestino "conversando" numa espécie de celular biológico, mas isso não faria justiça à elegância e complexidade do sistema de comunicação do seu corpo.

A base de toda comunicação dentro do corpo é química. Quando você toma um comprimido para dor de cabeça, costuma engoli-lo, certo? Ele entra pela boca e viaja até o intestino, onde é decomposto. As substâncias químicas do comprimido seguem do intestino para o cérebro pela corrente sanguínea. E, uma vez ali, podem reduzir os processos inflamatórios e distender seus vasos sanguíneos também. Quando essa substância que você engoliu exerce eficientemente seus efeitos no cérebro, dá para sentir alívio da dor.

Da mesma forma que as substâncias químicas do medicamento, as produzidas pelo intestino também conseguem chegar ao cérebro. E vice-versa. É uma via de mão dupla.

No cérebro, essas substâncias químicas têm origem nas partes primárias de seu sistema nervoso (com a ajuda do seu sistema endócrino): o sistema nervoso central, que inclui o cérebro e a medula espinhal; o sistema nervoso autônomo (SNA), que inclui os sistemas simpático e parassimpático; e o eixo hipotálamo-pituitária-adrenal (eixo HPA), que inclui o hipotálamo, a glândula pituitária e a glândula adrenal, ou suprarrenal.

O sistema nervoso central produz substâncias químicas como a dopamina, a serotonina e a acetilcolina, fundamentais para a calibragem do humor e o processamento dos pensamentos e das emoções. A serotonina, substância química cuja deficiência é decisiva no cérebro dos que sofrem de depressão e ansiedade, desempenha um papel fundamental na regulagem do eixo intestino-cérebro. Ela é uma das substâncias mais comentadas, por causa de sua função sobre o humor e as emoções. Mas você sabia que mais de 90% dos receptores de serotonina estão no intestino? Na verdade, alguns pesquisadores acreditam que a deficiência de serotonina no cérebro seja fortemente afetada pelo intestino, teoria que vamos explorar melhor adiante.

O SNA é o encarregado de um amplo leque de funções essenciais, a maioria delas involuntária: graças a ele, seu coração não para de bater, sua respiração e digestão se mantêm, suas pupilas se dilatam para absorver mais luz em um cômodo escuro. Para nossos fins, talvez o mais crucial desse sistema seja quando seu corpo está sob estresse: ele controla sua reação de fuga ou luta, instintiva às ameaças, que envia por todo o corpo uma cascata de reações hormonais e fisiológicas em situações de perigo ou risco de vida. Como veremos mais adiante, o intestino tem uma profunda influência na luta ou fuga, principalmente por meio da regulagem dos hormônios adrenalina e noradrenalina (também chamados de epinefrina e norepinefrina).

O eixo HPA é outra peça fundamental da máquina de combate ao estresse do corpo. Produz hormônios que estimulam a liberação de cortisol, o "hormônio do estresse". O cortisol prepara o corpo para lidar com o estresse, fornecendo uma dose de energia adicional para enfrentar situações difíceis. Depois de superada a ameaça, o nível de cortisol retorna ao normal. O intestino também desempenha um papel importante na liberação de cortisol, e é decisivo na garantia de uma resposta eficiente do corpo ao estresse.

Num corpo saudável, todas essas substâncias químicas garantem que intestino e cérebro trabalhem bem juntos. É claro que, como em qualquer sistema delicado, tudo pode desandar. Quando o excesso ou a falta da produção dessas substâncias rompe essa conexão, o equilíbrio intestino-cérebro vai para o espaço. O humor é prejudicado. A concentração perdida. A imunidade cai. A barreira protetora do intestino fica comprometida, e as substâncias químicas e os metabolitos, que deveriam ficar do lado de fora do cérebro, entram nele e causam estragos.

Ao longo deste livro, vamos ver em vários momentos como esse caos químico dá origem a sintomas psiquiátricos, desde a depressão, a ansiedade e a perda de libido até condições arrasadoras, como a esquizofrenia e o transtorno bipolar.

A fim de corrigir esses desequilíbrios químicos e restaurar a ordem no cérebro e no corpo, você poderia supor que uma bateria de substâncias farmacêuticas sofisticadas e de fabricação complicada seria necessária. E até certo ponto você teria razão! A maior parte dos medicamentos usados para tratar de condições mentais de fato buscam alterar esses desequilíbrios, para fazer o cérebro voltar a um estado sadio. Por exemplo, você talvez já tenha ouvido falar dos inibidores seletivos de recaptação de serotonina (mais comumente chamados de ISRSS), que turbinam a serotonina para enfrentar os sintomas da depressão. Os medicamentos modernos para a saúde mental podem ser uma bênção para os pacientes de inúmeros transtornos, e não quero minimizar a importância terapêutica deles em situações diversas.

Mas o que às vezes fica perdido em meio ao debate sobre saúde mental é uma verdade simples: os alimentos que você ingere podem ter um efeito tão profundo sobre seu cérebro quanto os medicamentos que você toma. De que forma uma coisa básica e natural como se alimentar pode ter a mesma potência de uma medicação que custou milhões de dólares para ser desenvolvida e testada? A primeira parte da resposta está nas bactérias.

POR QUE OS DETALHES IMPORTAM

Nos bastidores do romance entre intestino e cérebro está uma enorme coleção de micro-organismos que moram no intestino.[4] Damos a essa diversidade de espécies bacterianas o nome de "microbioma". O microbioma intestinal — tanto no ser humano quanto em outros animais — é outro tipo de romance, em que as duas partes dependem uma da outra para sobreviver. Nosso intestino proporciona às bactérias um lugar para morar e florescer, e elas em compensação desempenham tarefas cruciais, que nosso corpo não consegue executar por conta própria.

O microbioma é composto de muitos tipos diferentes de bactérias, e a diversidade de espécies no intestino é muito maior que em qualquer outra parte do corpo. O intestino pode abrigar até mil tipos diversos de bactérias, embora a maioria pertença a dois grupos — *Firmicutes* e *Bacteroides* — que representam cerca de 75% do microbioma como um todo.

Não vamos passar muito tempo discutindo espécies individuais neste livro, mas basta saber que, quando se trata de bactérias, existem mocinhos e vilões. Em geral, os micro-organismos que habitam o intestino são do bem, mas é inevitável que existam junto alguns malvados. Isso não é necessariamente motivo para preocupação, já que em geral o próprio corpo garante que as bactérias do bem e do mal permaneçam no equilíbrio ideal. Porém, se a dieta, o estresse ou outros problemas físicos ou mentais provocam alterações nas bactérias do intestino, isso pode causar um efeito cascata que leva a diversos danos à saúde.

A ideia de que o microbioma desempenha um papel tão essencial no funcionamento corporal é relativamente nova na medicina (basta pensar em quantas vezes você ouviu falar das bactérias como "germes que vão te fazer adoecer" e não como um conjunto de micro-organismos útil, com uma função vital), principalmente quando se trata da influência das bactérias sobre o cérebro. Com o passar dos anos, porém, aumentou o conhecimento científico em relação ao efeito das bactérias intestinais sobre as funções cerebrais.

Cerca de trinta anos atrás pesquisadores relataram, pela primeira vez, em um dos estudos mais instigantes sobre como alterações nas bactérias do intestino podem influenciar o funcionamento da mente, casos de pacientes com uma espécie de delírio (chamado "encefalopatia hepática") provocado pela falência do fígado, em que as bactérias "do mal" produzem toxinas. O estudo mostrou que esses pacientes paravam de sofrer de delírios quando tomavam antibióticos via oral. Era um sinal claro de que alterações nas bactérias do intestino também podiam afetar as funções mentais.

Desde então, acumulamos um vasto conhecimento em relação ao efeito do microbioma intestinal sobre a saúde mental, que, ao longo deste livro, vamos revelar. Você sabia, por exemplo, que transtornos do funcionamento do cólon, como a síndrome do cólon irritável e a doença inflamatória intestinal, são acompanhados de alterações do humor causados também pela mudança das populações bacterianas?[5] Ou que alguns médicos acreditam que acrescentar probióticos a um tratamento psiquiátrico com medicamentos também pode ajudar na redução da ansiedade e da depressão? Ou que ao transferir as bactérias intestinais de um ser humano esquizofrênico para o intestino de ratos de laboratório, esses ratos também começam a apresentar sintomas de esquizofrenia?

A razão fundamental para tamanho efeito das bactérias do intestino sobre a saúde mental é que elas são responsáveis pela produção de muitas das substâncias químicas do cérebro que discutimos anteriormente. Quando as bactérias normais do intestino não estão presentes, a produção de neurotransmissores como a dopamina, a serotonina, o glutamato e o ácido gama-aminobutírico (Gaba) — todos eles de importância crucial para a regulagem do humor, da memória e da atenção — sofre um impacto. Como vamos ver, muitos transtornos psiquiátricos têm origem nos déficits e desequilíbrios dessas substâncias químicas, e muitos remédios psiquiátricos têm a função de manipular seus níveis. Portanto, se as bactérias do seu intestino estão intimamente ligadas à produção dessas substâncias fundamentais, é de se concluir que, quando há uma alteração nas bactérias do intestino, há o risco de que ocorra danos a essa complexa teia de funcionamento do corpo e do cérebro. Muita responsabilidade para um grupinho de organismos microscópicos!

Diferentes coleções de bactérias afetam a química do cérebro de diferentes maneiras. Por exemplo, alterações nas proporções e no funcionamento de *Escherichia*, *Bacillus*, *Lactococcus*, *Lactobacillus* e *Streptococcus* podem resultar em alterações nos níveis de dopamina e podem predispor ao Parkinson e ao Alzheimer.[6] Outras combinações de bactérias intestinais anormais podem resultar em concentrações anormalmente elevadas de acetilcolina, histamina, endotoxina e citocinas, que podem causar danos aos tecidos cerebrais.

Além de regular os níveis dos neurotransmissores, a microbiota pode influenciar a conexão entre intestino e cérebro de outras maneiras variadas. Ela participa da produção de importantes componentes distintos, como o fator neurotrófico derivado do cérebro, que ajuda tanto na sobrevivência dos neurônios existentes como promove o crescimento e a conexão de novos. Influencia a integridade da parede intestinal e a função de barreira do órgão, que protege o cérebro e o restante do corpo de substâncias que precisam ficar confinadas ali. As bactérias também podem ter um efeito sobre os processos inflamatórios cerebrais e corporais, principalmente ao agir na oxidação, um processo nocivo que resulta em danos às células.

UMA VIA DE MÃO DUPLA

Como mencionei anteriormente, a conexão entre intestino e cérebro funciona nos dois sentidos. Portanto, se as bactérias do intestino podem influenciar o cérebro, é fato também que o cérebro pode influenciar as bactérias intestinais.

São necessárias apenas duas horas de estresse psicológico para alterar completamente as bactérias em seu intestino.[7] Em outras palavras, aquela ceia de Natal complicada com a família ou aquele engarrafamento inesperado podem ser o suficiente para desequilibrar o microbioma. A teoria é que o SNA e o eixo HPA enviam moléculas sinalizadoras quando estamos estressados, o que altera o comportamento e a composição das bactérias. Por exemplo, um tipo de bactéria que o estresse modifica é o *Lactobacillus*. Normalmente, ele faz a quebra dos açúcares em ácido lático, previne que bactérias nocivas tomem o intestino e protege o corpo contra infecções fúngicas. Mas, quando estamos estressados, o *Lactobacillus* deixa de agir em todas essas frentes, devido à forma como o estresse prejudica seu funcionamento, o que nos expõe ao perigo.

O cérebro também pode afetar a movimentação física do intestino (por exemplo, as contrações intestinais), e controla a liberação de ácidos, bicarbonato e muco, importantes para o revestimento que protege o intestino. Em algumas situações em que o cérebro não está funcionando direito, isso afeta a forma como o intestino lida com fluidos — por exemplo, quando se sofre de depressão ou ansiedade —, todos os efeitos normais e protetores do intestino ficam comprometidos. Por isso, os alimentos não são absorvidos adequadamente, e, como consequência, há um efeito negativo sobre o resto do corpo, já que ele não recebe os nutrientes de que necessita.

QUANDO TUDO VEM ABAIXO

Recapitulando, portanto, seu cérebro precisa ter um equilíbrio adequado com as bactérias do intestino para produzir as substâncias químicas necessárias para se manter estável e sadio. O intestino precisa de um cérebro estável e sadio para manter o equilíbrio adequado das bactérias intestinais. Caso essa relação circular seja rompida, ocorrem problemas tanto para um quanto para o outro. Um microbioma intestinal adoentado leva a um cérebro adoentado, e vice-versa.

Uma forma eficaz de ilustrar essas questões nos foi proporcionada pela pesquisa realizada por Mireia Valles-Colomer e seus colegas, em abril de 2019, com mais de mil pessoas, em que foram correlacionadas as características do microbioma com o bem-estar e a depressão.[8] Concluiu-se que bactérias produtoras de butirato estavam significantemente associadas aos indicadores de uma qualidade de vida melhor. Constatou-se também que pessoas com depressão têm uma quantidade de bactérias menor, mesmo depois de ponderar os números levando em conta os efeitos distorcedores dos antidepressivos. Verificou-se ainda que, quando o ácido 3,4-dihidroxifenilacético — metabólito da dopamina que auxilia a reprodução das bactérias intestinais — está elevado, a saúde mental melhora. A produção de Gaba também é prejudicada nas pessoas com depressão.

Essa é apenas a ponta do iceberg. Em cada capítulo deste livro, especificaremos os distúrbios entre intestino e cérebro que mapeiam a relação entre o microbioma e os transtornos individuais. Veremos de que forma a depressão, a ansiedade, os transtornos de estresse pós-traumático, de déficit de atenção e hiperatividade, a demência, o transtorno obsessivo-compulsivo, a insônia, a redução da libido, a esquizofrenia e o transtorno bipolar podem estar associados a um microbioma alterado. Para cada uma dessas condições, vou mostrar em detalhes o estado atual das pesquisas e traçar um esboço das áreas onde ainda há espaço para novos estudos.

ALIMENTO PARA A MENTE

Além de explorar a forma como perturbações nas bactérias intestinais podem causar esses tipos de transtornos mentais, também manteremos o olhar atento e o apetite aguçado para os alimentos que podem nos ajudar a desenvolver um intestino sadio e um cérebro saudável.

O alimento tem influência direta e indireta sobre o cérebro.[9] Quando a comida é fragmentada pela microbiota em uma matéria fermentada e digerida, seus componentes agem diretamente sobre os mesmos tipos de neurotransmissores que já mencionamos, como a serotonina, a dopamina e o Gaba, que viajam até o cérebro e alteram pensamentos e sensações. Quando o alimento é decomposto, as partes que o integram podem também atravessar o intestino e ir para a corrente sanguínea, e dessa forma certos metabólitos conseguem agir sobre o cérebro.

Como já abordamos, o efeito mais profundo dos alimentos sobre o cérebro provém de seu impacto sobre as bactérias intestinais. Há aqueles que estimulam a reprodução de bactérias úteis, enquanto outros a inibem. Em razão desse efeito, o alimento é um dos mais poderosos medicamentos que existem para a saúde mental. Em alguns casos, intervenções na dieta obtêm resultados semelhantes a produtos farmacêuticos especificamente elaborados, por um preço muito menor e pouco ou nenhum efeito colateral.

Por outro lado, o alimento pode nos deixar tristes — certos grupos e padrões alimentares podem ter um efeito negativo sobre nosso microbioma intestinal e nossa saúde mental.

Ao longo deste livro, vamos analisar tanto os alimentos que ajudam quanto os que prejudicam a saúde mental. Você vai aprender a utilizar alimentos integrais e saudáveis para garantir que seu cérebro esteja trabalhando no ápice da eficiência. No capítulo 11, vou apresentar amostras de cardápios e receitas que vão turbinar seu humor, aguçar seu raciocínio e trazer energia para sua vida como um todo.

O DESAFIO PARA OS PSIQUIATRAS

A ideia de usar o alimento como medicamento para a saúde mental é a chave na psiquiatria nutricional e, em minha opinião, indispensável para se encontrar soluções relevantes e duradouras para os problemas desse tipo.

Como afirmei no início deste capítulo, já avançamos muito em relação à época em que as pessoas com problemas graves de saúde mental ficavam confinadas em hospícios ou hospitais, sem que se soubesse muito a respeito de seu sofrimento. Mesmo assim, porém, ainda vivemos uma crise na área. Mais de 40 milhões de norte-americanos enfrentam algum problema de saúde mental — mais do que a soma das populações dos estados de Nova York e Flórida.[10] Transtornos mentais estão entre as causas mais comuns e dispendiosas de deficiências.[11] A depressão e a ansiedade estão em crescimento. O suicídio figura em cada lista de principais causas de óbitos em todas as faixas etárias. Estamos em pleno caos na saúde mental, mesmo que muitos queiram permanecer em negação.

O desafio tem sido encontrar tratamentos que ajudem as pessoas a lidar com variações de humor, problemas cognitivos e níveis de estresse. Ao longo da história, recorremos a medicamentos e terapias de conversa que, baseados em evidências, deram resultado para determinadas condições. Para pessoas que sofrem de depressão, por exemplo, poderíamos receitar ISRSs, como o Prozac. Para alguém que sofre de síndrome do pânico, poderíamos recomendar terapia comportamental cognitiva. São tipos de tratamentos que ainda são amplamente utilizados e podem ser eficazes. Mas, para algumas pessoas, os efeitos positivos duram um período curto e não eliminam por completo os sintomas. Algumas vezes, os pacientes desenvolvem efeitos colaterais, por causa dos remédios, e param de tomá-los. Em outras, têm medo de ficar "dependentes" de um medicamento e pedem para deixar de tomá-lo. Alguns pacientes que se consultam comigo não cumprem os critérios para transtornos como depressão e ansiedade; sofrem com os sintomas, mas não a ponto de precisar de uma intervenção medicamentosa.

Esta é minha visão pessoal sobre onde erramos nessa questão: os diagnósticos psiquiátricos não têm validade estatística, e trata-se de condições que não possuem biomarcadores de doenças específicas.[12] "Diagnósticos" nada mais são que listas de sintomas. Quando uma pessoa apresenta sintomas psicológicos, supomos que o problema resida apenas no cérebro. Mas considerando tudo o que vimos até o momento, fica claro que outros órgãos, como o intestino, desempenham um papel em nossos pensamentos e nossas emoções. Precisamos examinar a pessoa e seu estilo de vida como um todo para tratá-la melhor.

O problema vai além da psiquiatria: estende-se à medicina em geral. Pode parecer absurdo, mas muitos pacientes não recebem conselho nutricional nenhum dos médicos, apesar do grande número de problemas de saúde relacionados à dieta, ainda menos dos psiquiatras. As faculdades de medicina e os programas de residência não ensinam os alunos a conversar com os pacientes sobre escolhas alimentares. A educação nutricional dos médicos é limitada.

Felizmente, estamos progredindo aos poucos rumo a um momento no setor de saúde em que a medicina não seja mais restrita a prescrições e uma única linha terapêutica. Graças à riqueza de conhecimentos médicos à disposição do público em geral, os pacientes estão mais informados e empoderados do que nunca. É como se todos os meus colegas estivessem vivenciando transformações semelhantes em suas especialidades, com pacientes interessados em explorar um amplo leque de caminhos para alcançar o bem-estar. Uma das minhas histórias de sucesso com tratamentos nutricionais foi por indicação de um colega especialista em doenças infecciosas. Em outra ocasião, um colega ortopedista me procurou para saber mais sobre o poder anti-inflamatório da cúrcuma, pois seu paciente sofria de dores agudas no joelho, mas queria fazer a cirurgia depois que experimentasse uma intervenção nutricional.

Na psiquiatria, finalmente estamos começando a falar do poder da alimentação como medicamento para a saúde mental. É cada vez maior a quantidade de pesquisas sobre o microbioma e como o alimento impacta a saúde mental. Em 2015, Jerome Sarris e sua equipe concluíram que a "medicina nutricional" estava se tornando uma corrente dominante na psiquiatria.[13]

O objetivo da psiquiatria nutricional é propiciar aos profissionais de saúde mental as informações de que necessitam para oferecer aos pacientes conselhos práticos e eficazes em relação ao que devem ingerir. Meu objetivo com este livro é proporcionar a você, leitor, o mesmo tipo de informação. Isso não diminui a importância de atuar em conjunto com seu médico, já que medicações e terapias apropriadas continuam a fazer parte da trajetória para melhorar sua saúde mental. Uma dieta melhor pode ajudar, mas é apenas um dos aspectos do tratamento. Não há como, só pela alimentação, se livrar da depressão e da ansiedade (e, na verdade, como vamos ver, tentar fazer isso pode até piorar as coisas). A alimentação não vai aliviar os tipos de depressão mais graves, ou pensamentos suicidas ou homicidas, e é importante buscar tratamento, seja na emergência de um hospital ou ligando para seu médico, caso você tenha ideias que envolvam machucar a si ou a terceiros.

Como descobri na minha batalha contra o câncer, também é extremamente importante cuidar da saúde mental com estratégias de *mindfulness*, exercícios e sono reparador. A literatura sobre esses temas é ampla, tanto com métodos antigos quanto modernos (e às vezes uma combinação de ambos!). Neste livro, não vou entrar em detalhes sobre isso, mas aconselho a você pesquisá-los por conta própria.

Por fim, além de buscar orientação do seu médico e cuidar de seu bem-estar mental de outras formas, é preciso ajudar o tratamento prestando atenção naquilo que você ingere, e de que maneira faz isso. A relação entre a alimentação, o humor e a ansiedade vem ganhando uma atenção cada vez maior. Nos próximos capítulos, vou apresentar a você a maravilhosa ciência dos alimentos e sua conexão com uma série de problemas comuns de saúde mental.

COMO UTILIZAR ESTE LIVRO

Para conduzi-lo melhor em meio aos conhecimentos científicos sobre como a alimentação afeta a saúde mental, ao longo deste livro vou analisar dez condições mentais diferentes. É claro, não será preciso ler todos os capítulos — como clínica em psiquiatria, já vi muita coisa, mas felizmente nunca um paciente que sofra de todas as que serão discutidas. Para mim, o importante é que o leitor possa ir passando pelos capítulos que mais se aplicam a ele. Por isso, eles são organizados de modo que sejam o mais abrangente possível. Caso você queira ler tudo na ordem, provavelmente começará a perceber certas tendências nos conselhos, uma vez que diversos alimentos e padrões alimentares influenciam de forma similar condições diversas. Todas as dez de que vamos falar têm raízes na conexão entre o intestino e o cérebro, por isso é natural que haja interseções nos alimentos que contribuem de maneira positiva ou negativa para elas. Portanto, esteja ciente de que algumas recomendações aparecerão várias vezes. Em cada capítulo, apresentarei os estudos que dão respaldo à ingestão ou à proibição desse ou daquele alimento para determinada condição.

Aconselho você a manter a mente aberta no decorrer da leitura. A psiquiatria nutricional é apenas uma peça de um quebra-cabeça complicado, e a quantidade de provas varia de um alimento para outro. A maioria das evidências de que alterações do microbioma afetam o cérebro vem de pesquisas com animais, mas diversos estudos com seres humanos também demonstraram a conexão fundamental entre microbiota e saúde mental. Vou incluir na nossa discussão o maior número possível de pesquisas com seres humanos.

Também é importante observar que em muitos dos estudos de que vamos tratar aqui os pesquisadores usaram suplementos nutricionais para complementar os nutrientes estudados. Esses suplementos podem ajudar a preencher lacunas nutricionais, mas eu acredito que se deve tentar antes de tudo obter nutrientes por meio da dieta diária. Caso queira incorporar à sua rotina algum suplemento, consulte sempre seu médico para se certificar de estar usando a dose correta e de não haver interação com algum medicamento que esteja tomando. Muitas pessoas não imaginam que a inocente toranja, por exemplo, e produtos derivados dela, como seu suco, interagem com diversos medicamentos, devido a um composto químico que bloqueia certas enzimas do fígado.

Em geral, evidências concretas na medicina exigem que ocorram pelo menos dois ensaios clínicos pelo método duplo-cego demonstrando que um tratamento é mais eficaz que um placebo. Estudos duplos-cegos, controlados com placebo, são aqueles em que os participantes do ensaio clínico podem receber tanto o medicamento verdadeiro quanto uma substância inócua, com aparência idêntica à do medicamento (o chamado placebo). Nem o participante nem o pesquisador sabem o que o paciente recebe, se o medicamento real ou o placebo. Essa é a única maneira de ter certeza de que a medicação real é eficaz.

O problema com esses ensaios é que eles fornecem dados sobre um grupo de indivíduos, mas não sobre cada um deles. As características do grupo podem refletir, ou não, cada cérebro individual. A única maneira de saber o que é eficaz para você é experimentando por conta própria, embora você nunca deva fazer experiências com remédios — nem mesmo com suplementos alimentares — sem se consultar com um médico. Mas desde que você coma alimentos saudáveis e integrais, incentivo que tente diversificar para descobrir qual é a dieta que faz você se sentir melhor. A intenção deste livro é ser um guia rigoroso, mas realista, de como escolher alimentos com base em seus atuais problemas de saúde mental. Em cada capítulo, fornecerei recomendações sobre a eficácia e a segurança de cada alimento ou cada dieta, e darei uma ideia do estágio atual de pesquisas e estatísticas que dão suporte às minhas sugestões.

Com certeza, são informações que provavelmente sofrerão mudanças com o passar do tempo, à medida que o conhecimento da medicina evoluir, com a divulgação de novos estudos e pesquisas. Não facilita o fato de que a epidemiologia tenha uma tendência à interpretação problemática de dados. Por exemplo, no momento em que escrevo este livro, uma série recente publicada na revista *Annals of Internal Medicine* vem dominando as manchetes, ao afirmar que a redução do consumo de carne vermelha não traz benefício à saúde. Sendo realista, não posso concordar com as conclusões a que esses artigos chegaram. Vou apenas reiterar que, ao preparar as recomendações cuidadosamente equilibradas que apresento neste livro, procurei me distanciar do sensacionalismo nas pesquisas nutricionais e em seus resultados.

Por fim, gostaria de enfatizar que a psiquiatria é um campo complicado e cheio de individualidades. Não estou, de modo algum, sugerindo que todo paciente que sofre das condições que vamos analisar encontrará alívio absoluto apenas com a dieta. É importante trabalhar em conjunto com um profissional de saúde, para encontrar a combinação adequada de psicoterapia e medicamentos para a depressão, quando necessário. Mas, em qualquer caso, a comida que você ingere será uma parte importante do quebra-cabeça.

O CAMINHO PARA O CÉREBRO DE ALGUÉM

Existe um provérbio segundo o qual é através do estômago que se chega ao coração de um homem. Pode ser que tenhamos topado com uma grande verdade, com uma ligeira modificação: tanto para o homem quanto para a mulher, é a comida que entra no nosso estômago que traz bem-estar ao coração e altera nosso cérebro.

Que este livro ajude você a ter mais clareza, calma, energia e felicidade na sua vida. Vamos começar nossa aventura!

2. Depressão: Probióticos, ômega-3 e o padrão alimentar mediterrâneo

"Vamos combinar, doutora, não tem nada que um bom prato não resolva, né?", disse-me Ted em sua primeira consulta comigo. Ele estava com 39 anos. Era um empresário altamente bem-sucedido, que se viu com uma sensação de depressão — descontente com o próprio peso e estressado pelo emprego e pelas inúmeras responsabilidades domésticas — e usava a comida como muleta para se sentir melhor. Embora no dia a dia ele continuasse a trabalhar sem problemas, seu humor não andava bom, e a comida parecia aliviar o incômodo que sentia. Toda noite, depois de um longo expediente, ele jantava e logo depois engolia uma taça de sorvete. Em seguida, sentava-se para assistir ao jornal da noite, mastigando sem pensar um chocolate ou qualquer coisa que pudesse roubar do pote de doces dos filhos. Ao mesmo tempo, degustava uma taça de vinho, ou duas, ou três.

Durante o check-up anual, ao falar de seus sintomas, ouviu seu médico de confiança sugerir que ele começasse a tomar Prozac. Ainda que não rejeitasse a ideia de tomar um antidepressivo, ele queria primeiro buscar outras opções, tais como estratégias alimentares que o ajudassem a melhorar. Foi então que me procurou para uma consulta.

Acho que Ted ficou surpreso por eu ter sido compreensiva em relação à tentação de afastar as sensações ruins ingerindo alimentos pouco saudáveis. Embora eu seja médica, também sou um ser humano que conhece o poder de sedução de afogar as emoções no prato.

Mas também compreendo que, embora isso lhe dê uma satisfação no momento, livrar-se de um sentimento ruim com junk food faz com que em algum momento você pague o preço, tanto física como mentalmente. No caso de Ted, o preço físico de comer tanto por causa da depressão era evidente — ele engordou 15 kg, apesar de tentar comer de forma saudável nas refeições principais —, mas o preço mental era ainda mais profundo. Embora Ted achasse que seus hábitos alimentares estivessem combatendo a depressão, na verdade ajudavam a aprofundá-la.

Numa coisa Ted tinha razão: a comida pode ser um medicamento poderoso. Quando você toma as decisões alimentares certas, uma boa refeição *pode* "consertar" quase tudo, até mesmo a forma como você se sente em relação a si e à vida. Neste capítulo, entenderemos as maneiras como o alimento pode prejudicar ou melhorar seu humor, e aprenderemos o jeito certo de nos alimentar para viver da forma mais feliz possível.

A DEPRESSÃO E O SEU INTESTINO

Quando o estresse vai às alturas e o seu humor está lá embaixo, nada mais natural que recorrer à "comida de conforto". Quantos de vocês, assim como Ted, já se viram na fossa, afundados no sofá na frente da TV, segurando uma barra de chocolate, um pote de sorvete ou um pacote de salgadinhos? Não causa espanto que em 2018, um estudo transdisciplinar com universitários com depressão concluiu que 30,3% comiam alimentos fritos, 49% tomavam bebidas adoçadas e 51,8% ingeriam alimentos adoçados entre duas e sete vezes por semana.[1] As mulheres se mostraram ainda mais suscetíveis a ingerir alimentos nocivos em meio à depressão.

Evidentemente, nem todo mundo que sofre de depressão recorre à junk food, pois os efeitos da doença sobre o apetite variam;[2] em alguns ela tira o apetite. Em outros, gera voracidade. Muitas pessoas que sofrem desse mal pulam refeições ou fazem escolhas alimentares erradas, o que é compreensível, considerando que a depressão está associada a uma queda nos níveis de neurotransmissores reguladores do humor, como a serotonina. Isso pode realmente dificultar o cuidar de si mesmo, por exemplo, preparando refeições saudáveis. O resultado é que a pessoa só consegue pensar "Eu quero me sentir melhor", e junk foods convenientes como barrinhas doces e salgadinhos parecem dar conta do recado naquele instante.

Mas a questão é: não dão. Como você descobrirá mais adiante neste capítulo, uma ingestão maior de açúcar pode contribuir para a depressão e piorá-la, além de aumentar a probabilidade de que a doença volte a ocorrer ao longo da vida. Por sorte, existem alimentos que podem turbinar e melhorar o humor. De que maneira? Em parte, graças à fascinante e complexa relação entre o intestino e o cérebro. Quando converso sobre a depressão e o intestino com meus pacientes, costumo usar a expressão "tripas tristes", um apelido bem-humorado para a importante relação entre depressão e intestino.

Como discutimos no capítulo 1, a alimentação altera os tipos de bactérias presentes no seu microbioma intestinal. A diversidade das bactérias do seu intestino pode diminuir em razão da sua dieta, o que por sua vez pode fazer com que as bactérias do mal se reproduzam mais que as do bem, desencadeando um efeito cascata negativo para a saúde. A alimentação também pode influenciar as mensagens químicas que as bactérias enviam do intestino para o cérebro por meio do nervo vago — sinais que podem deixá-lo tanto deprimido e esgotado quanto animado e motivado.

As pesquisas com animais inicialmente levaram os cientistas a supor que as pessoas com depressão tinham populações bacterianas diferentes das que não estavam deprimidas. Em camundongos, por exemplo, quando a principal região olfativa do cérebro é removida por uma cirurgia, os animais passam a apresentar um comportamento similar ao depressivo. Essas alterações eram acompanhadas por mudanças nas bactérias intestinais. Em outras palavras, provocar depressão em camundongos altera a atividade e as bactérias do intestino.

Estudos em seres humanos parecem confirmar essa hipótese. Em 2019, a psiquiatra Stephanie Cheung e seus colegas analisaram as conclusões de seis estudos,[3] que avaliavam a saúde do intestino em pacientes com depressão. Concluiu-se que os pacientes com transtornos depressivos tinham no microbioma intestinal pelo menos cinquenta tipos de espécies bacterianas diferentes das do grupo de controle sem esses transtornos. Pesquisas recentes sugerem que em indivíduos depressivos são baixas as espécies bacterianas associadas a indicadores superiores de qualidade de vida, enquanto as bactérias que causam processos inflamatórios são encontradas em números elevados em pessoas que sofrem da doença. Isso nos indica que a depressão e os processos inflamatórios têm uma correlação próxima.

COMO ENFRENTAR A DEPRESSÃO COM PROBIÓTICOS E PREBIÓTICOS

Caso esteja sofrendo de depressão causada por problemas intestinais, o que você deve fazer para resetar seu microbioma intestinal rumo a um estado mental saudável? A chave é um aumento da quantidade de probióticos e prebióticos em sua dieta. Probióticos são bactérias vivas que, quando ingeridas, são favoráveis à saúde. Alimentos ricos em probióticos contêm bactérias benéficas que ajudam seu corpo e seu cérebro. Um estudo com animais feito em 2017 na Faculdade de Medicina da Universidade da Virgínia sugeriu que o *Lactobacillus*, uma bactéria do intestino encontrada comumente em culturas de iogurte, consegue reverter a depressão em camundongos. Essa bactéria costuma ser um ingrediente das fórmulas de suplementos probióticos humanos. E recentemente, conclusões similares ocorreram também em estudos com humanos.

Os prebióticos são, essencialmente, alimento para bactérias benéficas, certos tipos de fibras que não conseguimos digerir, mas que as bactérias do bem no nosso intestino conseguem. Para que os probióticos sejam eficazes, convém que haja alimentos prebióticos à disposição no intestino durante a digestão. Os probióticos decompõem os prebióticos, formando ácidos graxos de cadeia curta, que ajudam a reduzir a inflamação do intestino, bloqueando o crescimento de células cancerosas e ajudando na reprodução das células saudáveis.

Em 2010, Michael Messaoudi e seus colegas estudaram 55 homens e mulheres saudáveis, aos quais foi atribuída ou uma fórmula probiótica diária ou um placebo, durante trinta dias.[4] Antes e depois do tratamento, os pesquisados preencheram questionários sobre seu humor. Também forneceram amostras de urina, para monitorar seus níveis de cortisol, o principal hormônio do estresse.

Em comparação aos do grupo do placebo, os que receberam probióticos relataram menos depressão e seus níveis de cortisol estavam inferiores em cortisol, indicando que seus cérebros estavam menos deprimidos e *também* menos estressados.

Por que isso aconteceu? Certas espécies de bactérias do intestino têm a capacidade de turbinar os níveis de substâncias químicas do cérebro, como o ácido gama-aminobutírico (Gaba), o que talvez acelere o alívio da depressão e de outras condições de saúde mental.[5]

Os probióticos podem ser encontrados em suplementos, mas é preferível elevar os níveis de bactérias amigáveis por meio de fontes alimentares. O iogurte de cultura ativa é uma das melhores fontes de probióticos; evite, apenas, iogurtes de frutas com açúcares adicionados. Outros alimentos ricos em probióticos incluem o tempeh, o missô e o natto (produtos fermentados à base de soja); chucrute; kefir (iogurte azedo); kimchi (conserva de origem coreana); kombucha (chá fermentado); leitelho (ou *buttermilk*); e certos queijos, como o cheddar, a muçarela e o gouda. Exemplos de alimentos ricos em prebióticos incluem o feijão e outros legumes, aveia, banana, frutas vermelhas, alho, cebola, folhas de dente-de-leão, aspargo, tupinambo e alho-poró.

Se quiser exemplos do poder dos probióticos, conheça o caso de minha paciente Rosa, que ficou sabendo do meu trabalho com psiquiatria nutricional em uma reportagem sobre probióticos no *Wall Street Journal*, e pediu ao pneumologista que fosse encaminhada para mim. Ela sofria de asma severa, e tinha passado por várias internações devido a infecções torácicas graves, de origem bacteriana, viral e fúngica. Os médicos não conseguiam livrá-la dessas infecções. Ela foi tratada com diversos antibióticos e outros medicamentos que, na opinião dela, estavam destruindo seu microbioma.

Embora não fosse nem de longe um caso terminal, Rosa chegou a mim num estado emocional frágil e destroçado, com a sensação de que não valia a pena continuar vivendo. Tinha perdido apetite e peso, e mal conseguia ingerir a comida do hospital nos períodos de tratamento. Considerando que talvez seu microbioma já tivesse sofrido um dano importante devido aos medicamentos que tomava para as infecções graves no pulmão, sugeri que ela adotasse alimentos ricos em probióticos e prebióticos na dieta diária, e aumentasse o consumo de frutas e legumes frescos.

No café da manhã, Rosa trocou os croissants de chocolate por um iogurte grego sem sabor com frutas vermelhas frescas, canela e um pingo de mel. No almoço, adotou minha receita de molho cremoso de salada à base de kefir a uma saudável salada verde com feijão, folhas de dente-de-leão e rabanete. Passou a colocar cebola e alho em todos os acompanhamentos com verduras, e alho-poró nas sopas. Começou a tomar kombucha e, no jantar, a fazer minha receita de Batata-Doce Assada Glaceada no Missô (p. 287), como acompanhamento do Salmão Assado com Pesto de Couve e Nozes (p. 256). Na verdade, ela gostou tanto do sabor da pasta de missô que começou a usá-la todos os dias com a salada de acompanhamento (a favorita era a de aspargos grelhados), incorporando, assim, mais uma fonte de probióticos.

Embora tenha levado tempo até seu microbioma se curar, Rosa começou a se sentir mais animada, menos cansada e menos "confusa" duas ou três semanas depois de ajustarmos sua dieta. É uma alegria para mim poder contar que hoje ela está ótima, que se alimenta de uma maneira saudável, não teve nenhuma internação em 2020 por causa de infecções e, o mais importante, não está mais sofrendo de depressão e voltou a se sentir como ela mesma.

ALIMENTOS QUE PIORAM SEU HUMOR

A alimentação pode afetar seu humor de diversas maneiras. Como demonstrado em um estudo realizado em 2019 por Heather M. Francis e sua equipe, existem fortes evidências de que uma dieta inadequada tem relação com a depressão.[6] Caso você queira se despedir dos sintomas de depressão que vem sentindo, ou evitar que a tristeza tome conta de você, certifique-se de que os seguintes alimentos não fazem parte da sua despensa.

AÇÚCAR

Embora exista na literatura científica a antiquíssima ideia de que estar na fossa é um aval para o abuso de guloseimas doces, há também a sugestão do contrário: quanto mais açúcar você ingere, maior a probabilidade de uma depressão. Em 2002, Arthur Westover e Lauren Marangell encontraram uma forte correlação entre pessoas que ingeriam açúcar e pessoas com depressão.[7] De um ponto de vista estatístico, 1 é considerado uma correlação perfeita. Os pesquisadores quase nunca chegam a esse valor, porque sempre ocorrem exceções. Nesse estudo, porém, os pesquisadores relataram que a correlação entre a ingestão de açúcar e a presença da depressão era de 0,95 — muito, muito perto de 1. E isso foi verificado em seis países diferentes!

Em 2019, uma metanálise de dez estudos de observação anteriores com 37131 pessoas depressivas concluiu que o consumo de bebidas açucaradas aumenta o risco da doença. Tomar uma única latinha de 350 ml de refrigerante por dia (cerca de 45 g de açúcar) aumentou esse risco em 5%. Mas beber duas latinhas e meia de refrigerante por dia (cerca de 98 g de açúcar) fez esse risco saltar para 25%.[8] Em outras palavras, um consumo maior de açúcar também representou um risco maior de depressão. Preste atenção na quantidade de açúcar daquilo que você ingere.

Por que o açúcar pode causar depressão? O cérebro depende da glicose (um tipo de açúcar) que ingerimos para sobreviver e fazer o corpo funcionar. Em um período de 24 horas, ele precisa de apenas 62 g de glicose para cumprir suas funções, uma incrível demonstração de eficiência energética, considerando que existam, no mínimo, 100 bilhões de células cerebrais. Dá para atender essa necessidade facilmente por meio de alimentos saudáveis e integrais. O consumo de alimentos processados nocivos, como refrigerantes e docinhos, carregados de açúcares adicionados e refinados, muitas vezes sob a forma de xarope de milho com excesso de frutose, inunda o cérebro de glicose. Essa "inundação de açúcar" pode levar a processos inflamatórios no órgão, que leva no fim das contas à depressão.

As pesquisas também mostram que em camundongos níveis mais altos de glicose no sangue estão relacionados a níveis mais baixos de fator neurotrófico derivado do cérebro (na sigla em inglês, BDNF). O BDNF é uma proteína também encontrada no intestino e em outros tecidos, essencial para ajudar o cérebro a crescer e se desenvolver, assim como para auxiliá-lo a adaptar-se ao estresse.[9] Por isso, não se surpreenda ao saber que estudos encontraram níveis baixos dessa proteína em mulheres com depressão.[10] O BDNF também pode melhorar o efeito dos medicamentos antidepressivos, outro indicador de que ele desempenha um importante papel na prevenção da depressão.[11]

OS CARBOIDRATOS E SUA ALTA CARGA GLICÊMICA

Embora os alimentos ricos em carboidratos — por exemplo, pães, massas e tudo aquilo que é feito de farinha refinada — não tenham um sabor doce, o corpo os processa praticamente do mesmo jeito que faz com o açúcar. Isso significa que eles também podem aumentar o risco de depressão. Não entre em pânico, não estou sugerindo que você elimine completamente os carboidratos da sua dieta! Mas a qualidade dos carboidratos que você ingere faz diferença.

Em 2018, os pesquisadores tentaram avaliar se havia carboidratos específicos associados à depressão.[12] Eles submeteram um questionário chamado "índice de qualidade de carboidratos" a 15 546 participantes. Definiu-se que carboidratos "de melhor qualidade" são aqueles com grão integral, ricos em fibras e de baixo índice glicêmico (IG). O IG é uma medida da agilidade com que os alimentos são convertidos em glicose, uma vez decompostos durante a digestão; quanto mais rápido um alimento se transforma em glicose no corpo, mais alto seu IG.

Considerou-se que 769 dos participantes do estudo sofriam de depressão. Descobriu-se que as pessoas com valores mais altos no índice de qualidade dos carboidratos, ou seja, as que ingeriam carboidratos de melhor qualidade, tinham uma probabilidade 30% menor de desenvolver depressão, quando comparadas às que ingeriam carboidratos de alto IG. Em outras palavras, uma dieta de IG elevado parece ser um fator de risco para desenvolver a depressão.[13] Carboidratos de IG alto incluem batata, pão branco e arroz branco. Mel, suco de laranja e pães integrais são alimentos de índice médio. Entre os alimentos de IG baixo estão verduras, a maior parte das frutas, cenoura crua, feijão, lentilha e grão-de-bico.

Para minimizar o risco de ter depressão, convém estruturar a dieta para evitar alimentos de IG alto, e ao mesmo tempo dar maior preferência àqueles de índices médio e, principalmente, baixo, priorizando as melhores fontes de grãos integrais, como o arroz integral, a quinoa, a aveia não processada, a semente de chia e o mirtilo (*blueberry*). Porém, preste atenção: também não abuse de alimentos de IG médio ou baixo. Uma quantidade excessiva de qualquer carboidrato, qualquer que seja o índice, provoca o aumento da carga glicêmica no corpo. Simplificando, a carga glicêmica de um determinado alimento é o valor estimado do aumento do nível de glicose no sangue depois de ele ser ingerido. Estudos mostram que uma carga glicêmica elevada pode também aumentar a chance de se desenvolver depressão.

Qual a moral da história? Embora você não precise cortar completamente os carboidratos para melhorar ou evitar os sintomas da depressão, é essencial se certificar de escolher os carboidratos certos, e ingeri-los em quantidades razoáveis. Para ajudar, incluí no Apêndice A uma tabela dos alimentos mais comuns com cargas glicêmicas baixas, médias e altas.

ADOÇANTES ARTIFICIAIS, PRINCIPALMENTE O ASPARTAME

A sacarina, o aspartame, a sucralose e a estévia são só alguns dos adoçantes artificiais mais populares usados hoje em dia pela indústria alimentícia. Outros compostos menos conhecidos são o eritritol, o lactitol, o maltitol, o sorbitol e o xilitol. Esses substitutos do açúcar são cada vez mais comuns em alimentos tidos como "saudáveis", por ajudar a cortar calorias.

Isso é alarmante, porque os cientistas associam muitos adoçantes artificiais à depressão: um estudo mostrou que pessoas que consomem adoçantes artificiais, a maioria deles em bebidas diet, sofrem mais de depressão em comparação com aquelas que não consomem esse tipo de bebida.[14] Pior ainda, diversos estudos demonstraram que os adoçantes artificiais podem ser tóxicos para o cérebro, por alterar as concentrações de neurotransmissores reguladores do humor.[15]

O aspartame, principal adoçante de várias bebidas diet populares, inclusive da coca-cola light, demonstrou-se particularmente nocivo. Em 2017, uma revisão de estudos sobre o aspartame mostrou que ele aumenta o nível no cérebro de substâncias que inibem a síntese e a liberação dos neurotransmissores chamados "da felicidade", como dopamina, noradrenalina e serotonina.[16]

Além disso, o aspartame causa oxidação, o que aumenta os radicais livres, prejudiciais, no cérebro. Ao longo deste livro voltaremos a falar muitas vezes dos efeitos danosos da oxidação, processo químico que libera certas partículas, conhecidas como "espécies reativas de oxigênio", entre elas os radicais livres: moléculas instáveis e propensas a semear o caos nas células.[17] Em baixa ou moderada concentração as espécies reativas de oxigênio são importantes para as células do cérebro, pois ajudam a manter o equilíbrio químico interno. No entanto, em maiores concentrações, um desequilíbrio entre os antioxidantes (que combatem os radicais livres) e os próprios radicais livres desencadeia uma condição chamada "estresse oxidativo", que pode provocar a perda de células ou até mesmo danos cerebrais, tornando-o mais suscetível à depressão.

Nem todo adoçante é necessariamente nocivo. No entanto, há cada vez mais evidências de que, além do aspartame, outros, como a sucralose, também poderiam estar causando ou agravando a depressão. Um estudo de 2018 mostrou que a sucralose altera significativamente as bactérias do intestino dos camundongos, o que aumenta um tipo de bactéria que outros estudos apontaram existir em maior número em pessoas depressivas.[18] A sucralose também aumenta a atividade da mieloperoxidase, um marcador de inflamações. Um estudo concluiu que gêmeos com histórico depressivo tinham níveis de mieloperoxidase 32% maiores do que aqueles sem a doença.[19]

Se você sofre de depressão, recomendo que evite qualquer adoçante artificial. Depois de cortar o açúcar, você pode levar algum tempo até se livrar da preferência pelos alimentos doces, porém os benefícios mais que compensam o esforço.

FRITURAS

Tempurá, empanadas, pastéis, coxinha, frango frito. Ficou com água na boca? Entendo. Viajo com frequência a Cape Cod, onde, todo verão, o aroma agradabilíssimo dos picles fritos e da batata frita invade minhas narinas e é simplesmente irresistível. Não consigo imaginar ficar sem comer fritura pelo resto da vida, mesmo tendo total conhecimento dos riscos à saúde associados. O sabor é importante para minha qualidade de vida! Mas a questão é que, quando se trata de depressão, vale a pena reduzir a quantidade de frituras que você ingere.

Um estudo feito no Japão analisou 715 operários de uma fábrica, medindo seus níveis de depressão e de resiliência. Também documentou os níveis de consumo de frituras. Como era de esperar, os pesquisadores concluíram que aqueles que consomem mais frituras têm uma probabilidade muito maior de desenvolver depressão ao longo da vida.[20]

Esta é uma conclusão que parece ir contra a lógica, do mesmo modo que as descobertas associadas ao consumo de açúcar. Digo, quando consumir batata frita deixou você triste? Nunca, né? Pelo menos não na hora que estava comendo. Aposto que algumas horas depois de se conceder o prazer de uma fritura, você se sentiu mal — com a impressão de que abusou. Embora em geral pensemos que essa sensação ruim se deve unicamente à culpa por ter comido demais, pode ser algo que, com o passar do tempo, contribui para um sentimento mais grave de depressão.

Caso você coma frituras todo dia, experimente comer semanalmente. Se for um hábito semanal, tente desfrutá-lo mensalmente. Se você não come frituras, já está no caminho de uma vida mais feliz!

GORDURAS DO MAL

A causa de as frituras serem tão prejudiciais ao humor é provavelmente por serem feitas com gorduras nocivas à saúde. Nos últimos anos, o debate em relação à gordura na dieta mudou: antes, qualquer tipo de gordura era considerado nocivo; hoje, há uma distinção clara entre as "gorduras ruins" (margarina, gorduras vegetais e óleos hidrogenados, entre outros), que sabidamente causam doenças cardiovasculares e outros males, e as "gorduras boas" (abacate, amêndoas e azeite de oliva, entre outros), que ajudam a prevenir doenças e promovem o bem-estar.

Em 2011, Almudena Sánchez-Villegas e sua equipe apresentaram pesquisas em que tentavam determinar se existia uma associação entre gordura e depressão.[21] Recrutaram 12 059 universitários espanhóis, que não sofriam de depressão no início do estudo. Eles precisavam responder a um questionário sobre sua frequência alimentar, com 136 perguntas, para estimar o consumo de gorduras usadas na culinária (azeite de oliva, azeites de sementes, manteiga e margarina), para determinar o consumo de diferentes categorias de gorduras — ácidos graxos saturados, ácidos graxos poli-insaturados (Pufas, na sigla em inglês), ácidos graxos insaturados trans (gorduras trans) e ácidos graxos monoinsaturados (Mufas, na sigla em inglês). Nos acompanhamentos, era pedido que registrassem algum episódio depressivo que tivesse ocorrido.

Depois de aproximadamente seis anos, 657 casos novos de depressão foram identificados. Os pesquisadores concluíram que, quanto mais gorduras trans havia na dieta do participante, maior a probabilidade de ele vir a desenvolver a doença. Em compensação, quanto mais Mufas e Pufas o participante consumia, menos depressivo ficava. Em termos de gordura culinária individual, os pesquisadores concluíram que o azeite de oliva — composto basicamente de Mufa — reduzia de maneira significativa o risco de ter depressão.

Para prevenir ou reduzir as chances de vir a ter depressão, corte totalmente a gordura trans. Embora a Food and Drug Administration dos Estados Unidos tenha proibido a gordura trans em 2018, foi permitido um período de transição à indústria alimentícia para adaptação à nova norma. Portanto, no país ela ainda pode ser encontrada em certos alimentos, entre eles na pipoca de micro-ondas, na pizza congelada, na massa para biscoito congelada, em fast food, nas gorduras vegetais e em certas margarinas.

Os Mufas devem representar a maior parte da gordura na dieta. Além do azeite de oliva, eles são encontrados nas castanhas (amêndoas e nozes) e nas pastas de castanhas (de amêndoa, de castanha-de-caju, entre outras), assim como no abacate.

Embora os Pufas sejam melhores que as gorduras trans, nem toda fonte de Pufa é a escolha ideal para quem tem depressão. Por exemplo, os óleos de milho, de girassol e de cártamo podem ser aceitáveis em doses moderadas na dieta, mas em excesso podem causar um desequilíbrio nos ácidos graxos ômega-3 e ômega-6, o que pode ter um impacto na regulagem emocional e levar à depressão (mais a respeito logo adiante).[22]

NITRATOS ADITIVOS

Os nitratos são usados como conservantes e para dar coloração a frios e carnes curadas como bacon, salame e linguiça, e podem ter um vínculo com a depressão.[23] Um estudo recente sugere que os nitratos podem alterar as bactérias do intestino, de modo a fazer a balança pender para o lado do transtorno bipolar.[24] Se você é daqueles que não conseguem viver sem um salame ou uma linguicinha, dê preferência aos que usam como preenchimento farinha de trigo sarraceno. Ela contém importantes antioxidantes, que vão contrabalançar alguns dos efeitos negativos dessas carnes.[25]

A COMIDA IDEAL PARA O HUMOR IDEAL

Agora que você conhece os suspeitos alimentares mais comuns da depressão — os alimentos que podem causar todos esses sintomas desagradáveis, do sentimento de culpa à falta de sono, passando por perda de apetite, dificuldade de concentração, desânimo e perda de interesse pela vida em geral —, é hora de dar uma olhada no outro lado da moeda. Eis aquilo que deve ser ingerido para prevenir a doença ou chutá-la para longe de uma vez por todas.

ALIMENTOS RICOS EM ÁCIDOS GRAXOS ÔMEGA-3

Já falamos das gorduras do bem para evitar a depressão no início deste capítulo, mas quero chamar a atenção para a importância dos ácidos graxos ômega-3. Os ômega-3 são cruciais para a saúde mental, e vamos discutir seus benefícios ao longo deste livro.

Esses ácidos graxos são importantes para o metabolismo natural do corpo — são uma parte vital da membrana das células e representam o ponto de partida da produção de hormônios reguladores da coagulação do sangue, da contração e do relaxamento das paredes das artérias e dos processos inflamatórios. Mas, como não podemos produzi-los internamente, precisamos integrar os ômega-3 à nossa dieta. É por isso que são chamados de gorduras *essenciais*.

Os três principais ácidos graxos ômega-3 são o ácido alfa-linolênico, o ácido eicosapentaenoico (EPA, na sigla em inglês) e o ácido docosahexaenoico (DHA, na sigla em inglês). Eles são importantes para o corpo, realizando diversas funções, sobretudo na membrana celular. O EPA e o DHA são os ômega-3 que desempenham o papel mais essencial nos transtornos de humor. Por isso, é muito importante que você se certifique de estar obtendo uma quantidade suficiente de ambos.

Embora haja certo debate em relação à importância dos ômega-3 na luta contra a depressão, a maioria dos estudos sugere que eles são decisivos. Entre eles está uma metanálise feita em 2016 com treze ensaios controlados randomizados em 1233 pacientes sofrendo de transtorno depressivo. O estudo descobriu um efeito benéfico geral dos ômega-3 nesses pacientes, principalmente entre os que ingeriram doses maiores de EPA e aqueles que tomavam antidepressivos.[26]

Os ômega-3 ajudam a saúde do cérebro reduzindo os marcadores de inflamações e protegendo os neurônios de excessos inflamatórios. A chave é manter um equilíbrio sadio entre os ômega-3 e os ômega-6, encontrados em diferentes alimentos. Na dieta ocidental típica, o ômega-6 é bastante comum, enquanto o ômega-3 é muito mais raro, o que leva a uma taxa de ômega-6 por ômega-3 na proporção de quinze para um, aproximadamente. A taxa ideal é algo mais próximo de quatro para um.²⁷ Isso significa que a maioria dos norte-americanos precisa reduzir os ômega-6 e ingerir mais ômega-3.

De fato, os estudos mostram que as pessoas que consomem alimentos ricos em ácidos graxos ômega-6 têm um risco de depressão quatro vezes maior, se comparadas às que consomem alimentos ricos em ômega-3. Ou seja, ingerir alimentos ricos em ômega-6, como queijos gordos, cortes mais gordurosos de carne vermelha, óleo de milho ou de palma pode aumentar sua chance de desenvolver depressão. Por outro lado, ingerir alimentos ricos em ômega-3, como peixes gordurosos, castanhas, óleos vegetais e verduras verde-escuras pode protegê-lo da depressão.

A melhor fonte de todas para ômega-3, principalmente EPA e DHA, são os peixes. Principalmente os peixes gordurosos de águas frias, como o salmão, a cavalinha, o atum, o arenque e a sardinha, que contêm altos índices desse ácido graxo. Peixes com quantidades menores de gordura, como o robalo, a tilápia e o bacalhau, ou os frutos do mar, não são tão ricos em ômega-3, mas ainda têm quantidades significativas dele. Peixes de criadouro têm, em geral, níveis de EPA e DHA mais altos que peixes selvagens, mas isso depende da ração com a qual eles foram alimentados. Isso porque os peixes, propriamente ditos, não produzem os ômega-3, que são, na verdade, encontrados em microalgas. Quando o peixe consome fitoplânctons, que consumiram as microalgas, acumulam o ácido graxo em sua carne.

O ômega-3 também pode ser encontrado em outros alimentos, embora nada se compare aos peixes gordurosos como fonte. A carne de boi criado no pasto contém mais ômega-3 que a carne industrializada. O ácido alfa-linolênico encontra-se em fontes vegetais, como no edamame, nas castanhas e sementes de chia, e cada vez mais em alimentos com suplemento de ômega-3, principalmente em ovos, leite e iogurte.

Também dá para melhorar a razão de ômega-6 por ômega-3 usando alguns óleos de cozinha. Por exemplo, em vez de usar um óleo vegetal comum, extremamente carregado de ômega-6, use de canola.

Embora ele esteja longe de ser uma fonte perfeita de ômega-3, sua taxa de ômega-6 por ômega-3 é de aproximadamente dois para um, o que faz dele uma alternativa mais saudável em relação aos similares.

ALIMENTOS RICOS EM VITAMINAS BENÉFICAS

Existem várias vitaminas que desempenham um papel importante na prevenção e no alívio da depressão. As mais importantes são o folato (B_9) e a B_{12}. Elas têm funções indissociáveis: a deficiência de vitamina B_{12} resulta em deficiência de folato, que, por sua vez, pode acabar contribuindo para uma perda de células cerebrais, sobretudo as localizadas no hipocampo. Batizada de "atrofia hipocampal", essa perda de células cerebrais está associada à depressão. O hipocampo é uma estrutura cerebral essencial e desempenha um papel fundamental no aprendizado e na memória. Por isso, os pacientes que sofrem de depressão podem acabar perdendo a capacidade de aprender maneiras novas de lidar com o estresse.

A depressão é o sintoma mais comum nos pacientes com deficiência de folato.[28] Na verdade, os estudos mostram que, quanto mais alto o nível dessa vitamina, menor o nível de depressão.[29] Além de seu papel no hipocampo, ela também pode afetar a síntese da serotonina, que, em pessoas depressivas, fica reduzida.[30]

Assim, tanto a vitamina B_{12} como o folato devem ser otimizados para prevenir ou tratar a depressão. Abuse de legumes, frutas cítricas, banana, abacate, folhas verdes e vegetais crucíferos, aspargos, nozes e sementes, peixe e frutos do mar.

As vitaminas B_1 (tiamina) e B_6 (piridoxina) também são fundamentais para prevenir e aliviar a depressão, pois ajudam o cérebro a produzir e a sintetizar os neurotransmissores que participam da regulagem do humor. São vitaminas abundantes nos alimentos mencionados no parágrafo anterior, assim como na soja e nos grãos integrais.

A vitamina A ajuda o cérebro a desempenhar com eficiência suas funções, tais como a de crescer e adaptar os neurônios.[31] Da mesma maneira que a vitamina B_{12}, uma deficiência de vitamina A pode resultar no encolhimento de algumas regiões do cérebro, perturbando a maneira como ele reage ao estresse.[32] Um estudo de 2016 concluiu que a vitamina A pode ajudar de maneira significativa na recuperação da fadiga e da depressão em pacientes com esclerose múltipla.[33] No entanto, o excesso de ácido retinoico (um metabólito da vitamina A) também tem sido associado à depressão e ao suicídio.[34] Mas a quantidade de vitamina A que você precisaria ingerir para sofrer esses efeitos negativos está muito acima da que você vai ingerir em uma dieta saudável e variada. Por isso, sinta-se à vontade para comer alimentos ricos em vitamina A, como batata-doce, cenoura, espinafre e feijão-de-corda.

A vitamina C é importante para o funcionamento correto do cérebro, por ser responsável pela regulagem da síntese dos neurotransmissores.[35] Diversos estudos de observação relacionam níveis baixos de vitamina C à depressão.[36] Você pode obter a vitamina C em frutas cítricas, no melão-cantalupo, no morango e em vegetais crucíferos, entre eles o brócolis, a couve-flor e a couve-de-bruxelas.

Vamos falar muito das vitaminas ao longo deste livro. Por isso, caso você precise de um lembrete sobre quais vitaminas desempenham que tipos de funções cerebrais, e quais alimentos contêm essas vitaminas, consulte o Apêndice B.

ALIMENTOS RICOS EM FERRO E OUTROS MINERAIS BENÉFICOS

No cérebro, o ferro auxilia na composição da cobertura que protege os neurônios e no controle da síntese de substâncias químicas e das vias químicas relacionadas ao humor.[37] Na verdade, uma concentração alta de ferro ocorre nos núcleos da base, um conjunto de células cerebrais que tem relação com a depressão.[38] Em estudos clínicos, níveis baixos de ferro foram relacionados à doença.[39] Entre as boas fontes alimentares de ferro estão frutos do mar, carnes vermelhas magras e miúdos (em quantidades moderadas), legumes, sementes de abóbora, brócolis e chocolate amargo (embora qualquer tipo de doce deva ser ingerido com moderação).

O magnésio também é importante para o bom funcionamento do cérebro. O primeiro relato de tratamento com magnésio para depressão agitada foi publicado em 1921, e revelou-se bem-sucedido em incríveis 220 de 250 casos.[40] Desde então, inúmeras pesquisas sugeriram que a depressão tem relação com a deficiência de magnésio. Vários estudos de caso, em que pacientes foram tratados com 125 a 300 g de magnésio, apresentaram recuperação rápida da doença, muitas vezes em menos de uma semana. Como obter magnésio o suficiente em sua dieta? Consuma mais abacate, nozes e sementes, legumes, grãos integrais e um pouco de peixe rico em ômega-3 (como o salmão e a cavalinha).

Quanto ao potássio, o que se sabe não é tão conclusivo, mas alguns estudos mostraram que uma ingestão maior de potássio pode melhorar o humor.[41] Batata-doce, banana, cogumelos, laranja, ervilha e pepino são, todos, ricos em potássio.

A maior parte das evidências sustenta fortemente uma correlação entre a deficiência de zinco e o risco de se desenvolver depressão; com a suplementação de zinco, há uma redução dos sintomas depressivos.[42] Uma metanálise de dezessete estudos mostrou que a concentração de zinco no sangue é mais baixa em pacientes com depressão do que em grupos de controle.[43] O zinco ajuda, provavelmente, porque reduz os processos inflamatórios no cérebro.[44] Altas concentrações de zinco podem ser encontradas em frutos do mar (principalmente em ostras cozidas), na carne de boi magra e de aves; menores quantidades são encontradas no feijão, nas nozes e nos grãos integrais.

Por fim, diversos estudos também dão a entender que uma dieta rica em selênio melhora muito os índices de humor.[45] A castanha-de-caju é repleta desse nutriente.

Repito, caso precise de uma referência rápida sobre quais alimentos contêm esses minerais, consulte o Apêndice B.

TEMPEROS, ESPECIARIAS E ERVAS

O que você deve usar para temperar o filé de peixe grelhado ou os legumes salteados ricos em nutrientes? Os seguintes temperos e especiarias podem ajudar a combater a depressão. Utilize-os com os alimentos antidepressivos apresentados anteriormente para reforçar o efeito positivo sobre seu humor.

Em geral, um benefício importante das especiarias são suas propriedades antioxidantes — em outras palavras, elas ajudam o cérebro a enfrentar os radicais livres nocivos, prevenindo, assim, o estresse oxidativo, que pode danificar tecidos. Existe uma medida da capacidade antioxidante das especiarias, chamada Orac ("capacidade de absorção do radical oxigênio" na sigla em inglês). No Apêndice C, incluí uma tabela de Orac, que mostra quais especiarias têm maiores benefícios antioxidantes. Certifique-se de priorizá-las o máximo possível na cozinha.

Açafrão: em 2013, uma metanálise de cinco ensaios controlados randomizados examinou os efeitos da suplementação de açafrão nos sintomas de pacientes com transtorno depressivo.[46] A partir desses ensaios, os pesquisadores concluíram que a suplementação de açafrão reduzia significativamente os sintomas de depressão, na comparação com o grupo de controle com placebo. Um estudo de 2017 demonstrou que 15 mg de açafrão eram tão eficazes quanto 20 mg de Prozac na redução dos sintomas depressivos! Ao que tudo indica, o poder secreto do açafrão já era conhecido por Christopher Catton, um fitoterapeuta inglês do século XIX que disse certa vez: "O açafrão tem o poder de aguçar o espírito, e sua virtude penetra o coração de ponta a ponta, provocando o riso e o contentamento".[47] Embora seu mecanismo exato de atuação não seja conhecido, nos animais o açafrão eleva os níveis de dois neurotransmissores do bom humor, o glutamato e a dopamina.[48]

O grama do açafrão é mais caro que o do ouro, e seu sabor pode se sobrepor a outros. Por isso, convém usar apenas uma pitada, e não um punhado! Depois de extrair alguns estigmas (veja a receita do Ensopado de Frutos do Mar de San Francisco, na p. 296), adicione-o aos pratos com arroz ou vegetais, como o risoto de açafrão, ou o *biryani*. Também dá para usar suplementos ou extratos, embora, como ocorre com qualquer suplemento, seja preciso consultar seu médico antes de tomá-lo.

Cúrcuma: Uma metanálise de 2017 avaliou seis ensaios clínicos que testaram o ingrediente ativo da cúrcuma, a curcumina, contra a depressão.[49] Concluiu-se que a curcumina era significativamente mais eficaz que um placebo na redução dos sintomas de depressão. Como ela é capaz de um efeito tão profundo? Em poucas palavras, ela ajusta a química do cérebro e protege as células cerebrais da toxicidade que leva à depressão.

A dose eficaz é de 500 a 1000 mg diários. Diz-se que uma colher de chá de cúrcuma contém cerca de 200 mg de curcumina, mas isso não é totalmente preciso. A cúrcuma contém aproximadamente 2% de seu peso em curcumina, portanto uma colher de sopa (ou três colheres de chá), que pesa 6,8 g, contém na verdade cerca de 0,136 g de curcumina, ou 136 mg. Em qualquer prato, mais de duas colheres de chá de cúrcuma podem ser excessivas. Por isso, uma solução possível é preparar alguns pratos com no máximo duas colheres: acrescente uma pitada de cúrcuma em sopas e caldos, ou quem sabe até mesmo à vitamina. Faça um chá quente com ela ou adicione uma pitada ao molho da salada. Tenha em mente que a piperina, componente encontrado na pimenta-do-reino, aumenta a absorção e a biodisponibilidade da curcumina em 2000%.[50] Então, quando usar a cúrcuma, sempre acrescente um pouco de pimenta-do-reino moída na hora também.

Orégano: descobriu-se que o carvacrol, ingrediente ativo do orégano, apresentava atividade antidepressiva em camundongos.[51] Outras pesquisas também relacionaram o carvacrol a efeitos neuroprotetores e antidepressivos em animais, embora até hoje não haja estudos do gênero com seres humanos. Isto posto, acredito que ele provavelmente ajuda a proteger os tecidos cerebrais. Muito comum na cozinha de vários países, é um ingrediente fundamental no meu molho grego favorito, usado para marinar azeitonas e queijo feta, e delicioso com legumes assados no forno.

Vou falar mais detalhadamente da lavanda, da passiflora e da camomila ao discutir a ansiedade, no capítulo 3, mas saiba que essas ervas também podem ser úteis na depressão.[52] O jeito mais fácil de aproveitá-las é no chá.

Sei que pode parecer um pouco complicado imaginar-se no corredor lotado de um supermercado, tentando se lembrar exatamente de quais alimentos são os mais ricos nesse ou naquele nutriente.

Um jeito ainda mais fácil de lembrar o que você deve ou não deve ingerir na luta contra a depressão é seguir uma dieta básica que guie você naturalmente em direção a alimentos saudáveis para o cérebro, e afaste daqueles que podem prejudicar seu humor. Felizmente, essa dieta já existe!

O PADRÃO ALIMENTAR MEDITERRÂNEO

Embora a dieta mediterrânea não tenha sido elaborada considerando a saúde mental, ela incorpora todos os alimentos que combatem a depressão já mencionados, e em quantidades saudáveis para ajudar você a atingir o equilíbrio nutricional necessário para ter um desempenho ideal do cérebro e da regulagem do humor. E, evidentemente, é saudável para seu corpo sob vários outros aspectos.

Como descrito pela primeira vez em 1957 pelos fisiologistas Ancel Keys e Francisco Grande Covián, e posteriormente detalhado por estudos científicos que avaliaram o impacto dessa maneira de se alimentar na saúde futura, entre os alimentos diários que a dieta mediterrânea original inclui estão:

- 3 a 9 porções de legumes;

- ½ a 2 porções de frutas;

- 1 a 13 porções de cereais (pão e outros grãos, de preferência integrais);

- até 8 porções de azeite de oliva.[53]

Embora a amplitude dessas porções possa parecer grande demais (especialmente a de cereais — 13 porções de carboidratos por dia não são aconselháveis na nutrição atual), são quantidades que representam grosso modo 2200 calorias diárias, divididas entre 37% de gordura total (dos quais 18% monoinsaturadas e 9% saturadas) e 33 g de fibras.

Em vez de seguir à risca as proporções da dieta mediterrânea tradicional, prefiro fazer meus pacientes seguirem o padrão alimentar mediterrâneo (PAM), que proporciona os mesmos efeitos protetores em relação ao risco de se desenvolver depressão.[54] Em geral descrevo essa maneira de se alimentar como o "estilo de vida mediterrâneo", porque meus pacientes costumam achar que a palavra *dieta* tem uma conotação negativa. "Dieta" está associada a restrições, quando na verdade essa abordagem alimentar trata de alimentos deliciosos que você pode *acrescentar* à sua vida para melhorar suas refeições, sentindo-se melhor ao longo desse processo. Além disso, quando não há a impressão de que certos alimentos são proibidos, consegue-se evitar o que acaba acontecendo numa dieta restritiva: quando o pêndulo muda de lado e você acaba ingerindo em excesso exatamente os alimentos que queria cortar. O PAM é uma dieta de base vegetal, riquíssima em frutas e legumes da estação produzidos localmente, e outros alimentos minimamente processados (como feijão, nozes, grãos integrais). Os doces são reduzidos ao mínimo, e apenas gorduras de alta qualidade são aceitas, sendo o azeite de oliva essa fonte primordial. O PAM inclui uma baixa ou média ingestão de laticínios, e a principal proteína vem dos frutos do mar; carne vermelha e ovos são consumidos em pequenas quantidades e com pouca frequência. O vinho é consumido em baixas ou médias quantidades, durante as refeições, enquanto ervas e especiarias são usadas no lugar do sal para dar sabor aos alimentos. Na verdade, a flexibilidade é grande em relação aos sabores. Sempre tento adaptar o estilo de vida mediterrâneo à cultura e aos gostos do paciente. Assim, por exemplo, posso sugerir receitas do sul asiático com grão-de-bico, ou adicionar orégano mexicano e um pouco de fajita ao homus, dependendo do que o paciente gosta.

Vale a pena observar que existe certa polêmica em relação à adaptação da autêntica dieta mediterrânea a outras partes do mundo, já que a preparação e a fonte dos alimentos variam.[55] Mas eu acredito que seja possível, já que a composição da dieta é bem mais importante que a preparação ou o sabor final. Afinal de contas, o mecanismo antidepressivo da dieta mediterrânea se deve, em grande parte, à ênfase no consumo de frutas e legumes — que contêm níveis altos de antioxidantes, redutores do estresse oxidativo e, por conseguinte, dos danos aos neurônios — e de azeite de oliva, rico em antioxidantes e outros ingredientes saudáveis para o cérebro.[56] Frutas e legumes repletos de nutrientes e azeite de oliva de alta qualidade já são mais fáceis de achar em supermercados e on-line. E, é claro, peixe, nozes e grãos integrais também podem ser encontrados em mercearias e feiras de produtores.

O PAM EM AÇÃO

Se quiser um exemplo do poder do PAM, veja o caso da minha paciente Josephine, uma mulher casada, de 51 anos, que sofria com problemas de peso e não conseguia controlar o diabetes — o que a levou à depressão. Quando ela chegou para nossa primeira consulta, parecia exausta, embora fossem apenas nove da manhã! Seus olhos estavam tristes e cansados. Ela me contou que se sentia em frangalhos, como se o tempo todo tomasse as decisões alimentares erradas. Por mais que se esforçasse, não conseguia perder peso nem controlar a glicemia. Quando perguntei o que lhe causava mais estresse, ela deu uma resposta significativa: tentar comer direito. A percepção de falta de controle sobre a dieta a entristecia a ponto de cogitar tomar um antidepressivo.

Pedi que ela anotasse numa agenda, durante alguns dias, tudo o que comia. Assim, descobri alguns sinais de alerta em sua dieta: no café da manhã, em geral, ela tomava leite semidesnatado com cereais, mas quando chegava ao trabalho estava sempre com fome e triste. Horas depois, ela comia um pedaço de torrada com pasta de amendoim, e ficava a maior parte do dia no limite da fome, nunca se sentindo nem saciada nem alegre. O principal é que ela ia para o trabalho despreparada, sem levar um lanche ou uma marmita e recorria às máquinas de comida e às opções da lanchonete da empresa.

Ao longo de diversas sessões, conversamos sobre o PAM. Ensinei-a a montar uma salada saudável para o almoço, repleta de folhas ricas em nutrientes e vegetais cortados na hora (brócolis, vagem, pimentão), como acompanhamento de um salmão assado no forno, com grão-de-bico, amêndoas ou abacate, para ter proteínas e gordura saudáveis. Além disso, ela acrescentou sementes de chia, pelas fibras, e para ter mais proteínas, e passou a fazer um vinagrete caseiro básico (suco de limão feito na hora, azeite de oliva, sal e pimenta). Lembro da expressão de prazer que ela fez ao dizer: "Eu não imaginava que isso me deixaria tão satisfeita. Agora eu me sinto com energia e saciada depois do almoço, e não fico correndo atrás de pasta de amendoim e biscoitos à tarde".

Para o café da manhã, Josephine passou a deixar pronto na véspera aveia integral com leite de amêndoas, canela e frutas vermelhas; separava cinco porções em tigelinhas, as vedava e guardava na geladeira. Toda manhã, ela pegava essa tigela e comia no trem. Assim, economizava tempo, sentia-se mais saudável por suas decisões alimentares e seu humor melhorava aos poucos, em relação àquela velha tristeza e falta de energia matutina.

Na terceira consulta, ela já tinha perdido 2 kg, seu índice do exame de sangue monitorado pelo endocrinologista tinha baixado pela primeira vez em muitos anos, e ela desfrutava de suas refeições, não se sentindo privada de nada. Deu-se conta de que, por comer opções saborosas, mas saudáveis, em todas as refeições não sentia mais desejo de ingerir chocolate ou sorvete depois do jantar. Na verdade, à noite ela comia um pedacinho de chocolate extra-amargo com um pouco de morango, e se sentia satisfeita. No geral, ela relatou estar se sentindo revitalizada. O marido e os colegas notaram a diferença. Ela passou até a ter energia suficiente para voltar a malhar e a usar a meditação do jeito que havia aprendido em um curso. E dava para fazer tudo isso porque aquele humor negativo tinha ficado para trás; ela me contou ter a impressão de que alguém tinha tirado de seus ombros o peso da depressão.

O QUE DIZEM AS PESQUISAS

Diversos estudos confirmam a capacidade do PAM de proteger contra o diabetes, prevenir doenças cardíacas e aumentar a longevidade. E a literatura científica sustenta minhas conclusões clínicas de que ele também ajuda a evitar a depressão e aliviar seus sintomas.

Talvez um dos estudos mais conhecidos seja o Smiles (acrônimo em inglês para "Suporte à Modificação do Estilo de Vida em Estados Emocionais Prejudicados"). O dr. Felice Jacka, meu colega e diretor do Centro de Alimentação e Humor da Universidade Deakin, na Austrália, comandou a equipe que realizou um estudo de doze semanas, investigando se uma intervenção nutricional proposital é eficaz como tratamento adicional na depressão de moderada a severa. Qual será a dieta que usaram? Adivinhou: o PAM, batizada de Dieta ModiMed. Mais especificamente, a abordagem deles se concentrou na "melhora da qualidade da dieta por meio do consumo dos seguintes doze grupos alimentares chave", com as seguintes porções recomendadas:

Grãos integrais	5 a 8 porções diárias
Verduras	6 porções diárias
Frutas	3 porções diárias
Legumes	3 a 4 porções semanais
Laticínios semidesnatados e sem açúcar	2 a 3 porções diárias
Nozes cruas e sem sal	1 porção diária
Peixe	Pelo menos 2 porções semanais
Carne vermelha magra	3 a 4 porções semanais
Frango	2 a 3 porções semanais
Ovos	até 6 por semana
Azeite de oliva	3 colheres de sopa diárias
Alimentos "extras"	Vinho (de preferência tinto): até 2 taças por dia, durante as refeições
	Não mais que 3 porções por semana: doces, cereais refinados, frituras, fast food, carnes processadas e bebidas açucaradas

Ao final das doze semanas, os pesquisadores constataram que cerca de um terço das pessoas no grupo com intervenção alimentar apresentou melhora nos sintomas da depressão, enquanto apenas 8% das pessoas no grupo sem intervenção melhoraram. A dieta deu certo!

Mais recentemente, um estudo correlato publicado em 2019 fez o acompanhamento de 15 980 adultos que não tinham depressão no início ou nos dois primeiros anos do estudo.[57] A princípio, o consumo de alimentos dos participantes foi medido e registrado, ao longo do tempo, se eles seguiam a dieta mediterrânea ou alguma outra, para comparar. Cerca de dez anos depois do início do estudo, 666 pessoas tinham desenvolvido depressão. A probabilidade dos que seguiam mais estritamente a dieta mediterrânea de se tornarem depressivos era significativamente menor.

Repare que a maior parte dos estudos sobre essa dieta são de observação, ou seja, os pesquisadores apenas fazem inferências. Uma experiência feita pela equipe de Almudena Sánchez-Villegas mostrou de maneira mais conclusiva que a dieta mediterrânea é benéfica contra a depressão.[58]

OUTRAS ESTRATÉGIAS ALIMENTARES PARA COMBATER A DEPRESSÃO

Estudos mostram que outros padrões alimentares "tradicionais" também são estratégias alimentares eficazes para prevenir a depressão; entre eles, por exemplo, está a dieta norueguesa, também conhecida como dieta nórdica.[59] Assim como o PAM, a dieta nórdica prioriza vegetais em vez de carnes e produtos de origem animal, alimentos de água doce ou salgada e alimentos de origem selvagem. A maior diferença dessa dieta para a mediterrânea é que ela dá mais ênfase ao óleo de canola, em vez do azeite de oliva. Em 2013, uma revisão de 25 estudos analisou como as dietas impactam a depressão. Os pesquisadores concluíram que tanto a dieta norueguesa quanto a mediterrânea estão associadas a menos depressão, embora as evidências sejam limitadas.[60]

Também existem evidências limitadas que conectam a dieta japonesa tradicional a uma redução do risco de se desenvolver depressão. Essa dieta inclui alimentos semelhantes aos da dieta norueguesa e mediterrânea, com o acréscimo de itens em conserva e fermentados, que, como já mencionamos, são alimentos ricos em probióticos.

UM BOM PRATO RESOLVE QUALQUER COISA

Depois da nossa consulta, meu paciente Ted se comprometeu a seguir um plano de refeições personalizado, baseado no PAM. Para o almoço no trabalho, passou a comer uma salada bem grande, com folhas extras, acompanhadas por salmão assado ou peito de peru grelhado. Trocou o lanche da tarde da máquina de comida por alimentos como uma maçã cortada na hora com pasta de amêndoas; nozes com lascas de chocolate amargo; homus com aipo e tomate-cereja; ou tangerina com uva. Começou a se sentir melhor, pois ia trabalhar levando a própria marmita e sabia que não precisaria se estressar passando fome e fazendo escolhas equivocadas. Aprendeu até a tomar essas mesmas decisões saudáveis durante as viagens, evitando pizzas e cachorros-quentes nos aeroportos.

À noite, ao chegar em casa, saboreava um jantar de Salmão Assado com Pesto de Couve e Nozes (p. 256) e uma salada verde saborosa e repleta de nutrientes. Por ter ingerido alimentos que o deixavam satisfeito ao longo do dia, não tinha mais aquela ânsia por sorvete ou docinhos depois do jantar. Mesmo sem saber se perdia peso, notou que as calças estavam mais confortáveis. Os colegas comentavam que ele parecia melhor e perguntavam se tinha começado a malhar.

Mais importante que isso: aos poucos, ele sentiu os efeitos positivos em seu humor. Relatou que se sentia mais ligado e motivado, e passou a conseguir administrar as alterações de ânimo sem tomar Prozac. Três anos depois, está no peso ideal e não se sente mais depressivo.

Ted é o exemplo perfeito de como você pode colocar em prática os princípios da psiquiatria nutricional criando programas de nutrição e qualidade de vida que ofereçam uma forma natural de evitar e aliviar a depressão.

Evidentemente, a depressão é apenas uma faceta da saúde mental. Muitas vezes, vem acompanhada de sua parceira, a ansiedade. No próximo capítulo, vamos explorar de que forma a ansiedade também pode ser superada, com uma dieta saudável e deliciosa.

DICAS CONTRA A DEPRESSÃO

O PAM é uma excelente diretriz para adotar uma dieta completa, que combate a depressão e mantém o cérebro saudável.

ALIMENTOS A ADOTAR:

- Probióticos: Iogurte de cultura ativa, tempeh, missô, natto, chucrute, kefir, kimchi, kombucha, leitelho (*buttermilk*) e alguns queijos.

- Prebióticos: Feijão, aveia, banana, frutas vermelhas, alho, cebola, folhas de dente-de-leão, aspargo, tupinambo e alho-poró.

- Carboidratos de IG baixo: Arroz integral, quinoa, aveia em grão integral (*steel-cut*) e sementes de chia.

- Alimentos de IG médio, em doses moderadas: Mel, suco de laranja e pão integral.

- Gorduras saudáveis: Gorduras monoinsaturadas, como azeite de oliva, nozes, pastas de nozes e abacate.

- Ácidos graxos ômega-3: Peixe, principalmente os gordurosos, como salmão, cavalinha, atum, arenque e sardinhas.

- Vitaminas: B_9, B_{12}, B_1, B_6, A e C.

- Minerais e micronutrientes: Ferro, magnésio, potássio, zinco e selênio.

- Especiarias: Açafrão e cúrcuma.

- Ervas: Orégano, lavanda, passiflora e camomila.

ALIMENTOS A EVITAR:

- Açúcar: Bolos, biscoitos, doces, refrigerante e tudo que é adoçado com açúcar ou xarope de milho com excesso de frutose.

- Carboidratos de IG alto: Pão branco, arroz branco, batata, massas e tudo que é feito de farinha refinada.

- Adoçantes artificiais: O aspartame é particularmente nocivo, mas também o são a sacarina, a sucralose e a estévia, que devem ser consumidas em doses moderadas e com cautela.

- Frituras: batata frita, frango frito, frutos do mar fritos ou qualquer coisa mergulhada em óleo.

- Gorduras ruins: Gorduras trans, como a margarina, a gordura vegetal e óleos vegetais devem ser totalmente evitados; gorduras ômega-6, como as vegetais, de milho, girassol e cártamo devem ser consumidas com moderação.

- Nitratos: Aditivo usado no bacon, no salame, nas linguiças e em outros embutidos.

3. Ansiedade: Alimentos fermentados, fibras alimentares e o mito do triptofano

Era um lindo dia em Boston, numa dessas manhãs perfeitas de outono que me deixam um tanto eufórica. As folhas tinham um tom amarelado, e a cidade estava decorada com maçãs e abóboras. Enquanto a luz do sol entrava pela janela, Marisol, 39 anos, mãe de Josue e Fernando, adentrou meu consultório. Apesar do dia lindo, debulhou-se em lágrimas assim que se sentou. A ansiedade tinha ficado insuportável.

"Não dá mais para aguentar", disse ela. "Todos os dias acordo com um nó no estômago. Um ônibus vai atropelar o Josue no caminho da escola? O Fernando vai repetir de ano? Um atirador vai entrar na escola? O que estou tentando dizer é que isso não termina nunca. Até quando eles estão em casa eu literalmente roo minhas unhas. E acima de tudo isso, sinto cólicas e prisão de ventre. Já é quase o Dia de Ação de Graças, o que só piora. Preciso me controlar porque tem vinte pessoas vindo jantar na minha casa."

Ela acrescentou que não conseguia dormir à noite sentindo o coração pulando no peito. Percebi na hora que Marisol estava descrevendo os sintomas de transtorno generalizado de ansiedade, uma condição que faz com que preocupações normais do cotidiano pareçam insuportáveis.

A história de Marisol não é incomum. A ansiedade pode se manifestar de diferentes formas: transtornos de ansiedade generalizada e de pânico; agorafobia; transtorno de ansiedade social, ou uma série de fobias específicas. Embora essas condições tenham causas diversas e evoluam de maneiras distintas, elas confinam o cérebro em padrões nocivos que podem levar a ataques de pânico, medos paralisantes e uma incapacidade de viver de maneira feliz e satisfatória.

Os transtornos de ansiedade são o tipo mais comum de transtorno psiquiátrico nos Estados Unidos, com cerca de um terço da população sofrendo deles em algum momento da vida.[1] E esse número pode estar sendo subestimado, já que muitas vezes a doença deixa de ser diagnosticada e tratada. Há uma tendência a aceitar a ansiedade como uma parte inevitável da vida no estressante mundo atual e, até certo ponto, é uma verdade que seja impossível fugir inteiramente das preocupações. Mas isso não significa que devemos deixar a ansiedade nos impedir de ter uma vida melhor e mais gratificante.

Embora haja diversas abordagens no tratamento da ansiedade, apenas 50% a 60% das pessoas reagem à medicação e à psicoterapia, e apenas um quarto dos pacientes consegue uma solução plena para seus sintomas. Uma parte fundamental do enfrentamento da ansiedade é garantir uma dieta repleta de alimentos com propriedades relaxantes e isenta de alimentos que o deixam no limite.

Marisol já tinha tentado diversas medicações para tratar a ansiedade, sem muito êxito. Ainda havia algumas que podiam ser experimentadas, mas isso não bastaria. Era preciso ajustar sua dieta.

O INTESTINO ANSIOSO

Ainda que você não sofra de um transtorno de ansiedade, provavelmente compreenderá intuitivamente que existe uma conexão entre o sentimento de ansiedade e o intestino. Pense em como seu abdome se comporta quando você fica nervoso. Talvez já tenha tido que correr para o banheiro antes de uma prova importante na escola. Talvez já tenha tido enjoos ou ânsia de vômito em um momento de grande tensão devido a uma apresentação no trabalho. Essa conexão passou até para a linguagem do dia a dia, já que falamos em "pontadas no estômago" para definir um estresse moderado, ou "um buraco no estômago" para uma sensação de terror. Essas figuras de linguagem não são mera coincidência. Quer percebamos ou não, são inspiradas pela complexa relação bidirecional entre o intestino e o cérebro.

Em 2018, Gilliard Lach e sua equipe lançaram uma luz sobre a conexão fisiológica entre os transtornos de ansiedade e problemas intestinais.[2] O trabalho deles ficou centrado em torno dos peptídeos do intestino, cadeias curtas de aminoácidos usadas pelo corpo como moléculas sinalizadoras, que carregam informação entre o intestino e o cérebro. No intestino, células especializadas, chamadas de "células enteroendócrinas", produzem mais de vinte moléculas sinalizadoras, entre elas os peptídeos.[3] São as bactérias do seu intestino que determinam os tipos específicos de moléculas sinalizadoras a serem criadas. Ao manipular as bactérias intestinais de camundongos, e em seguida monitorar a respectiva alteração nos diversos tipos de peptídeos presentes no intestino e no cérebro dos roedores, Lach e sua equipe conseguiram rastrear como as alterações no microbioma intestinal influenciam os sintomas de ansiedade, comprovando a existência de uma conexão profunda entre ambos. Embora os pesquisadores não pudessem tirar conclusões a respeito da aplicação desse conhecimento em estratégias terapêuticas relacionadas ao microbioma para combater a ansiedade em seres humanos, essa é inegavelmente uma possibilidade para mais adiante.

Uma parte do cérebro em especial afetada pelas alterações no microbioma do intestino é a amígdala, estrutura que se encontra na profundeza cerebral e que é parte essencial do circuito que dá defeito quando se está ansioso.[4] Na verdade, a conexão entre o microbioma e a amígdala é tão forte que, acreditam alguns pesquisadores, deveríamos tentar atuar sobre o microbioma para estabilizar a ativação da amígdala e reduzir a ansiedade.

Pesquisas mostraram que camundongos isentos de germes (ou seja, sem qualquer micro-organismo e, portanto, sem microbioma intestinal) têm amígdalas maiores do que os que têm microbiomas normais.[5] A amígdala deles também é hiperativa, fazendo hora extra de forma nociva à saúde.[6] No que diz respeito à amígdala, quanto maior e mais ativa, pior; nos seres humanos, uma amígdala hiperativa dificulta o controle das emoções, como se o cérebro tivesse um alarme que é disparado o tempo todo.[7] Se a falta de bactérias intestinais pode afetar tão profundamente a forma e o funcionamento da amígdala, esse é um forte sinal de que o microbioma desempenha um papel importante na saúde do cérebro.

Em 2004, Nobuyuki Sudo e sua equipe descobriram que camundongos isentos de germes também têm uma resposta exagerada do eixo hipotálamo-pituitária-adrenal (o eixo HPA) ao estresse.[8] Por incrível que pareça, basta a introdução de uma única espécie específica de bactéria no microbioma dos camundongos para reverter isso. Fico espantada que a alteração de uma única espécie bacteriana — uma de toda a multidão no intestino — possa melhorar a reação de um organismo ao estresse!

Caso esteja em dúvida quanto à interseção entre o cérebro de um camundongo e a nossa estressante vida humana, tranquilize-se, pois estudos recentes com pessoas chegaram a resultados similares. Em 2018, um estudo comparou a microbiota de pacientes com transtorno de ansiedade generalizada à de um grupo de controle sem o transtorno.[9] Descobriram que os com transtorno de ansiedade generalizada tinham bactérias bem diferentes, mais esparsas e menos diversificadas que as de seus pares saudáveis. Especificamente, as bactérias que produzem ácidos graxos de cadeia curta — como os peptídeos de que acabamos de falar, sinal de um intestino sadio — ficam escassas, e há um supercrescimento das bactérias "do mal". Esse é outro exemplo claro de como a saúde do intestino afeta a do cérebro.

Um aspecto interessante desse estudo é que o simples fato de tratar o transtorno de ansiedade por métodos não alimentares não provocou uma alteração correspondente nas bactérias do intestino dos pacientes. Em outras palavras, enquanto o intestino tem uma influência enorme no comportamento do cérebro, o inverso não é necessariamente verdade — tratar sintomas mentais com medicamentos para ansiedade ou psicoterapia não significa que os desequilíbrios do intestino vão desaparecer automaticamente. Para atacar a raiz do problema, é preciso atacar também as bactérias propriamente ditas.

Por fim, irregularidades no microbioma podem enfraquecer a parede intestinal, espécie de barreira que geralmente evita metabólitos bacterianos e moléculas de penetrar na corrente sanguínea.[10] Uma parede intestinal enfraquecida permite que as bactérias vazem pelo revestimento do órgão para a circulação sanguínea (e até mesmo para o cérebro), e a isso deu-se o nome de "síndrome do intestino poroso". Embora haja compostos que precisam entrar e sair dele, em geral o ideal é manter as bactérias do microbioma confinadas ali. Quando as bactérias escapam, elas podem causar danos no corpo inteiro, inclusive no cérebro. Por exemplo, há evidências de que um componente da parede celular bacteriana chamado lipopolissacarídeo cause comportamentos análogos à ansiedade em camundongos.[11]

TRANSTORNOS DO INTESTINO

Considerando essa interação constante entre o intestino e o cérebro, não surpreende que haja uma correlação entre a ansiedade e os transtornos do intestino. Até 60% dos pacientes com ansiedade têm síndrome do intestino irritável (SII).[12] A SII é uma desordem crônica que causa dor abdominal e alterações nos hábitos intestinais, sem uma causa física evidente. A prisão de ventre de Marisol, por exemplo, era um sinal de SII, mas que também pode se manifestar com gases, inchaço, diarreia, ou todos juntos. Para piorar, quanto mais grave a ansiedade, mais grave a síndrome.[13] Isso significa que, quando há um fator de estresse, como organizar o jantar de Ação de Graças, é provável que os sintomas aflorem.

Quem sofre dessa síndrome também apresenta alterações cerebrais.[14] Estudos mostraram que as regiões do cérebro que normalmente nos ajudam a dar conta das tarefas diárias, a vivenciar emoções e a lidar com a dor não funcionam tão bem em pacientes com SII quanto na maioria dos indivíduos. Essas anomalias cerebrais são similares às constatadas em pacientes que sofrem de um transtorno de ansiedade, como o transtorno do pânico ou de ansiedade generalizada. Tal correlação sugere que a SII e os transtornos de ansiedade afetam o intestino e o cérebro de maneiras semelhantes.

A ansiedade também acontece com maior frequência em pessoas com a doença inflamatória intestinal (DII), incluindo transtornos intestinais em que ocorre um dano estrutural subjacente ao intestino, como a colite ulcerativa e a Doença de Crohn. Até 40% das pessoas que sofrem desses transtornos também têm problemas de ansiedade.

ALIMENTOS QUE AUMENTAM A ANSIEDADE

Agora que compreendemos melhor a relação entre o intestino e o cérebro, e o que incomoda o intestino, vamos analisar de que maneiras você pode melhorar sua dieta para aliviar os sintomas da ansiedade. Em primeiro lugar, vamos nos concentrar nos alimentos a deixar de fora da dieta.

A DIETA OCIDENTAL

A dieta ocidental refere-se ao padrão dos Estados Unidos. Embora muitos norte-americanos sejam tão conscientes em relação à saúde quanto o resto do mundo, a dieta ocidental é a que você encontraria numa típica refeição de fast food — seus principais componentes são as gorduras ruins (gorduras saturadas, gorduras trans e ácidos graxos poli-insaturados, os Pufas, nocivos à saúde, como os óleos vegetais geralmente utilizados em frituras pesadas) e os carboidratos de índice glicêmico (IG) alto —, ou seja, muita fritura, bebidas adoçadas (principalmente com xarope de milho com excesso de frutose) e muita carne vermelha. Não há dúvida de que essa dieta é ruim para sua saúde, e veremos essa influência negativa sobre a saúde mental ao longo deste livro. A ansiedade não é uma exceção.

Muitos estudos com animais indicam que dietas ricas em gordura e em carboidratos levam à ansiedade. Por exemplo, em 2016, a neurocientista Sophie Dutheil e sua equipe demonstraram que ratos submetidos a uma dieta com excesso de gordura ficaram mais suscetíveis ao diabetes e à ansiedade.[15] Em 2017, uma pesquisa confirmou que dietas com gorduras saturadas e frutose em abundância aumentam comportamentos análogos à ansiedade nos ratos.[16] E nos camundongos constatou-se que uma dieta moderada em calorias reduziu a ansiedade, ao mesmo tempo que melhorava o fluxo sanguíneo no cérebro.[17]

Em seres humanos, houve achados semelhantes. Diversos estudos demonstraram que dietas com excesso de carboidratos levaram à obesidade e à ansiedade.[18] Embora seja um tanto complexo o mecanismo químico exato no cérebro que associa dietas com abundância de gordura e carboidratos à ansiedade, é provável que dietas pouco saudáveis reduzam a serotonina em algumas regiões cerebrais, aumentando, assim, a possibilidade de desencadear a ansiedade.[19] Não quero, porém, simplificar demais, já que certamente outros fatores químicos e genéticos desempenham um papel nessa doença.[20] Mesmo assim, está estabelecido que os níveis de serotonina têm realmente um papel importante. Talvez o maior aprendizado aqui seja o fato de que dietas com excesso de gordura e carboidratos sejam capazes de alterar a química do cérebro, levando potencialmente à ansiedade.

Outro motivo de ser uma boa ideia evitar a dieta ocidental é que ela é uma das principais culpadas pelo ganho de peso e pela conseguinte obesidade, associada ao aumento da ansiedade. Um estudo mostrou que pessoas obesas têm uma chance 25% maior de sofrer de transtornos de humor e ansiedade.[21] O estresse crônico provocado pela ansiedade também pode aumentar a gordura visceral (armazenada na cavidade abdominal e ao redor de nossos órgãos), o diabetes tipo 2 e outras complicações metabólicas.[22]

A obesidade também leva a alterações bacterianas no intestino, que, por sua vez, geram um aumento da ansiedade. Em estudos com animais, a obesidade, por si só, não se mostrou necessariamente relacionada à ansiedade — por exemplo, camundongos obesos não se mostraram ansiosos. Porém, quando se insere em camundongos de peso normal a microbiota de seres humanos com uma dieta excessiva em gordura, eles se tornam ansiosos, mesmo que não sejam obesos.[23] Esse é um forte indicador de que as alterações bacterianas no intestino, decorrentes da obesidade, são responsáveis pelo aumento da ansiedade. Uma vez mais, estamos vendo quão importante é a nossa dieta cotidiana, em termos de cuidados com o microbioma intestinal e, portanto, com o equilíbrio intestino-cérebro.

Embora seja certamente aconselhável reduzir o consumo de gorduras e carboidratos para perder peso quando se sofre de ansiedade, também é importante não ir longe demais ao outro extremo. Já tive pacientes que estavam comendo muito pouco — oitocentas calorias ou menos por dia — e relatando picos de ansiedade. Quem sofre de transtorno do pânico ou transtorno de ansiedade generalizada e esquece de se alimentar pode precipitar uma ansiedade grave ao permitir que a taxa de glicemia despenque.

Quanto à maneira de estruturar sua dieta para manter um peso saudável, recomendo que siga os mesmos princípios que discutimos no capítulo 2, em relação ao padrão alimentar mediterrâneo. Quando falo de dietas com excesso de gordura e carboidratos, não estou sugerindo que *toda* a gordura e *todo* o carboidrato sejam cortados. Como já abordamos, é importante garantir que se esteja obtendo uma boa quantidade de ácidos graxos monoinsaturados (Mufas), e polinsaturados (Pufas) de alta qualidade (principalmente os ômega-3, que vamos analisar de novo, em breve); os carboidratos de baixo IG também são bons. O mais importante é controlar as porções, para manter a ingestão de calorias num nível aceitável, e limitar rigorosamente a quantidade de gorduras ruins, como as gorduras trans e as saturadas, e os carboidratos de IG alto, como a farinha refinada e o açúcar.

Caso queira um exemplo de como a dieta ocidental pode levar à ansiedade, vamos ver o caso da minha paciente Helen. Ela estava grávida e, embora sempre tivesse sido uma pessoa serena, começou a sofrer ataques de pânico durante a gravidez. De uma hora para outra, seu coração disparava, deixando-a sem fôlego, suando em profusão, e tão tonta que não conseguia ficar de pé. Compreensivelmente, esses ataques a aterrorizavam, mesmo depois de se acalmar.

Quando perguntei a Helen qual era a sua dieta, descobri que antes da gravidez ela comia cereais no café da manhã, salada no almoço e um peixe, frango ou carne, acompanhado de vegetais, no jantar. De vez em quando, se permitia um hambúrguer, uma massa ou uma sobremesa. No geral, parecia uma dieta relativamente saudável. Durante a gravidez, porém, ela ficou obcecada por *gochujang*, um molho adocicado de origem coreana, e *kalbi*, um corte gordo de acém com osso grelhado.

Pois bem, se você já provou *gochujang* alguma vez, sabe por que dá para ficar obcecado por ele. É uma espécie de ketchup coreano bem carregado — adocicado, picante e saboroso. Não existe praticamente nada que você não possa cobrir com ele. Infelizmente, porém, isso não significa que ele seja benéfico. Das inúmeras receitas que existem, a de Helen incluía farinha de arroz, farinha de trigo, xarope de milho e um monte de açúcar — ingredientes que, em grandes quantidades, devem ser evitados. E como ela ingeria frequentemente isso com *kalbi*, que tem 71% de gordura, a qualidade de sua dieta estava seriamente comprometida.

As más escolhas alimentares de Helen eram a verdadeira causa de seus ataques de pânico e colocavam em risco a saúde mental do bebê. Estudos com animais nos ensinam que, quando a dieta da mãe tem excesso de gordura, a fisiologia da criança também pode ser alterada. Por exemplo, em 2012, Daria Peleg-Raibstein e sua equipe constataram em ratos um aumento da ansiedade quando suas mães eram submetidas a uma dieta gordurosa.[24] Nos seres humanos, estudos epidemiológicos demonstraram um elo entre a obesidade materna e a ansiedade e outros transtornos mentais nos filhos. Acredita-se que esse mecanismo se deve à inflamação causada pelo sobrepeso da mãe durante a gravidez, o que, por sua vez, afeta o cérebro em desenvolvimento do feto.

Para Helen, que estava ganhando peso rapidamente, além do normal para a gravidez, eram necessárias alterações importantes na dieta. Depois de afastá-la do *gochujang* e do *kalbi* e de fazê-la retornar a uma dieta focada em vegetais e gorduras sadias, os ataques de pânico diminuíram e o bebê nasceu saudável.

CAFEÍNA

No mundo agitado de hoje, a cafeína pode ser uma tábua de salvação, mas é importante levar em conta que seu excesso na dieta pode provocar ou agravar a ansiedade. A cafeína superestimula as zonas cerebrais que processam as ameaças. Em 2011, um estudo psicológico experimental ministrou a catorze voluntários saudáveis, do sexo masculino, cápsulas com 250 mg de cafeína ou com um placebo.[25] Em seguida, examinou-se o fluxo sanguíneo em diferentes regiões do cérebro, enquanto os participantes contemplavam rostos neutros ou ameaçadores. Concluiu-se que a cafeína ativava a substância cinzenta periaquedutal do mesencéfalo, uma zona cerebral tipicamente acionada quando um predador se aproxima.[26] Para piorar as coisas, a cafeína também desliga uma região que em geral auxilia a regular a ansiedade.

Caso você esteja se sentindo ansioso, não precisa cortar totalmente a cafeína, mas considere reduzi-la. Certifique-se apenas de ir diminuindo aos poucos — alguns de meus pacientes que pararam de tomar café de uma vez acabaram no meu consultório com ataques de pânico e ansiedade graves, provocados pela abstinência de cafeína.

Quanta cafeína você pode tomar até se tornar problemática? A maior parte dos estudos aponta que menos de 100 mg de cafeína têm pouco ou nenhum efeito sobre a ansiedade.[27] Quando passa para 100 a 400 mg por dia, os resultados são variáveis; nove estudos mostraram não ter um efeito na ansiedade, enquanto outros doze apresentaram um aumento significativo nela. Acima de 400 mg por dia, a maioria dos estudos atestou uma elevação significativa do transtorno.

Esforce-se para ficar bem abaixo dos 400 mg por dia. Para ter uma ideia do que isso representa, um copo *venti* da Starbucks (590 ml), sozinho, já ultrapassa o limite diário (475 mg). Por isso, é melhor pedir copos menores. Em compensação, uma cápsula de Nespresso representa 30 ml de café, que contém de 50 a 80 mg de cafeína, e é, portanto, uma boa alternativa caso você goste de tomar várias vezes ao dia e não queira ter uma overdose de cafeína.[28] Caso queira reduzir o consumo de cafeína mas sinta falta do gosto do café, sempre há a opção de tomar o descafeinado, embora até mesmo ele contenha pequenas doses de cafeína.

ÁLCOOL

No meu consultório, costumo atender pessoas que têm vidas estressantes. A mentalidade de "trabalhe muito para se divertir muito" leva, muitas vezes, ao consumo excessivo de álcool no fim de semana, como uma forma de aliviar o estresse. Embora beber possa ajudar a dar uma relaxada momentânea, o preço é cobrado na manhã seguinte quando a pessoa acorda se sentindo culpada, estranha, inquieta, tendo sintomas leves ou moderados de abstinência alcoólica. Além disso, quem tem ansiedade dorme pior quando ingere álcool regularmente.[29] Acrescente a isso o fato de que o álcool — e a bebedeira excessiva — é uma das principais causas de morte preveníveis nos Estados Unidos, sendo justo dizer que o "relaxamento" proporcionado pelo álcool tem um preço alto.[30]

Para quem sofre de transtorno de ansiedade social, esse ciclo pode ser ainda mais vicioso. Aqueles que se sentem ansiosos em situações sociais tendem a recorrer à bebida como uma "coragem líquida". Podem até ter a impressão de que o álcool os ajuda a se socializar, mas ele pode acarretar problemas mais profundos — a ansiedade social mais que quadruplica o risco de se desenvolver um transtorno de consumo de álcool.[31]

Em geral, homens que consomem mais de catorze doses semanais (ou mais de quatro doses diárias pelo menos uma vez por mês) são considerados "grandes bebedores", assim como mulheres que tomam mais de sete doses semanais (ou três doses por dia).[32] Mas pessoas diferentes (e cérebros diferentes) reagem de maneiras diversas ao abuso alcoólico. Quando atendo pacientes com ansiedade que bebem, sempre peço que reflitam sobre as situações que os levam a recorrer ao álcool de maneira prejudicial à saúde — por exemplo, usando a bebida como uma forma de lidar com algo que querem evitar — e peço que cogitem moderar o consumo. É importante reconhecer nos pacientes que apresentam sinais de alcoolismo o aumento da ansiedade que possa advir da abstinência alcoólica. Desenvolver um plano para gerir de maneira segura os sintomas da abstinência de álcool é essencial e deve ser feito com o auxílio de um psiquiatra ou um médico.

GLÚTEN

Rex, 45 anos, era um eletricista otimista em relação à vida. Nas semanas que antecederam sua primeira consulta comigo, porém, ele começou a sofrer ataques de pânico, principalmente em público. De repente, começava a sentir palpitações e falta de fôlego, e uma sensação de desmaio. Depois de descartar causas médicas para a ansiedade — como excesso de hormônios tireoidianos e algum problema cardíaco subjacente —, prescrevi remédios contra a ansiedade. Infelizmente, a medicação resultou apenas numa leve redução dos sintomas.

Certa vez, Rex veio me ver logo depois do feriado da Independência. Perguntei como ele tinha passado o dia. Respondeu-me que, mesmo estando cercado pela família e por amigos, tinha tido surtos de ansiedade. Quando perguntei o que tinha comido, ele listou linguiça, feijão cozido e cachorro-quente com ketchup. A bebida principal tinha sido a vodca. Ao ouvir isso, me dei conta de que todos esses alimentos contêm glúten. Indiquei um gastroenterologista. Em poucas semanas, ele recebeu o diagnóstico de doença celíaca. Foi uma surpresa para Rex, já que não apresentava nenhum dos sintomas intestinais mais comuns. Mas a doença celíaca pode ser "silenciosa", causando estrago sem sinais evidentes. Assim que parou de ingerir alimentos que continham glúten, ele começou a se sentir melhor, e em cinco meses a ansiedade tinha desaparecido.

Embora no caso de Rex uma dieta sem glúten tenha sido uma decisão acertada, em geral os conhecimentos científicos sobre a ansiedade nos pacientes celíacos são controversos. Em 2011, Donald Smith conduziu uma metanálise que avaliou se a incidência de ansiedade nas pessoas com doença celíaca seria maior que naquelas sem.[33] Concluiu-se que a ansiedade não é nem mais comum nem mais severa nos adultos com doença celíaca em relação aos que não a têm. No entanto, outro estudo demonstrou que, depois de seguir durante um ano uma dieta sem glúten, os pacientes com doença celíaca não sofriam tanto de ansiedade.[34] Já um terceiro estudo demonstrou que adotar uma dieta sem glúten é menos produtiva na diminuição da ansiedade em mulheres com doença celíaca que nos homens.[35]

Nem todo mundo com sensibilidade ao glúten sofre de doença celíaca, e mesmo entre os celíacos, o efeito da doença no cérebro é complexo.[36] No entanto, caso você sofra de ansiedade, recomendo que faça um teste de doença celíaca, ou até mesmo uma experiência pessoal, adotando temporariamente uma dieta sem glúten para ver se isso reduz seus sintomas. Meus pacientes, depois que cortaram o glúten experimentalmente, perceberam uma diferença na ansiedade desde o início, o que os levou a buscar novos testes.

ADOÇANTES ARTIFICIAIS

Como vimos no capítulo 2, quando se utilizam adoçantes artificiais, que não têm valor nutritivo, as bactérias "do mal" podem aumentar no intestino, afetando negativamente o humor e a ansiedade. Nas pesquisas, adoçantes como o aspartame têm sido relacionados de forma mais direta à ansiedade, e devem ser evitados, ou pelo menos usados com moderação.[37]

ALIMENTOS QUE REDUZEM A ANSIEDADE

Assim como existem alimentos que amplificam a ansiedade, também existem os que ajudam a contê-la. Por isso, certifique-se de adicioná-los à sua dieta.

FIBRAS ALIMENTARES

Em 2018, Andrew Taylor e Hannah Holscher concluíram que dietas ricas em fibras alimentares podem reduzir o risco de se desenvolver depressão, ansiedade e estresse.[38] "Fibras alimentares" são uma ampla categoria de ingredientes que nossas enzimas naturais do intestino não conseguem digerir. Porém, embora o intestino propriamente dito não consiga decompor essas fibras, diferentes tipos de bactérias intestinais conseguem. Quando as fibras alimentares podem ser decompostas pelas bactérias, são chamadas de "fermentáveis", que promovem o crescimento das bactérias intestinais "do bem". Por exemplo, quando as fibras alimentares são decompostas e viram certos tipos de moléculas de açúcar, as bactérias "do bem" *Bifidobacterium* e *Lactobacillus* aumentam, o que tem um efeito favorável sobre o humor, ao ativar vias cerebrais e sinalizações nervosas que podem aliviar a ansiedade.[39]

As fibras também podem auxiliar na ansiedade, ao impedir o ganho de peso, por meio de uma série de mecanismos. Como os alimentos ricos em fibras demoram mais para ser mastigados, a tendência é uma ingestão mais lenta, o que dá ao corpo mais tempo para reconhecer que está satisfeito. As fibras também enchem o estômago sem acrescentar muitas calorias, o que o ajuda a se sentir saciado com menos alimento. Também levam mais tempo para passar pelo estômago e pelo intestino delgado, o que estende a satisfação alimentar.[40]

As fibras alimentares também reduzem os processos inflamatórios corporais como um todo, inclusive os cerebrais. Existe um número considerável de evidências de que a inflamação no cérebro (e no corpo) aumenta nos pacientes com ansiedade.[41] Em 2016, Vasiliki Michopoulos e sua equipe concluíram que pessoas com transtornos de ansiedade têm níveis elevados de determinados marcadores que denotam inflamação.[42] Foi demonstrado que processos inflamatórios no cérebro afetam áreas relacionadas à ansiedade (por exemplo, a amígdala), e que as fibras alimentares podem ajudar, acalmando as reações inflamatórias do cérebro e do corpo.[43]

Um tesouro de fibras alimentares pode ser encontrado no feijão, no arroz integral, nas frutas vermelhas, no farelo de aveia e na batata assada com casca. Se você comer frutas e farelo de aveia no café da manhã e arroz integral com feijão no almoço, estará protegido. Dessa lista, o que deve ser comido com moderação é a batata assada — rica em carboidratos, e nossa tendência é temperá-la com condimentos gordurosos. Como abordamos anteriormente, dietas com excesso de carboidratos e gordura são ruins para a ansiedade.

Outros alimentos ricos em fibras incluem pera, maçã, banana, brócolis, couve-de-bruxelas, cenoura, alcachofra, amêndoa, nozes, amaranto, aveia, trigo-sarraceno e cevada perolada.

ÔMEGA-3

Falamos sobre o poder dos ômega-3 no combate à depressão no capítulo 2. Eles também são importantes no combate à ansiedade.

Em 2011, Janice Kiecolt-Glaser e sua equipe testaram os efeitos dos ômega-3 sobre 69 estudantes de medicina, ao medirem seus níveis de ansiedade em períodos de menor estresse e logo antes de uma prova.[44] Concluíram que os participantes que receberam quantidades elevadas de ômega-3 tinham 20% menos ansiedade que o grupo de controle. Além disso, o grupo de ômega-3 alto teve 14% menos processos inflamatórios no corpo (medidos por um marcador inflamatório chamado interleucina-6).

Em 2018, um estudo concluiu, mais especificamente, que quanto mais se consome um ácido graxo ômega-3 chamado ácido eicosapentaenoico, menos ansiedade se tem. A pesquisa também apontou que uma proporção maior entre ômega-6 e ômega-3 leva a um aumento nos níveis de ansiedade. Ainda em 2018, pesquisadores realizaram uma metanálise de dezenove ensaios clínicos, que abrangeu 2240 participantes de onze países, e mostrou que os ômega-3 estavam associados a uma redução dos sintomas de ansiedade.[45]

Em geral, acredita-se que a redução na ansiedade, ensejada pelos ômega-3, ocorra por meio de mecanismos anti-inflamatórios e neuroquímicos que afetam o cérebro.[46] Um dos possíveis mecanismos desses efeitos benéficos dos ômega-3 seria a via de dopamina cerebral. Quando o cérebro está inflamado, o marcador de inflamações IL-1 pode aumentar os níveis de dopamina *nucleus accumbens*, uma coleção de células cerebrais envolvidas na ansiedade nos seres humanos. Estudos mostraram que os ômega-3 podem suprimir esse efeito, tanto em animais quanto em pessoas.[47]

Testemunhei pela primeira vez os efeitos dos ômega-3 em uma paciente chamada Amber, de 23 anos, que sofria de ansiedade social. Ela evitava reuniões de trabalho, apresentações e ocasiões sociais. A medicação só agia parcialmente. No caso dela, o simples acréscimo de peixes e frutos do mar ricos em ômega-3 e a troca de óleos vegetais por de canola, para reduzir o nível de ômega-6 e equilibrar a proporção (como vimos no capítulo 2) fizeram toda a diferença. Apenas três meses depois de terem sido feitas essas alterações, seus sintomas de ansiedade tiveram uma melhora significativa.

ALIMENTOS CURTIDOS, FERMENTADOS E EM CULTURA

Alimentos fermentados, como o iogurte comum com culturas ativas e o kimchi, são uma ótima fonte de bactérias vivas, que podem turbinar o funcionamento saudável do intestino e reduzir a ansiedade.[48] No cérebro, os alimentos fermentados podem conferir diversas vantagens e muitos estudos demonstraram que eles melhoram a função cognitiva cerebral.[49] Uma revisão recente de 45 estudos indicou que os alimentos fermentados podem proteger o cérebro em animais, melhorando a memória e retardando o declínio cognitivo.[50] Embora o mecanismo ainda não tenha ficado claro, podemos supor que isso se deva a três efeitos potenciais: subprodutos químicos das bactérias do intestino e peptídeos bioativos podem proteger o sistema nervoso; alterações nas bactérias intestinais suprimem a resposta de estresse por meio do eixo hipotálamo-pituitária-adrenal (eixo HPA); e ocorre um aumento dos neurotransmissores e dos "construtores de tecido cerebrais", como o fator neurotrófico derivado do cérebro, o ácido gama-aminobutírico (Gaba) e a serotonina.

Em 2015, Matthew Hilimire e sua equipe questionaram 710 pessoas sobre seu consumo de alimentos fermentados, sua ansiedade social e seus traços de neurose.[51] Provavelmente você já ouviu o termo "neurótico" sendo utilizado em diversos contextos na linguagem popular; na literatura médica, porém, estudos mostram que pessoas neuróticas são as mais raivosas, mais ansiosas, envergonhadas, irritáveis, emocionalmente instáveis e deprimidas que as pessoas comuns.[52] As neuroses são consideradas um traço básico, muitas vezes herdadas dos pais. O estudo de Hilimire concluiu que a ingestão frequente de alimentos fermentados tem correlação com a redução nos sintomas de ansiedade social em pacientes neuróticos. Em associação a estudos anteriores, os resultados sugerem que alimentos fermentados contendo probióticos podem ter um efeito protetor contra sintomas de ansiedade social em quem tem um maior risco genético.

Iogurte rico em probióticos pode ser um ingrediente poderoso da sua dieta, mas é importante saber que o iogurte que foi pasteurizado pode não ter os mesmos benefícios. Um exemplo disso são as uvas com cobertura de iogurte, um alimento comercializado nos Estados Unidos — que não ajudam contra a ansiedade, já que o iogurte pasteurizado deixa de possuir bactérias benéficas. Além disso, certifique-se de que o iogurte que você consome não tenha adição de açúcar. Barrinhas de cereais "feitas com iogurte de verdade" talvez contenham apenas porções mínimas de pó de iogurte e não vão ajudar contra a sua ansiedade.

Voltando ao caso de Helen, minha paciente viciada em *gochujang* e *kalbi*, eu disse a ela que continuasse a comer kimchi — um tipo delicioso de chucrute coreano — feito com repolho-chinês fermentado com bactérias do ácido lático. Assim como o kefir e o chucrute, o kimchi é um dos alimentos fermentados associados à redução da ansiedade social.

Outras fontes de alimentos fermentados incluem kombucha, missô, tempeh e vinagre de maçã. Também dá para fermentar vegetais como cenoura, couve-flor, vagem, rabanete e brócolis. No capítulo 11 você encontra receitas de picles de quiabo e batata-doce glaceada no missô.

TRIPTOFANO

O triptofano (TRP) é um precursor da serotonina, e, para os pesquisadores da área da saúde, uma dieta rica nesse aminoácido pode ajudar a elevar o nível de serotonina, que é baixo no cérebro com ansiedade. Nos estudos feitos com animais, o TRP alcança regiões do cérebro responsáveis por aumentar ou reduzir a ansiedade.[53] Nos seres humanos, tomar um suplemento purificado de TRP eleva a serotonina no cérebro.[54]

Em 2014, Glenda Lindseth e sua equipe realizaram um estudo para testar como uma dieta rica em triptofano poderia reduzir os níveis de ansiedade em seres humanos.[55] Foram ministradas duas dietas diferentes a um grupo de 25 pessoas saudáveis, com um intervalo de duas semanas entre uma e outra. A primeira continha 5 mg/kg de TRP (a dose diária recomendada atualmente nos Estados Unidos) durante quatro dias. A segunda dieta continha o dobro dessa dose, também pelo mesmo período. Como era esperado, o estudo concluiu que quando os participantes consumiram níveis mais altos de triptofano tiveram uma redução significativa da depressão, da irritabilidade e da ansiedade.

Antes de se entupir de alimentos ricos em TRP para curar sua ansiedade, eis um porém: embora quando purificado ele aumente a serotonina no cérebro, alimentos que o contêm não fazem o mesmo.[56] Isso ocorre porque o triptofano é o aminoácido menos abundante nas proteínas, e ele é levado para o cérebro por um sistema de transporte que prioriza outros aminoácidos. Por isso, depois da ingestão de uma refeição que contém proteínas, o triptofano perde espaço, o que o impede de chegar até o cérebro.

Se isso acontece, como explicar as conclusões do estudo de Lindseth? Existe um conjunto de evidências que sugere que a ingestão de carboidratos com as proteínas pode aumentar o TRP disponível para o cérebro.[57] Quando você ingere carboidratos (como purê de batata, por exemplo), o corpo produz insulina. Essa insulina desvia outros aminoácidos para os músculos, mas não mexe com o triptofano. Como resultado, ele pode chegar até o cérebro.

Embora pareça lógico, alguns especialistas questionam esse raciocínio. Por isso, se você quiser aumentar o TRP, é melhor tomá-lo sob a forma de suplemento. Um estudo mostrou que ingeri-lo purificado por apenas quinze dias fez os pesquisados (principalmente os homens) ficarem mais tranquilos e ajudou-os a se sentirem melhor.[58]

Existem outras fontes dessa substância que podem surpreendê-lo. Basta pensar, por exemplo, no grão-de-bico. Há pessoas que se referem ao grão-de-bico como o ancestral do Prozac. Para garantir a absorção do TRP, pode-se transformar o grão-de-bico em homus e combiná-lo com pão sírio, para proporcionar os carboidratos. Você pode experimentar ainda minha receita de Homus de Abacate (p. 258) em uma saudável torrada integral no café da manhã ou no lanche.

VITAMINA D

Estudos comprovaram que adultos que sofrem de depressão e ansiedade têm níveis inferiores de vitamina D no sangue. Em 2019, Siavash Fazelian e sua equipe testaram 51 mulheres com diabetes e deficiência de vitamina D para verificar se tomar uma pílula dessa vitamina semana sim, semana não alteraria seus níveis de ansiedade.[59] Depois de dezesseis semanas, comparadas às pessoas que tomaram um placebo, as que tomaram vitamina D se mostraram significativamente menos ansiosas. Em outro estudo, quando ela foi administrada como parte de uma intervenção micronutricional em mais de 8 mil pessoas com depressão e ansiedade, manter os níveis de vitamina D elevados foi um fator na proteção contra a ansiedade.

Cada vez mais a vitamina D é reconhecida como uma substância necessária chamada de "neuroesteroide", que atravessa a barreira hematoencefálica e penetra nas células cerebrais.[60] Uma vez ali, ela reduz os processos inflamatórios e a destruição nociva das células e controla a liberação do fator de crescimento nervoso, essencial para a sobrevivência dos neurônios do hipocampo e do córtex. O hipocampo desempenha um papel fundamental na transmissão de informações ao eixo HPA quando ocorre estresse, e possui uma relação estreita com a amígdala.[61] Da mesma forma, o córtex tem participação em como reagimos à ansiedade e ao estresse. Considerando que anomalias em todas essas regiões cerebrais podem levar à ansiedade, a vitamina D desempenha um papel importante na proteção dos seus tecidos.

Cerca de 80% da nossa vitamina D vem da exposição direta da pele à luz solar; e é importante lembrar que essa luz, ao passar através da janela, não tem o mesmo efeito, já que o vidro absorve toda a radiação ultravioleta B. Como o confinamento é tão comum nos dias de hoje, nossa pele muitas vezes acaba ficando sem ver a luz do sol. Em consequência, a deficiência dessa vitamina tem ocorrido em proporções epidêmicas no mundo inteiro.[62]

Além da exposição ao sol, o leite fortificado e outros produtos, como gema de ovo, salmão, cogumelos secos e óleo de fígado de bacalhau são boas fontes de vitamina D. Isso significa que, caso você siga uma alimentação estritamente vegana, ou tenha intolerância à lactose, pode ser mais predisposto à deficiência de vitamina D, e precisa se dedicar ainda mais a ter uma dieta que lhe forneça o suficiente, ou se expor mais ao sol.

OUTRAS VITAMINAS

A vitamina D não é a única importante para a saúde do cérebro. Na verdade, as células não seriam capazes de viver ou respirar sem uma ampla gama de vitaminas. Elas são um componente intrínseco de diversas reações químicas necessárias para sustentar uma existência enérgica e um bom humor. São essenciais para a formação e a síntese de neurotransmissores e o metabolismo dos lipídios cerebrais, protegem o cérebro das toxinas, turbinam a imunidade e regulam muitas substâncias químicas que nos deixam ansiosos.[63]

Adam, 35 anos, um de meus pacientes, vinha enfrentando ansiedade grave e compulsão alimentar. Durante a semana sua dieta era normal, porém, no fim de semana, quando chegava em casa alcoolizado, abusava de pipoca, docinhos e sorvete violentamente. Com o passar do tempo, foi desenvolvendo fadiga crônica, insônia, pesadelos, depressão, ansiedade agravada e dores de cabeça constantes, acompanhadas por náuseas frequentes, vômito, diarreia e cólicas abdominais. Depois de um check-up completo, não consegui encontrar a causa dos sintomas, mas seu comportamento ansioso combinado à compulsão alimentar e ao histórico de alcoolismo me fizeram conjecturar uma deficiência de tiamina, um sinônimo de vitamina B_1. Sugeri que a tomasse com mais regularidade e fizesse terapia adicional. No período de seis meses, apesar de um ou outro episódio de exagero alcoólico, seus sintomas tiveram uma melhora surpreendente.

Uma dose de até 250 mg de tiamina mostrou-se eficaz contra a ansiedade.[64] Em estudos com animais, a tiamina parece reduzir reações análogas ao estresse, por proteger o hipocampo.[65]

Outras vitaminas do complexo B também possuem propriedades ansiolíticas específicas. Em mulheres mais velhas ou que sofrem de tensão pré-menstrual, a vitamina B_6 pode representar um grande alívio.[66] E muitos outros estudos demonstraram que o complexo de vitamina B pode reduzir a ansiedade, possivelmente através da diminuição do estresse oxidativo no cérebro.[67]

Os efeitos positivos das vitaminas contra a ansiedade também vão além do grupo de vitaminas B. Em 2012, pesquisadores mediram os níveis das vitaminas A, C e E, antioxidantes, no sangue de pacientes com transtorno de ansiedade generalizada.[68] Concluíram que os níveis das três eram baixos, e que depois de três semanas de suplementação os sintomas de ansiedade diminuíam. Em outros estudos, demonstrou-se que multivitamínicos reduzem o estresse e a ansiedade ao fim de 28 dias, e em um estudo com trezentas pessoas, o estresse diminuiu depois de trinta dias de suplementação.[69] Uma metanálise de 2013 confirmou os efeitos dos multivitamínicos no alívio do estresse.[70]

Considerando o que sabemos, acrescentar um multivitamínico à sua rotina diária provavelmente ajudará a combater a ansiedade.

MAGNÉSIO

Nos seres humanos, a deficiência de magnésio está associada a altos níveis de ansiedade. Quando as pessoas ficam ansiosas ao fazer um teste, liberam mais magnésio que o normal na urina. E quando os níveis de magnésio estão baixos, isso pode piorar a ansiedade.[71]

Em 2017, Neil Bernard Boyle e sua equipe fizeram uma revisão dos efeitos da suplementação de magnésio contra a ansiedade.[72] Concluíram que a suplementação de magnésio pode ser particularmente útil quando se está vulnerável à ansiedade, provavelmente por causa da forma como o magnésio alivia as respostas ao estresse, alterando o nível de substâncias químicas estressantes no cérebro.[73]

Entre os povos do Ocidente, a ingestão de magnésio na dieta é baixa. Por exemplo, 68% dos americanos e 72% dos franceses de meia-idade consomem quantidades inadequadas desse mineral na dieta. Entre os alimentos ricos em magnésio estão amêndoas, espinafre, caju e amendoim. Feijão-preto cozido, edamame, pasta de amendoim e abacate também contêm quantidades relativamente elevadas de magnésio.

A maior parte dos estudos mostra uma diferença nos níveis de ansiedade depois de seis a doze semanas de ingestão de magnésio.[74] Um bônus é o fato de que ele ajuda as células musculares a relaxar depois de uma contração. Quando os níveis de magnésio baixam, seus músculos podem contrair-se demais e fazer com que seu corpo sinta cãibras, espasmos ou enrijecimento.

SUPLEMENTOS HERBAIS E NUTRICIONAIS

Certos suplementos herbais e nutricionais podem ajudá-lo a lidar com a ansiedade. Em 2010, Shaheen Lakhan e Karen F. Vieira demonstraram existir fortes evidências de que os suplementos herbais contendo extratos de ervas, como a passiflora ou a kava, e combinações de aminoácidos como a L-lisina ou a L-arginina, reduzem a ansiedade.[75] A passiflora estimula o Gaba, um neurotransmissor, que, por sua vez, reduz a ansiedade. Uma das vantagens da passiflora em relação aos medicamentos ansiolíticos tradicionais é que ela causa menos sedação — um efeito colateral frequente dos tratamentos farmacêuticos. Demonstrou-se que especificamente a passiflora também reduz a ansiedade depois de cirurgias.

Quarenta e cinco gotas de extrato líquido de passiflora, tomado diariamente, ou uma fórmula de comprimido específica com 90 mg por dia se mostraram eficazes. Porém, caso você tome medicamentos para afinar o sangue (varfarina sódica, bissulfato de clopidogrel) ou certo tipo de antidepressivo chamado de "inibidor de monoamina oxidase" (conhecido geralmente como Imao; por exemplo, a isocarboxazida e a fenelzina), deve evitar a passiflora.

Entre outros alimentos e nutrientes que reduzem a ansiedade estão o selênio (encontrado na castanha-de-caju), os alimentos ricos em potássio (como a semente de abóbora), os flavonoides (como o chocolate amargo) e a teanina (chá verde).[76] Alimentos contendo altas quantidades de lisina, como carne de boi e de cordeiro magra, tempeh, seitan, lentilha, feijão-preto e quinoa, também podem ajudar. Evite o farelo de trigo, por conter ácido fítico, que bloqueia a absorção do zinco e provoca a ansiedade.

Quanto às especiarias que reduzem a ansiedade, a mais importante é a cúrcuma. O ingrediente ativo da cúrcuma, a curcumina, reduz a ansiedade e altera a química do cérebro, protegendo o hipocampo. O efeito positivo da curcumina sobre a ansiedade foi confirmado por estudos com animais e três ensaios com seres humanos.[77]

A camomila é uma erva que vem das flores da família das asteráceas, parecidas com as margaridas. Há séculos ela é consumida como um remédio natural para vários problemas de saúde, e diversos estudos mostraram que ela ajuda a reduzir a ansiedade.[78] Embora possa ser tomada sob a forma de cápsulas, recomendo ingeri-la do jeito tradicional, no chá. De uma a três xícaras por dia, é uma dose geralmente segura, a menos que você esteja tomando anticoagulantes ou prestes a fazer uma cirurgia. Grávidas devem consultar o médico antes de tomar esse chá.

Preparações orais de óleo de lavanda também reduzem a ansiedade, segundo mostraram diversos estudos.[79] O óleo de lavanda pode ser encontrado como suplemento, mas também é possível beber chá de lavanda ou até usá-la na aromaterapia. Como suplemento, sugiro consultar o médico primeiro.

Por fim, a hidratação é algo que não deve ser ignorado quando se está ansioso. Embora sejam necessárias mais evidências para que essa recomendação seja seguida de forma cabal, alguns pacientes meus tiveram uma piora na ansiedade, ou até mesmo ataques de pânico, pura e simplesmente quando estavam desidratados sem perceber. Por isso, vale a pena ficar hidratado, pelo bem da sua saúde como um todo, assim como para manter a ansiedade sob controle.

COMO ACALMAR UM INTESTINO ANSIOSO

Minha paciente Marisol dedicou-se bastante a reformular comigo sua dieta, focando na ingestão de alimentos que podiam ajudá-la a minimizar a ansiedade, e excluindo aqueles que a agravavam. Uma vantagem adicional foi que as receitas que bolamos juntas estão repletas de ingredientes nutritivos, sendo válidas, portanto, para toda a família.

Ao reduzir a ansiedade e melhorar o sono, ela passou a ter energia para planejar seus dias e suas semanas, tanto na alimentação como nas atividades em família. Completamente apaixonada pelos filhos, ao se livrar das preocupações insidiosas em relação a eles, ela abriu um espaço que lhe permitiu desfrutar genuinamente da companhia deles, em vez de se deixar consumir pela ansiedade. Ao cabo de seis meses, ela estava comendo melhor, dormindo melhor e levando uma vida mais tranquila, sem acordar mais com um nó no estômago.

Mesmo que sua ansiedade não esteja no mesmo nível da de Marisol, tenho confiança de que, seguindo as orientações que apresentamos neste capítulo, sua mente ficará mais serena e você se livrará das ansiedades da vida cotidiana.

DICAS CONTRA A ANSIEDADE

ALIMENTOS A ADOTAR:

- Ricos em fibras: Feijão, arroz integral, frutas vermelhas, farelo de aveia, pera, maçã, banana, brócolis, couve-de-bruxelas, cenoura, alcachofra, amêndoas, nozes, amaranto, aveia, trigo-sarraceno e cevada perolada (cevadinha).

- Alimentos fermentados e de cultura: Iogurte, kombucha, missô, tempeh, vinagre de maçã e vegetais em conserva.

- Triptofano: Peru, carnes e grão-de-bico, sobretudo quando combinados com carboidratos.

- Vitaminas: D, B_1, B_6, A, C e E.

- Minerais: Magnésio, potássio e selênio.

- Especiarias: Cúrcuma.

- Ervas: Lavanda, passiflora e camomila.

ALIMENTOS A EVITAR:

- Componentes da dieta ocidental: Alimentos com excesso de gorduras nocivas (carne vermelha, frituras) e carboidratos de alto IG (pão branco, arroz branco, batata, massa e tudo que é feito com farinha refinada).

- Cafeína: Mantenha o consumo de cafeína abaixo de 400 mg diários.

- Álcool: Para homens, fique abaixo de catorze doses por semana, e não mais de duas doses num só dia; para mulheres, fique abaixo de sete doses por semana e não mais de uma dose num só dia. Diminuindo aos poucos, você ajuda a reduzir a ansiedade.

- Glúten: Caso você sofra de doença celíaca ou sensibilidade não celíaca ao glúten, evite todos os derivados de trigo: pão, pizza, massas e diversas bebidas alcoólicas.

- Adoçantes artificiais: O aspartame é particularmente nocivo, mas a sacarina também. Use a sucralose e a estévia com moderação e cautela.

4. TEPT: Glutamatos, mirtilos e as bactérias "amigas de longa data"

Letitia, minha paciente, era advogada, especializada na proteção dos direitos de jovens mulheres vítimas de abuso doméstico. É um trabalho estressante até mesmo nos dias mais tranquilos, tanto em razão da alta pressão do ambiente jurídico como devido ao peso emocional de prestar auxílio a clientes que estão passando por tanta dificuldade e vulnerabilidade. Mas, em um dia particularmente terrível, um disparo de arma de fogo quase pôs fim à jornada dela. Ao visitar a casa de uma cliente, foi o marido quem atendeu a porta, e ela nem chegou a entrar, pois, enfurecido ao vê-la, ele sacou uma arma e disparou na perna de Letitia.

Felizmente, ela se recuperou por completo do ferimento, mas continuou a carregar a cicatriz emocional daquele dia horrendo. Seu trabalho ficou prejudicado, porque ela não tinha mais coragem de fazer visitas em domicílio. Mesmo quando entrava no próprio escritório, tinha o medo constante de que o companheiro de uma cliente estivesse à espreita para atacá-la. Do ponto de vista racional, sabia que isso era improvável, mas o medo a dominava mesmo assim. Embora de início a medicação e as sessões semanais de psicoterapia tenham surtido efeito, ela ainda sofria de sintomas residuais, e a lembrança daquele dia continuava a perturbar seu cotidiano.

O caso de Letitia é típico das pessoas que sofrem de Transtorno de Estresse Pós-Traumático (TEPT). Embora não haja um método infalível de cura rápida para o TEPT, existem algumas maneiras de melhorar os sintomas por meio da dieta, sobretudo quando combinadas a psicoterapia e medicamentos. Evidentemente, também existem situações em que uma dieta inadequada pode exacerbar o transtorno e dificultar ainda mais a recuperação. Neste capítulo, vamos analisar como um trauma pode afetar o corpo e o cérebro e como as pessoas que sofrem de TEPT podem se alimentar para lidarem com os sintomas e continuarem de maneira segura rumo à recuperação.

O TRAUMA E O INTESTINO

A maioria de nós sofre algum tipo de trauma ao longo da vida. A morte de um ente querido, um desastre natural, um ataque sexual ou um término complicado são coisas que podem cobrar um preço em nossa vida. O estrago pode vir de um evento isolado, ou ao longo do tempo, e quem sofre um trauma corre o risco de desenvolver TEPT.[1] Felizmente, a maioria das pessoas que vivencia um evento traumático não chega a desenvolvê-lo.[2] Mas aqueles que desenvolvem, muitas vezes, precisam lutar contra essa condição por um longo período; embora os sintomas diminuam gradualmente, em muitos casos isso pode levar muito mais de uma década.[3] Além disso, os sintomas de TEPT nem sempre se materializam de imediato. Às vezes, são desencadeados repentinamente, até mesmo anos depois do evento.

O TEPT pode provocar uma série de sintomas, como vimos com Letitia. Algumas pessoas podem ter memórias recorrentes do evento, por exemplo, ou pesadelos. Alguns podem sofrer de uma desassociação total, tendo flashes de momentos de trauma a ponto de parecerem reais. Pode ocorrer uma resposta exagerada de atordoamento, o que se traduz numa reação excessiva, com grande choque ou medo, a ruídos assustadores. Demonstrou-se que esses sintomas estão conectados a uma ativação excessiva da amígdala e a uma falta de atividade no córtex frontal e no hipocampo — partes do cérebro que desempenham um papel fundamental na resposta de medo, no processamento de traumas e na memória. Então, os circuitos de memória e de medo do seu cérebro conversam entre si de maneira nociva, prendendo o cérebro numa experiência cíclica de eventos traumáticos.[4]

Situações traumáticas acionam de forma automática o sistema de luta ou fuga do cérebro, por meio do eixo hipotálamo-pituitária-adrenal (eixo HPA), enquanto seus instintos ajudam o corpo a determinar a melhor forma de lidar com o estresse. Como o TEPT faz com que momentos traumáticos ressurjam repetidamente, isso gera uma ruptura constante do eixo HPA. Como vimos, esse eixo é uma das vias pelas quais o intestino e o cérebro se conectam, o que significa que o intestino não está livre de traumas.[5] Na verdade, de todas as síndromes psiquiátricas que abordaremos neste livro, o TEPT apresenta uma das relações mais fortes entre o cérebro e o corpo, em que ciclos repetidos de trauma vão acumulando desgaste e corrosão de tecidos delicados.[6] Problemas físicos advindos desse transtorno vão de úlceras estomacais a males da vesícula e problemas intestinais. Em 2018, por exemplo, uma metanálise de oito estudos concluiu que quem sofre de TEPT tem mais probabilidade de ter síndrome do intestino irritável (SII) do que quem não sofre.[7] Embora antes esses sintomas físicos fossem minimizados como imaginários, causados por uma confusão emocional, as pesquisas sobre o assunto têm mostrado uma correlação concreta, o que para meus pacientes é uma confirmação.

Assim como vimos em outras condições psiquiátricas, um dos principais fatores para a reversão dos efeitos dos traumas envolve se certificar de que as bactérias do intestino sejam prósperas e saudáveis. Quando camundongos traumatizados são alimentados com um de dois tipos específicos de bactérias intestinais, *Lactobacillus rhamnosus* ou *Bifidobacterium longum*, eles ficam mais calmos.[8] Essa alteração das bactérias intestinais também altera a química do cérebro. Melhoram, em especial, a expressão do fator neurotrófico derivado do cérebro e do receptor N-metil D-aspartato, permitindo que esses receptores, que regem o crescimento e a adaptabilidade do cérebro, voltem a funcionar normalmente.

Pense nas bactérias do seu intestino como um colchão protetor contra os efeitos nocivos de um trauma. Quando elas florescem com saúde, ajudam seu corpo a reagir da forma adequada. Sem elas, o estresse que é transmitido ao resto do corpo sai do controle.

TEPT E AS BACTÉRIAS "AMIGAS DE LONGA DATA"

Em 2018, Sian Hemmings e sua equipe descobriram que os tipos de bactérias intestinais nas pessoas expostas a trauma são similares, quer tenham desenvolvido TEPT ou não.[9] No entanto, uma diferença sutil é que as pessoas com TEPT possuíam menos Actinobacteria, Lentisphaerae e Verrucomicrobia, três bactérias que há muito tempo são consideradas nossas "amigas de longa data".

A hipótese das "amigas de longa data" postula que, nas sociedades antigas, o modo de vida do ser humano favorecia certas bactérias benéficas, que nos protegiam de doenças inflamatórias, como asma e alergias.[10] À medida que nossa sociedade se urbanizou, essas bactérias amigáveis decresceram substancialmente, por termos perdido a interação com o solo, os animais e os ambientes externos, o que levou a uma epidemia cada vez maior de doenças inflamatórias. Essa ideia básica é conhecida como "hipótese higiênica".[11] Talvez o subconjunto mais incômodo dessas doenças seja o dos transtornos de saúde mental, que vão de problemas de desenvolvimento, como o autismo e a esquizofrenia, a transtornos relacionados ao estresse, como a ansiedade e o TEPT.

Na falta das bactérias "amigas de longa data", os processos inflamatórios podem fugir do controle, comprometendo o cérebro e nos deixando mais vulneráveis ao TEPT. Além disso, o próprio transtorno pode causar inflamações mais sérias no cérebro, o que só aprofunda o ciclo destrutivo.[12] Por exemplo, até mesmo seis meses depois de um acidente automobilístico, crianças e adolescentes que desenvolveram TEPT têm níveis elevados de interleucina-6 e cortisol. Ambos são indicadores de uma reação inflamatória excessiva do organismo. Em outras palavras, quando você sente uma dor emocional, o cérebro precisa reagir, mas uma reação excessiva causa um processo inflamatório, que pode levar a ainda mais danos ao cérebro.

Embora não sejam tão disseminadas quanto no passado, as três bactérias "amigas de longa data" são uma parte importante do controle do processo de reação cerebral. Na falta delas, seu cérebro tem que lidar por conta própria com a recuperação de uma dor emocional, e isso acaba sendo excessivo.

Além de limitar as inflamações cerebrais, essas bactérias atuam como guardiãs da parede intestinal.[13] Mas, quando são nocauteadas pelo estresse, a barreira intestino-cérebro não é mais tão eficaz, e disso resulta uma série de alterações químicas (como vimos no capítulo 3 sobre o "intestino poroso"). A depressão, a ansiedade e o TEPT são três possíveis consequências, a depender da vulnerabilidade da pessoa.

Muito dessa vulnerabilidade é determinado por aquilo que você come e deixa de comer. No restante do capítulo, vamos explorar alimentos que pioram o TEPT e a reação ao trauma, e os que ajudam a fortalecer o intestino e o cérebro contra esses efeitos.

ALIMENTOS QUE AGRAVAM O TRAUMA

Para dar um exemplo daquilo que não deve ser ingerido quando se tem TEPT, vamos voltar à minha paciente Letitia. Na primeira consulta dela comigo, tive a forte impressão de que ela não estava se alimentando da melhor forma para sua condição. Quando levantei seu histórico alimentar, percebi que ela tinha um diagnóstico recente de diabetes. De forma muito semelhante a outras mães que trabalham e têm agendas cheias, seu tempo para cozinhar era curto. Em geral, ela comia na rua, e seu ponto preferido era a lanchonete Chick-fil-A, conhecida por seus lanches de frango. Pelo menos três vezes por semana, o jantar era um rápido sanduíche de frango empanado, com uma porção grande de batata frita e um refrigerante diet de 600 ml.

Embora o Deluxe Sandwich do Chick-fil-A tenha quinhentas calorias, 41% dele é composto de gordura, e 34% de carboidratos. Só ¼ é proteína. As fritas grandes acrescentam mais 460 calorias, das quais mais de 90% são gordura e carboidratos. Adicione tudo, e chegamos a mais ou menos mil calorias numa refeição — aproximadamente o dobro do que é recomendado, principalmente quando se é diabético.

Letitia sabia que suas escolhas alimentares não eram as mais saudáveis, mas sentia dificuldade em se desfazer de uma rotina conveniente que, naquele momento, parecia satisfatória. Eu suspeitava que, mesmo que ela não soubesse disso, o TEPT também estivesse contribuindo para prejudicar sua dieta. Quando você não precisa lidar com um trauma, tem capacidade cerebral suficiente para fazer escolhas saudáveis com calma. Mas um cérebro que está sob o fogo cerrado do medo e de memórias dolorosas tem preocupações inteiramente diferentes. Não quer nada além de uma breve pausa. Fast food e refrigerantes podem ser uma forma de alívio pessoal, propiciando consolo, numa reação automática que é quase impossível de evitar.

Como não havia jeito de fazer Letitia parar totalmente de ir ao Chick-fil-A, sugeri que ela trocasse sua opção de sanduíche para um grelhado, que tem trezentas calorias, das quais apenas 17% são gordura. Também propus que comesse menos de cinco batatas fritas, o suficiente para sentir o gostinho, e depois as cortasse inteiramente. Embora o refrigerante diet de 600 ml pareça inofensivo, contém mais de 100 mg de cafeína. Como vimos no capítulo 3, a cafeína pode agravar a ansiedade. Por isso, sugeri que ela passasse a tomar a latinha de 350 ml, ou experimentasse água mineral com gás. Da mesma forma, fiz com que fosse cortando aos poucos o refrigerante, para não provocar uma abstinência de cafeína, que poderia piorar seu transtorno.

Letitia obedeceu a esse planejamento, abraçando totalmente a ideia de que precisava modificar seus hábitos alimentares. Começou a comprar frango assado, temperado apenas com sal e pimenta, e adaptou-o às diferentes refeições da família. Exemplos de refeição eram meio frango assado e brócolis ao vapor, ou peito de frango fatiado acompanhado de uma deliciosa e saudável salada verde com amêndoas e gomos de tangerina, que os filhos adoram. Quando sobrava um pouco de frango, ela o enrolava numa folha de alface e levava como marmita. Usar um frango comprado no mercado, mas preparado de maneira saudável, foi uma transição para que ela depois passasse a cozinhar mais em casa, eliminando gorduras nocivas e ingerindo carboidratos bons, como os contidos nos vegetais crus ou cozidos no vapor.

Poucos meses depois, Letitia percebeu uma redução importante dos sintomas de ansiedade. Ao cabo de mais alguns meses, ela se sentiu mais calma, e deixou de acordar à noite assustada e banhada em suor. Por causa disso, de manhã ela se sentia mais repousada. Entre a nova dieta e um fluxo constante de psicoterapia com seu analista, em mais ou menos meio ano ela conseguiu voltar a desempenhar seu importante trabalho com total eficiência, não mais paralisada pelo trauma que vivenciou.

DIETAS RICAS EM GORDURA

Talvez você tenha reconhecido, no hábito de Letitia de comer no Chick-fil-A, dois dos principais aspectos da dieta ocidental que discutimos no capítulo 3 — o teor de gordura elevado e os carboidratos de alto índice glicêmico (IG). Essa dieta é particularmente prejudicial aos pacientes com TEPT. Por isso, vamos considerar, em primeiro lugar, os efeitos da abundância de gordura (como sempre, quando me refiro a dietas com excesso de gordura, quero dizer das gorduras nocivas, como as saturadas, as trans e as usadas em frituras, e não das gorduras saudáveis, como as ômega-3 ou as encontradas no azeite de oliva).

Animais que consomem uma típica dieta ocidental, com muita gordura, ficam mais suscetíveis ao TEPT. Em 2016, Priya Kalyan-Masih e sua equipe demonstraram isso. A princípio provocaram um "trauma" em camundongos, expondo-os ao odor de gatos.[14] Depois, um grupo deles foi alimentado com uma dieta ocidental, gordurosa, enquanto o grupo de controle foi alimentado com uma dieta sem gordura em excesso. Uma semana depois, os camundongos do primeiro grupo estavam sofrendo muito mais de ansiedade que o grupo de controle. Como as pesquisas mostraram que o hipocampo já sofre de encolhimento em cérebros que passaram pelo TEPT, esse estudo demonstra que dietas com gordura em excesso podem piorar ainda mais os sintomas.[15] Quando encolhe, o hipocampo é menos eficiente na gestão dos hormônios do estresse e da resposta do cérebro ao medo. Associações similares entre dietas ricas em gordura e o TEPT foram demonstradas em outros estudos com animais.[16]

Em estudos com seres humanos, fica claro que o TEPT afeta o metabolismo de uma maneira que enseja alimentação em excesso e obesidade.[17] Por exemplo, impressionantes 84% dos veteranos norte-americanos da Guerra do Vietnã sofrem de sobrepeso ou obesidade, índice muito maior que na população em geral.[18] Pude testemunhar isso no meu trabalho com veteranos e suas famílias. Em 2017, tive o privilégio de participar como consultora de um programa hospitalar que trabalha diretamente com esse grupo. Elaborei para eles um programa que incluía aulas de culinária ao vivo, baseadas em receitas fáceis e saudáveis, para incentivar o consumo de comida caseira. No capítulo 11, compartilho algumas das receitas que criei, testei e ensinei nessas aulas, como o Salmão Assado com Pesto de Couve e Nozes (p. 256), os Morangos com Cobertura de Chocolate (p. 297) e a Batata-Doce Assada Glaceada no Missô (p. 287).

John Violanti é um pesquisador especializado em estresse policial (e esteve, ele próprio, na força estadual de Nova York durante 23 anos). Em 2006, ele realizou com sua equipe um estudo que avaliou a incidência de síndrome metabólica em policiais.[19] A síndrome metabólica é um aglomerado de condições simultâneas, o que aumenta o risco de problemas cardíacos, derrames e diabetes tipo 2. Entre essas condições, estão aumento da pressão sanguínea, glicemia elevada, excesso de gordura na cintura, níveis anormais de colesterol ou triglicérides e obesidade. Os resultados mostraram que os policiais com TEPT grave tinham um índice quase três vezes maior de síndrome metabólica em relação àqueles com formas mais brandas do transtorno. Em um estudo semelhante de 2007, Victor Vieweg e sua equipe concluíram que veteranos de guerra com TEPT tinham um índice de massa corporal (IMC) maior que aqueles sem, atingindo, muitas vezes, o patamar da obesidade.[20]

Em 2016, Erika Wolf e sua equipe investigaram a relação entre o TEPT e a síndrome metabólica para determinar como ela afeta o cérebro.[21] A equipe de Wolf examinou a estrutura cerebral de 346 veteranos de guerra norte-americanos que serviram no Iraque ou no Afeganistão. Analisaram, especificamente, se a espessura da camada exterior do cérebro, o córtex, tinha correlação com sintomas de TEPT e/ou síndrome metabólica. Quando examinaram os dados, concluíram que aqueles que sofriam de síndrome metabólica tinham córtices mais finos e que o TEPT representava um risco adicional de que isso ocorresse.

Portanto, se você sofre de TEPT, corre risco de ter síndrome metabólica e envelhecimento prematuro do cérebro. Uma dieta gordurosa pode aliviar os sintomas no curto prazo, mas só agravará seus problemas de saúde. Em meu trabalho com esses veteranos, pude perceber um sentimento de resignação desses pacientes, como se o trauma de guerra tivesse arrefecido a vontade de viver. Não apenas eles viviam em tortura pelos flashbacks e pela ansiedade, mas alguns também deixavam o corpo decair. Outros lutavam contra os efeitos colaterais, como o ganho de peso, dos medicamentos psiquiátricos. Por um lado, não me agradava recomendar que parassem de ingerir os alimentos que lhes traziam conforto. Por que roubar a única fonte de consolo deles? Por outro, uma dieta com gordura em excesso representava uma autossabotagem, danificando o cérebro em diversos níveis.

A melhor forma de fazer os pacientes de TEPT melhorarem a dieta é pensar nas "comidas afetivas" como um vício do paladar, que é simplesmente preciso combater, para sentir-se menos ansioso e preservar o cérebro. No meu trabalho com pacientes com esse transtorno, digo-lhes que pensem na gordura de suas dietas como um lodo cerebral, que destrói todas as delicadas dobras e reentrâncias de sua preciosa massa cinzenta. Em geral, esta é uma imagem vívida o bastante para ajudá-los a reduzir a gordura.

AÇÚCAR E CARBOIDRATOS DE ALTO IG

O açúcar e os carboidratos de alto IG também são destrutivos para o cérebro traumatizado. Em 2010, Bettina Nowotny e seus colegas analisaram o efeito do estresse psicológico agudo sobre o metabolismo da glicose em quinze refugiados de guerra bósnios com sobrepeso e TEPT.[22] Concluíram que o estresse agudo aumentava o cortisol e a glicose no sangue depois das refeições. Esse estudo conversava com outro, que demonstrou que mulheres com o transtorno tinham um risco duplicado de desenvolver diabetes tipo 2, quando comparadas a mulheres sem TEPT.[23] E estudos em gêmeos confirmaram que o TEPT poderia ser um marcador de vulnerabilidade para diabetes tipo 2.[24] Na verdade, a associação entre TEPT e a obesidade é tão comum que os pesquisadores estão começando a conjecturar que ele seja um transtorno metabólico, como o diabetes. Provavelmente, é por isso que não raro se veem pacientes como Letitia, que tem tanto diabetes como TEPT.

Considerando essa propensão ao diabetes nos pacientes com TEPT, é razoável supor que a ingestão de refrigerante e outras bebidas com excesso de açúcar é problemática. Infelizmente, em 2011 Jacqueline Hirth e sua equipe concluíram que, numa amostra de 3181 mulheres, as com TEPT tinham maior probabilidade de consumir mais de uma porção diária de refrigerante.[25]

A glicemia alta afeta a capacidade do hipocampo de reagir ao estresse.[26] Em consequência, quando uma pessoa lida com um trauma, ingerir alimentos açucarados compromete a capacidade do cérebro de lidar com esse estresse. Mas, como aprendemos no capítulo 2, alimentos doces não são os únicos que podem provocar picos de açúcar no sangue. Carboidratos de IG alto como a batata, o pão branco e o arroz branco podem ter efeito semelhante. Alimentos com IG baixo podem ajudar a prevenir picos repentinos na glicemia. É importante saber diferenciar quais alimentos aumentam a glicemia. Por exemplo, a banana aumenta a glicemia mais que a maçã, embora ambas tenham a mesma quantidade de carboidratos. E a batata doce no vapor aumenta a glicemia mais que a cenoura no vapor.

Porém, embora conhecer índices específicos seja um bom passo inicial, uma refeição é uma combinação de alimentos, que podem afetar de maneiras diferentes os níveis de glicose. Por exemplo, em 2019, Jiyoung Kim e seus colegas concluíram que, embora o arroz seja um alimento de IG alto, ao ser ingerido como parte de uma refeição com ovo, óleo de gergelim e broto de feijão, os diferentes componentes dessa refeição fazem com que o arroz acabe tendo um IG menor do que teria isolado, mesmo com uma quantidade igual de carboidratos. Isso é particularmente importante para as sociedades que têm carboidratos como o arroz como base.

Vi na prática esse conceito em Kushal, meu paciente, um médico nativo do Sri Lanka que sofria de TEPT. Em 2004, um tsunami devastador atingiu a costa meridional do Sri Lanka, em razão de um terremoto no oceano Índico, matando cerca de 30 mil pessoas. Depois desse desastre, Kushal se mudou para Boston e passou a se consultar comigo, sentindo uma série de sintomas. O menor rumor, de qualquer tipo, o fazia entrar numa espiral de pânico. Ele fazia questão de ficar o mais longe possível do oceano, o que prejudicava seu cotidiano em família.

Sendo médico, Kushal estava familiarizado com o TEPT, mas os medicamentos e a psicoterapia tiveram um efeito apenas parcial. Na consulta, levantei todo o seu histórico alimentar e percebi o sacrifício que vinha fazendo para tentar seguir uma dieta de estilo mediterrâneo. Perguntei-lhe por que tinha se afastado da culinária tradicional do Sri Lanka. Ele disse que vinha tentando evitar o arroz por causa da correlação com o TEPT e o diabetes. A cozinha do Sri Lanka costuma ser forte e condimentada, e sem arroz ele não tinha como saboreá-la. Sua dedicação à mudança na dieta despertou minha admiração, mas era evidente que não estava dando certo para ele.

Quando falei para ele sobre o poder das refeições mistas de alterar o IG de alimentos específicos, ele se animou. Expliquei que dá para reduzir o IG do arroz, por exemplo, acrescentando alimentos ricos em fibras, ou colocando vinagre, feijão ou laticínios.[27] Na verdade, um estudo concluiu que dessa forma é possível reduzir o IG do arroz branco de 20% a 40%.[28]

Aliviado, ele foi para casa e preparou seu prato preferido do Sri Lanka, à base de arroz. Também começou a usar arroz integral. Em alguns dias, fazia minha receita de Arroz de Couve-Flor com Cúrcuma (p. 275), o que acrescentava vegetais à sua dieta. Você não imagina a alegria dele na consulta seguinte. Tinha voltado a comer as refeições tradicionais algumas vezes por semana, e estava impressionado com o alívio de sua ansiedade e de seu TEPT ao longo do tempo. Além disso, ao fim de três anos de consultas de acompanhamento, ele não apresentava sinal de diabetes ou outra síndrome metabólica, e seu peso permanecera estável.

Embora seja difícil estimar o IG de toda combinação de cada refeição, espero ter elucidado que não basta fazer a simples soma do índice glicêmico de alimentos individuais. Evidentemente, mesmo numa refeição mista, continua sendo importante prestar atenção à ingestão de carboidratos e tomar decisões saudáveis. Mas a história de Kushal é um lembrete relevante de que o alimento é uma fonte genuína de conforto, principalmente para pessoas que sofreram um trauma. Desde que você faça um esforço para compreender como isso afeta seu corpo e seu cérebro, leve em consideração suas suscetibilidades individuais e modere o consumo de alimentos nocivos; encontrar maneiras de integrar à sua dieta seus alimentos favoritos acabará tendo um efeito positivo.

GLUTAMATOS

O glutamato é usado há mais de 1200 anos para reforçar o sabor da comida.[29] Confere um sabor singular, conhecido como "umami". Embora o umami não seja identificável de imediato, como a doçura, a acidez, o amargor ou a salinidade, é o quinto sabor básico que nossa língua é capaz de perceber. Apesar dos glutamatos existirem naturalmente em muitos alimentos, o modo mais comum de dar um sabor umami a um prato é prepará-lo com o aditivo glutamato monossódico (GMS).

Existe há muitos anos uma forte controvérsia em relação aos supostos efeitos nocivos do GMS. No entanto, nos meios nutricionais modernos, esse debate é considerado praticamente resolvido: estudos científicos aprofundados demonstraram que o GMS é seguro, em níveis comuns, e algumas pesquisas concluíram que ele pode até ajudar a digestão e o metabolismo dos alimentos no intestino.[30] Dez gramas de GMS, para um adulto médio, não aumentam os níveis de glutamato. Por conseguinte, muitos especialistas acreditam que os perigos do GMS não passam de exagero.[31]

Em indivíduos mais sensíveis, no entanto, o GMS pode causar problemas, entre eles toxicidade no cérebro. Quem sofre de TEPT tem uma vulnerabilidade maior ao excesso de glutamato, que leva a um aumento dos processos inflamatórios no cérebro e à destruição de células cerebrais.[32] O glutamato é um neurotransmissor excitante, ou seja, gera um impulso elétrico nas células nervosas. Quando se tem um número grande demais desses impulsos, pode ocorrer uma ruptura da conexão entre as células nervosas, particularmente relevante no hipocampo e no córtex pré-frontal medial, regiões que ajudam a modular a resposta ao estresse.

Em 2019, Elizabeth Brandley e sua equipe relataram como uma dieta sem excesso de glutamato pode afetar o TEPT.[33] Eles estudaram veteranos da Guerra do Golfo com o transtorno, ministrando para a metade deles uma dieta sem excesso de glutamato, enquanto a outra metade comia normalmente. Análises preliminares indicaram que a primeira dieta pobre foi eficaz na redução da ansiedade e dos sintomas de TEPT.

Entre os alimentos que contêm GMS e outros glutamatos, estão molhos de peixe, de ostras, de tomate, missô, queijo parmesão, salgadinhos, batatas chips, pratos prontos, cogumelos e espinafre. O ácido glutâmico, um precursor do glutamato que tem efeitos similares, também pode ser encontrado em algas comestíveis, queijos, shoyu, feijão fermentado, tomate e alimentos ricos em proteínas, como carnes e frutos do mar (atente-se para o fato de que muitos alimentos ricos em glutamato também possuem o aminoácido tiramina, que pode interferir em antidepressivos inibidores de monoamina oxidase — Imaos. Veja mais detalhes no capítulo 9).

Não suponha que esses alimentos agravarão com certeza os sintomas, mas para quem sofre de TEPT é melhor eliminar alguns deles, para ver se há uma melhora. Não é necessário cortar totalmente os glutamatos se você não sofre os efeitos de um trauma, mesmo assim, siga o Princípio de Cachinhos Dourados: nem muito, nem muito pouco, só a medida ideal.

ALIMENTOS QUE ACALMAM

Felizmente, as terapias alimentares para traumas não são apenas uma questão de tirar isso ou aquilo da dieta. Vamos falar de alimentos que podem ajudar o cérebro traumatizado a recuperar o funcionamento normal.

MIRTILO

Em 2016, Philip Ebenezer e seus colegas analisaram os efeitos anti-inflamatórios do mirtilo em ratos com processos inflamatórios e danos provocados por radicais livres no córtex pré-frontal e no hipocampo, causados por TEPT.[34] A um grupo de ratos foi dada uma dieta rica em mirtilo, enquanto o grupo de controle ingeriu uma dieta comum, sem a fruta. O estudo concluiu que a dieta com mirtilo aumentava os níveis de serotonina no cérebro e reduzia os radicais livres e a inflamação.

Um exame mais aprofundado das conclusões de uma série de estudos realizados pelo mesmo grupo revelou que os efeitos anti-inflamatórios do mirtilo podem ser ainda mais surpreendentes do que imaginamos, o que tem consequências importantes para a saúde mental do ser humano. Os ratos em observação em que o TEPT foi provocado apresentaram uma baixa expressão do gene *SKA2*. É o mesmo gene que tem baixa expressão em seres humanos suicidas. Embora não dê para questionar ratos sobre pensamentos suicidas, é bem provável que essa similaridade não seja uma coincidência. Chama a atenção ainda que, quando os investigadores fizeram os ratos ingerir diariamente uma dieta rica em mirtilo, os níveis de *SKA2* no sangue e no cérebro aumentaram, em comparação com os ratos com uma dieta normal.

Em outras palavras, o mirtilo pode influenciar a *downregulation*, ou seja, a regulação decrescente dos genes. São necessários mais estudos com seres humanos para que se tenha certeza, mas não é má ideia inserir mais mirtilo na sua dieta. É delicioso e, sob diversos aspectos, saudável. Sugiro acrescentar de meia a uma xícara diária. O mirtilo congelado é tão bom quanto o natural, desde que não tenha havido adição de açúcar, suco ou conservantes.

ÁCIDOS GRAXOS ÔMEGA-3

Já falamos das diversas maneiras como os ômega-3 podem ser bons para sua saúde mental, e não é diferente quando se tem TEPT. Diversos estudos demonstraram a eficácia dos ômega-3 no combate ao transtorno: em 2019, Laiali Alquraan e sua equipe concluíram que os ômega-3 protegem o cérebro, especialmente o hipocampo, de ratos com TEPT.[35] Em um ensaio randomizado controlado, que ministrou óleo de peixe a trabalhadores do resgate após o Grande Terremoto do Leste do Japão, os ômega-3 também reduziram os sintomas do transtorno.[36] Em 2013, Yutaka Matsuoka e sua equipe analisaram trezentas pessoas que passaram a ter TEPT depois de sofrer acidentes automobilísticos, para saber se seus níveis do ácido graxo no sangue tinham correlação com os sintomas do transtorno.[37] Novamente, concluiu-se que, quanto mais altos os níveis de ômega-3, mais baixos os níveis de TEPT.

Testemunhei isso acontecer em minha paciente Leslie. Quando a conheci, não sabia que ela sofria desse distúrbio, apenas que sua ansiedade nunca estivera tão alta. Ela trabalhava como chef assistente na agitada cozinha de um hotel. Se você já trabalhou num lugar como esse, sabe como podem ser barulhentos: panelas e caldeirões chiando, a cacofonia da comunicação entre os funcionários, pratos sendo jogados nas mesas, copos quebrando. Trabalhar num ambiente assim estava se tornando insustentável para Leslie; o barulho era insuportável, e ruídos repentinos lhe causavam sobressaltos.

Durante nossa conversa, constatei que havia algo além do estresse provocado pelo trabalho. Ela desmanchou-se em lágrimas ao contar que sofrera abuso sexual do pai, entre os oito e os treze anos. Embora tenha conseguido escapar dele ao entrar no ensino médio, nunca o interpelou, nem contou nada a ninguém sobre o trauma, à exceção de um terapeuta. Ela começou a aliviar a ansiedade comendo cada vez mais e tomando decisões alimentares erradas, o que levou a um ganho de peso. Várias vezes por semana sofria de flashbacks e pesadelos, o que dificultava dormir à noite e praticamente a impossibilitava de trabalhar no dia seguinte. Por mais que medicamentos e terapia ajudassem, ela continuava sofrendo.

O caso de Leslie era comovente, mas infelizmente o abuso sexual na infância é mais comum do que se imagina.[38] No mundo todo, 8% a 31% das meninas e 3% a 17% dos meninos sofreram abuso sexual, e muitas das vítimas acabam desenvolvendo TEPT.

Quando levantei o histórico alimentar de Leslie, ela descreveu a si mesma como "louca por carne e batata". Raramente comia peixe, por causa de uma forte aversão ao cheiro. Isso representava um obstáculo real, porque eu sabia que ela necessitava de ômega-3 e, como já vimos, os peixes são a fonte mais rica deles.

Recomendei óleos vegetais, como os de linhaça, canola e soja. Expliquei que um tipo fundamental de ômega-3, chamado ácido alfa-linolênico, poderia ser obtido no edamame, nas nozes, em sementes de chia e de rabanete, embora nesses alimentos não seja possível encontrar outros ômega-3, como o ácido eicosapentaenoico ou o ácido docosahexaenoico. Incentivei-a a adotar carne de boi criado no pasto, que tem níveis mais elevados de ômega-3 (embora nenhum tipo de carne de boi seja uma fonte excepcional deles). Também a direcionei a alimentos fortificados com ômega-3, como ovos, leite e iogurte.

Ao tentar turbinar seus ômega-3, lembre-se das seguintes regrinhas básicas:

- Coma peixe, de preferência peixe de cativeiro, gorduroso, de fonte confiável;

- Se comer carne de boi, dê preferência ao boi criado no pasto;

- Se for vegetariano, use óleo orgânico de canola e prefira alimentos fortificados com ômega-3.

VITAMINA E

No capítulo 2, mostrei a você os danos que os radicais livres podem infligir ao cérebro, causando estresse oxidativo. Os radicais livres podem aparecer a partir de processos psicológicos naturais, do estresse ou de processos inflamatórios, mas também quando você é exposto a raios-X, ao ozônio, à fumaça de cigarros, a poluentes no ar ou a substâncias químicas industriais. Basta pensar nisso por um segundo: toda vez que você se expõe ao estresse, pode estar danificando as células do seu corpo da mesma forma que os mais poderosos poluentes do meio ambiente. O TEPT crônico significa que seu cérebro está sob constante estresse e, portanto, banhado em radicais livres.[39]

A vitamina E é uma parte do sistema de defesa do corpo contra os radicais livres. Em 2019, Camila Pasquini de Souza e sua equipe concluíram que a vitamina E reduzia de maneira significativa os níveis de ansiedade em camundongos com TEPT, provavelmente por absorver os radicais livres.[40] Também constatamos resultados promissores em ensaios com seres humanos. Diversos estudos com pacientes que sofreram trauma cerebral mostraram que a vitamina E pode ajudar a prevenir danos maiores ao cérebro.[41] Parece uma razão convincente para recomendar a vitamina E àqueles que sofrem com o TEPT.

Uma simples colher de sopa diária de óleo de gérmen de trigo vai lhe proporcionar toda a vitamina E necessária. Entre outras fontes de vitamina E estão semente de girassol, amêndoas secas e torradas, avelãs, pasta de amendoim, espinafre, brócolis e tomate cru.

ESPECIARIAS E SUPLEMENTOS NATURAIS

O ginkgo biloba é um produto natural, extraído da árvore de mesmo nome. Um de seus importantes efeitos é a prevenção dos danos às células causados pelos radicais livres.[42] Por essa razão, consegue proteger o cérebro de um jeito bem parecido com o da vitamina E.

Um estudo de Jamal Shams e sua equipe relatou as conclusões de um ensaio de doze semanas ao comparar o ginkgo biloba a um placebo em pessoas que preenchiam os critérios de TEPT depois de passar por um terremoto de 6,3 graus na cidade iraniana de Bam.[43] Eles concluíram que 200 mg de ginkgo biloba eram mais eficazes que um placebo na redução da ansiedade, da depressão e dos sintomas do transtorno. Como não existe maneira de obter o princípio ativo do ginkgo biloba na alimentação comum, é preciso tomá-lo como suplemento, com aval médico. Encontra-se nas farmácias e em mercados de alimentação saudável.

Também pode ser interessante incorporar nossa velha amiga cúrcuma à dieta para obter os benefícios de seu ingrediente ativo, a curcumina. Quando se ministra curcumina a ratos, eles formam menos memórias baseadas no medo e ativam menos memórias desse tipo.[44] Embora ainda não tenham sido feitos estudos com a curcumina em seres humanos com TEPT, considerando todos os benefícios que já analisamos, vale a pena experimentar.

Não esqueça de acrescentar uma pitada de pimenta-do-reino nos pratos com cúrcuma para ativá-la, como já dissemos.

COMO SUPERAR UM TRAUMA, UMA REFEIÇÃO DE CADA VEZ

É sempre gratificante auxiliar os pacientes de minha clínica a melhorarem suas dietas para fortalecer a saúde mental, mas isto é ainda mais verdadeiro com pacientes como Letitia, Kushal e Leslie, que superaram fortes traumas pessoais. É muito inspirador testemunhar a resiliência deles diante das dificuldades, e é uma honra desempenhar um papel nessa trajetória rumo à cura do cérebro e da alma. Espero que este capítulo ajude você a compreender o papel essencial da alimentação nessa trajetória, e que você possa pôr em prática os mesmos princípios para se recuperar dos traumas que porventura tenha sofrido.

O cérebro humano é notável em sua capacidade de recuperação de experiências dolorosas, mas não se esqueça de proporcionar a ele as ferramentas de que necessita para se recompor — uma dieta saudável e a ajuda de um intestino confiável.

DICAS CONTRA O TEPT

ALIMENTOS A ADOTAR:

- Mirtilo: Meia xícara a uma xícara por dia.
- Ácidos graxos ômega-3: Peixe, principalmente peixes gordurosos, como o salmão, a cavalinha, o atum, o arenque e a sardinha.
- Vitamina: E.

- Especiarias: Cúrcuma.
- Suplementos: Ginkgo biloba.

ALIMENTOS A EVITAR:

- Os que fazem parte da dieta ocidental: alimentos com excesso de gorduras nocivas (carne vermelha, frituras) e carboidratos de alto IG (pão branco, arroz branco, batata, massas e tudo que é feito de farinha refinada).
- Açúcar: Bolos, doces, refrigerantes ou qualquer coisa adoçada com açúcar ou xarope de milho com excesso de frutose.
- GMS, outros glutamatos e ácido glutâmico: Molho de peixes, de ostras, de tomate, missô, queijo parmesão, salgadinhos, chips, pratos prontos, cogumelos, espinafre, algas comestíveis, queijos, shoyu, feijão fermentado, tomate e alimentos ricos em proteínas, como carnes e frutos do mar. Nos capítulos anteriores, vimos que alguns desses alimentos também têm efeitos positivos. Tudo é uma questão de elaborar um programa alimentar personalizado.

5. TDAH: Glúten, caseína do leite e polifenóis

Sanjay, programador de computadores de trinta anos, chegou a meu consultório em razão de ataques de pânico e preocupação debilitante. No trabalho, vivia tendo problemas. Perdia diversos prazos e, quando lhe perguntavam sobre seu desempenho, ficava assustado demais para confessar que mentalmente estava sofrendo. Em consequência, muitas vezes simplesmente faltava ao trabalho. Porém, esse absenteísmo só piorava as coisas. Os líderes de sua equipe atribuíam esses problemas à preguiça, e questionavam sua capacidade de dar conta das tarefas. Ele estava correndo o risco de perder o emprego.

Os medicamentos melhoravam um pouco sua ansiedade, mas ele ainda se surpreendia procrastinando sempre que precisava completar uma tarefa. Ao conversar com ele sobre problemas pessoais e profissionais, comecei a suspeitar de que Sanjay sofria de transtorno de déficit de atenção e hiperatividade (TDAH). Na verdade, à medida que nos aprofundávamos em seu histórico, parecia provável que desde o ensino médio ele sofresse os sintomas dessa condição, mas seus professores e colegas enxergavam suas dificuldades como teimosia, indisciplina ou, ainda pior, falta de inteligência.

Receitar-lhe um estimulante (Ritalina) e fazer várias alterações em sua dieta salvaram o emprego, e talvez até a vida de Sanjay, que parou de beber impulsivamente, passou a sentir menos depressão e ansiedade, e o mundo voltou a lhe parecer suportável. Ele começou a ingerir alimentos integrais, em vez de junk food, e tornou-se um membro importante de sua equipe. Acima de tudo, ficou aliviado porque as pessoas não o consideravam mais "burro".

Histórias como a de Sanjay não são raras. Vivemos numa época em que nossa atenção está sob ataque constante. As notificações piscam em nossos celulares, a discussão não para nas redes sociais, e a enxurrada de informação no trabalho e na vida pessoal torna difícil manter o foco. Receber e-mails pelo celular significa também que o seu ambiente de trabalho está ali 24 horas por dia. Tudo isso pode resultar em dias frustrantes, até mesmo para as pessoas cujo cérebro está perfeitamente sadio. Quando é preciso lidar com essas distrações do cotidiano e se sofre de TDAH, a sensação pode ser de sobrecarga e isolamento.

Entre as características fundamentais desse transtorno, estão a dificuldade de prestar atenção, a hiperatividade e a impulsividade. Mas os pacientes as apresentam de inúmeras formas.[1] Para alguns, aprender é particularmente complicado, enquanto para outros, o humor instável, a ansiedade e o comportamento belicoso são os sintomas principais.[2] Essa é uma condição cada vez mais comum — uma pessoa em cada 25 tem esse diagnóstico. Em geral, começa na infância (embora também possa aparecer depois), e muitas vezes persiste por vários anos — 65% das pessoas com TDAH desde a infância apresentam sintomas que se estendem à idade adulta.[3] Como vimos no caso de Sanjay, esse transtorno pode comprometer a funcionalidade no trabalho, em casa e na vida social.[4]

Embora possa ser tratado com medicação ou psicoterapia, costuma ser altamente resistente a tratamentos.[5] Por esse motivo, mudanças alimentares, associadas a outras intervenções, podem ser úteis. Neste capítulo, vamos analisar o TDAH, dar uma olhada nas interações entre intestino e cérebro, e avaliar alimentos que podem ajudar ou atrapalhar essa condição.

Uma coisa que o distingue das outras condições que vimos é o diagnóstico bastante frequente na infância. Embora eu tenha vários pacientes adultos com TDAH, como Sanjay, esse transtorno sabidamente pode se manifestar bem cedo e causar diversos problemas às crianças que sofrem dele. O mesmo se aplica a duas condições intimamente relacionadas: transtorno de processamento sensorial e transtorno do espectro autista. Parte do motivo que me permite apresentar este livro a você é minha experiência clínica com pacientes adultos. Embora alguns dos estudos mencionados neste capítulo tenham sido feitos com crianças, por eu não ser uma psiquiatra infantil não vou tratar especificamente de TDAH nem de outras condições na infância neste livro. Mesmo assim, os benefícios de uma dieta integral e saudável se aplicam tanto a crianças quanto a adultos.

O TDAH E O SEU INTESTINO

Quando se sofre de TDAH, as conexões entre as diferentes regiões do cérebro se rompem, especificamente entre o córtex pré-frontal, o cérebro "pensante", e o corpo estriado, a parte do cérebro que lida com os comportamentos de recompensa. Além disso, a química do cérebro passa a ser afetada, em especial, pelos níveis de dopamina, a substância química "de recompensa" cerebral, e a noradrenalina, um hormônio de luta ou fuga.[6]

Embora os medicamentos utilizados para melhorar os sintomas de TDAH geralmente aumentem os níveis de dopamina e noradrenalina, estamos descobrindo que tratar esse transtorno não é tão simples quanto apenas aumentar os níveis dessas substâncias químicas, já que outras substâncias no cérebro, como o ácido gama-aminobutírico (Gaba) e a serotonina, também estão envolvidas. Ainda que esteja fora do escopo deste livro explicar em detalhes como a química do cérebro influencia o TDAH, é evidente que a atenção é regulada por um equilíbrio delicado de fatores.

Então, se o TDAH é causado por desequilíbrios químicos no cérebro, qual o papel do intestino? Moléculas maiores, como as de dopamina e noradrenalina, não são capazes de atravessar a barreira hematoencefálica, o que significa que ficam limitadas exclusivamente ao cérebro. Porém, elas são compostas de moléculas precursoras — bloquinhos de montar — que conseguem fazer isso. E onde essas moléculas precursoras são produzidas? Adivinhou: no intestino.

As bactérias do intestino desempenham um papel importante no TDAH, sintetizando muitos desses precursores químicos.[7] Diferentes espécies bacterianas no intestino produzem diferentes substâncias químicas, o que significa que quando há alteração nas bactérias intestinais a estabilidade química do cérebro pode ser prejudicada.[8] E, como vimos com outras condições, uma redução na diversidade das bactérias intestinais pode ser particularmente problemática.[9]

Em 2017, Esther Aarts e sua equipe avaliaram as diferenças de microbioma entre pacientes com TDAH e indivíduos sadios.[10] Em comparação, o primeiro grupo tinha maior número de bactérias que produziam fenilalanina, um tijolinho necessário para a síntese de dopamina e noradrenalina.

Em seguida, os investigadores examinaram como o cérebro de cada grupo reagia a recompensas. Uma característica marcante do TDAH é uma redução da capacidade do cérebro de antecipar recompensas — em outras palavras, estudos mostram que quem sofre de TDAH não é motivado por incentivos para se comportar de uma determinada maneira.[11] Como era de esperar, os pesquisadores concluíram que os pesquisados que tinham TDAH apresentaram menos ativação cerebral em resposta a uma recompensa. Além disso, quanto menos o cérebro reagia a uma recompensa, mais bactérias produtoras de fenilalanina estavam presentes no intestino. Os pesquisadores concluíram que os pesquisados com TDAH precisam fabricar mais bactérias produtoras de fenilalanina para compensar a reação do cérebro.

Essa é uma visão geral bastante simplificada da interação entre os mecanismos químicos e bacterianos, mas serve para dar uma ideia da importância das pesquisas científicas que vêm sendo feitas em relação ao TDAH. Na verdade, até mesmo nesse relevante estudo, os investigadores reconheceram que a única conclusão certa que pode ser tirada é que "distúrbios" do intestino têm uma correlação com "distúrbios" do cérebro.

Além dos sintomas neurológicos graves, o TDAH pode vir acompanhado também de sintomas físicos. Em 2018, outra pesquisa apontou um aumento de dois sintomas gastrointestinais — prisão de ventre e flatulência — em crianças com TDAH, quando comparadas a um grupo de controle.¹² Uma vez mais, esse estudo mostrou uma correlação entre a disfunção gastrointestinal no TDAH e alterações no microbioma.

O combate ao TDAH exige uma combinação de medicação e dieta adequadas. Vamos falar de alguns alimentos que prejudicam e tolhem pacientes que estão lutando para recuperar o foco.

ALIMENTOS QUE AGRAVAM O TDAH

Recentemente, examinei Suzy, uma universitária brilhante e esforçada de vinte anos. No entanto, embora seja dedicada e bem-humorada de um modo geral, suas notas começaram a piorar no último ano do curso, e ela passou a se sentir deprimida. Também estava o tempo todo com o estômago embrulhado, algo que ela aceitou como uma coisa normal. Quando era mais nova, Suzy recebeu um diagnóstico de TDAH, mas, embora a Ritalina a ajudasse a se concentrar no trabalho antes, o efeito parecia estar diminuindo à medida que ela desenvolvia tolerância ao remédio.

Suzy achava que a causa de seus problemas fosse seu alojamento, que dificultava sua concentração, mas também reconhecia que não tinha havido alterações importantes no ambiente onde morava, em relação aos semestres de notas mais altas. Percebi que sua dieta parecia aos poucos estar cada vez mais concentrada em comidas confortáveis. Ela me disse que seu café da manhã padrão era leite com aveia. O almoço, muitas vezes, incluía pão e massas. Ao longo do dia, fazia boquinhas com queijo em cubinhos, e à noite, pelo menos três vezes por semana, jantava pizza.

Não é preciso ser nutricionista para notar que Suzy estava ingerindo muitos laticínios e glúten, e não é coincidência que esses dois componentes alimentares podem exacerbar os sintomas de TDAH.

GLÚTEN

Assim como vimos no capítulo 3, em relação à ansiedade, também existe um elo amplamente confirmado entre o TDAH e a intolerância ao glúten ou a doença celíaca. Em 2006, Helmut Niederhofer e Klaus Pittschieler avaliaram uma amostra de pessoas, de diversas faixas de idade, para testar o vínculo entre o transtorno e a doença.[13] Os sintomas de TDAH dos participantes foram medidos antes e seis meses depois de começarem uma dieta sem glúten. O estudo concluiu que os celíacos tinham maior probabilidade de sofrer de TDAH, e uma dieta sem glúten melhorava seus sintomas depois do período inicial de seis meses.

O teste de Suzy para doença celíaca deu negativo, mas não é preciso ter a doença para ser sensível ao glúten. Essa condição é conhecida como sensibilidade não celíaca ao glúten.[14] Embora a associação entre a sensibilidade e o TDAH não esteja remotamente confirmada, diversos estudos apontam para uma relação entre eles. Em alguns casos, como vimos no capítulo 3 com meu paciente "celíaco silencioso" Rex, a sensibilidade ao glúten pode provocar sintomas neurológicos e psiquiátricos sem quaisquer sintomas digestivos associados.[15] Costuma-se associá-la a questões digestivas e por isso, quando não se sente o estômago embrulhado ou sintomas intestinais, o glúten em geral não entra no radar como um fator que possa agravar o TDAH.

Ainda não foi totalmente compreendida a razão precisa da conexão entre a sensibilidade ao glúten e as disfunções cerebrais. Em 2005, Päivi A. Pynnönen e sua equipe examinaram adolescentes com doença celíaca e problemas comportamentais.[16] Descobriram que eles tinham concentrações significativamente mais baixas de triptofano no sangue.

Três meses depois que esses pesquisados iniciaram uma dieta sem glúten, constatou-se uma redução significativa de seus sintomas psiquiátricos, quando comparados à condição inicial. Isso coincidiu com um decréscimo significativo da atividade da doença celíaca e dos níveis de prolactina, e um aumento significativo da L-tirosina, do L-triptofano e outros aminoácidos, sabidamente precursores de substâncias químicas como a serotonina. Os autores concluíram que problemas comportamentais, como os que ocorrem no TDAH, podem ser, em parte, devidos à indisponibilidade de alguns importantes aminoácidos precursores enquanto não se restringe a ingestão de glúten. Em algumas pessoas, dietas sem glúten podem ajudar o corpo a elevar os níveis dos precursores que produzem serotonina, um neurotransmissor que influencia o TDAH.

Incentivei Suzy a entrar numa dieta sem glúten, e ela rapidamente constatou seus benefícios. A maior parte do glúten que ela ingeria vinha do pão, da pizza e das massas, mas ele também pode ser encontrado em uma série de alimentos processados e no álcool. Graças a uma conscientização cada vez maior em relação às dietas sem glúten, há uma enorme variedade de opções para adotar uma alimentação isenta dele, e não foi difícil para ela cortá-lo sem abdicar de suas comidas preferidas. Tendo abandonado o consumo de glúten, Suzy pôde recolocar nos trilhos seu último ano de faculdade e se formar como previsto.

LATICÍNIOS

A dieta de Suzy também era rica em laticínios. Consumi-los faz com que a ingestão de caseína aumente, o que pode agravar o TDAH.[17] A caseína é um dos principais ingredientes encontrados em produtos lácteos, como leite, queijo, iogurte e sorvete, mas pode estar presente até mesmo em alimentos vistos como substitutos do leite, como o creme de leite sem lactose e a margarina.

Nem toda caseína é igual. A forma mais comum é a chamada beta-caseína, da qual existem dois tipos principais, o A1 e o A2. A maior parte do leite comum contém ambos, mas as pesquisas sugerem que as proteínas A1 podem ser nocivas ao intestino de uma maneira que as proteínas A2 não são.

Em 2016, uma equipe liderada por Sun Jianqin estudou 45 indivíduos que consumiram leite contendo tanto a proteína A1 quanto a A2, e depois leite contendo apenas a proteína A2.[18] Os pesquisadores concluíram que, quando os participantes bebiam leite contendo a proteína A1, apresentavam mais inflamações gastrointestinais e eles cometiam mais erros em um teste de processamento de informações, pois o raciocínio ficou mais lento. Era como se a proteína A1 bagunçasse o raciocínio, algo que quem sofre de TDAH não pode se permitir. O estudo chegou a indicar que a intolerância à lactose pode ser causada pela sensibilidade às caseínas A1, e não à lactose propriamente dita.

Embora mais pesquisas estejam em andamento em relação aos possíveis efeitos adversos do leite com proteína A1, além de problemas digestivos pontuais, fica evidente que quem sofre de TDAH precisa ter cautela em relação ao tipo de caseína consumido.[19]

Por sorte, há disponibilidade de leite que contém apenas a proteína A2. O leite de vacas variadas provenientes do norte da Europa, em geral, é rico em proteína A1. Entre essas raças estão a Holstein, a Frísia, a Ayrshire e a britânica Shorthorn. O leite rico em proteína A2 é encontrado principalmente em raças originárias das Ilhas do Canal e do sul da França. Entre elas, estão as vacas Guernsey, Jersey, Charolais e Limousin.[20] Claro, não é muito prático ficar escolhendo o tipo de vaca de onde seu leite virá! No entanto, hoje dá para encontrar on-line e em alguns mercados leite que contenha apenas a A2.

Embora seja ótimo que haja essa disponibilidade, precisamos considerar que grande parte dos laticínios que consumimos vem na forma de queijo, iogurte, manteiga e alimentos processados, então cortar a caseína A1 exige alterações ainda mais significativas na dieta. Vale notar que o leite de ovelha e de cabra são, em linhas gerais, leite A2, o que facilita um pouco as opções de queijo e de iogurte. Também dá para experimentar leite vegetal, de nozes, e iogurte de leite de nozes, como forma de evitar a caseína.

AÇÚCAR

Provavelmente você já ouviu falar que o açúcar "põe pilha" nas pessoas (principalmente as crianças). Isso criou uma percepção geral de que o açúcar causa ou desencadeia o TDAH. É verdade que o açúcar pode ter efeito sobre o transtorno, por diversas vias como, por exemplo, ele pode elevar a adrenalina, hormônio que acelera o batimento cardíaco e aumenta a glicemia, e gerar mais hiperatividade.[21] E como reduz a sensibilidade à dopamina no cérebro, pode amplificar comportamentos impulsivos, de busca de recompensas, comuns no TDAH.[22] Apesar disso, embora muitos pais e professores façam questão de limitar a ingestão de açúcar das crianças como forma de melhorar seu comportamento, pesquisas recentes indicam que é falsa a percepção de que o açúcar é a causa do TDAH.

Em 2019, Bianca Del-Ponte e sua equipe investigaram se uma ingestão elevada de açúcar estaria associada ao TDAH, em um estudo com crianças entre os seis e os onze anos.[23] Por meio de entrevistas e monitoramento da dieta, os pesquisadores conseguiram calcular o consumo real de sacarose de todas as crianças do estudo. Entrevistadores treinados compilaram informações em relação ao preenchimento dos critérios de TDAH por parte das crianças.

Embora tenham concluído que um consumo elevado de sacarose era mais comum nos meninos de seis anos com TDAH, em comparação àqueles sem o transtorno, o mesmo efeito não foi constatado em crianças de outras idades, meninos ou meninas. As variações no consumo de sacarose entre os seis e os onze anos também não afetaram a incidência de TDAH neles. No geral, os pesquisadores concluíram que o consumo de açúcar não leva ao TDAH. Se existe alguma correlação, seria apenas que crianças com TDAH consomem mais açúcar.

Apesar de haver outros estudos demonstrando que o consumo de açúcar (principalmente de bebidas adoçadas com ele)[24] esteja associado ao TDAH, a grande maioria dos estudos recentes respalda a ideia de que o açúcar não é causa do TDAH.

Mesmo assim, embora as evidências da função do açúcar na hiperatividade não sejam tão ruins quanto sugere o senso comum, açúcar nunca é bom para a saúde física ou mental. Por isso, sempre recomendo que os pacientes de TDAH, em qualquer faixa etária, limitem seu consumo.

CORANTES, ADITIVOS ALIMENTARES E A DIETA OLIGOANTIGÊNICA

Pode-se retraçar até quarenta anos atrás as primeiras pesquisas sobre os efeitos da alimentação no TDAH, quando o alergologista pediátrico Benjamin Feingold levantou a hipótese de que tanto os aditivos alimentares artificiais (corantes e aromatizantes) quanto os alimentos ricos em salicilatos podem tornar as crianças mais desatentas e inquietas.

Salicilatos são substâncias químicas encontradas naturalmente em algumas frutas e vegetais e no café, no chá, no mel e nas especiarias. Foram sintetizados para o uso em medicamentos como a aspirina, o subsalicilato de bismuto e outros produtos.

Em 1976, Feingold elaborou uma dieta que elimina os aditivos alimentares e os salicilatos, que veio a ficar conhecida como a Dieta Feingold.[25] Há quem se refira a ela como a Dieta Kaiser Permanente. A princípio, era popular, embora seus efeitos fossem mal compreendidos. Os estudos do dr. Feingold foram seguidos por outros, que investigaram os efeitos da eliminação de corantes alimentares artificiais, e que acabariam levando a uma dieta que corta vários alimentos e aditivos, a chamada dieta oligoantigênica. Essa dieta é, essencialmente, de eliminação, nome de uma categoria de dietas cujo pioneiro foi Albert Rowe, especialista em alergias alimentares, em 1926, e ainda hoje utilizada.[26] Nessa abordagem, retira-se um alimento potencialmente nocivo de cada vez, registrando minuciosamente qualquer alteração nos sintomas, antes de ir restabelecendo os alimentos, um de cada vez.

Em 1983, uma metanálise concluiu que o efeito da Dieta Feingold sobre o TDAH era, na verdade, bastante fraco, o que lançou dúvidas sobre a eficácia da dieta de eliminação na melhora do transtorno em geral.[27] No entanto, em 2004, outra metanálise, apenas dos estudos de melhor qualidade, demonstrou que a eliminação dos corantes alimentares parecia fazer diferença nos relatos dos pais de crianças com TDAH, mas não nos relatos dos professores e de outros cuidadores.[28]

Assim como em nossa abordagem sobre o açúcar, esse é outro exemplo de como as percepções dos pais em relação aos gatilhos do TDAH nem sempre estão de acordo com os estudos. É possível que os pais façam associações equivocadas e tenham fortes ideias preconcebidas, embora eu não ache que devamos simplesmente jogar no lixo as conclusões que eles tiram.

Uma metanálise em 2012 de Joel Nigg e sua equipe e uma metanálise em 2017 de Lidy Pelsser demonstraram que uma dieta restritiva, eliminando aditivos corantes alimentares, é benéfica para crianças com TDAH, determinando ser possível que entre 10% e 30% das pessoas com o transtorno reagiriam a ela.[29]

Embora nenhuma dessas dietas de eliminação seja um tiro certo para erradicar o TDAH, vale mesmo assim cogitá-las caso os sintomas não respondam a medidas alimentares menos drásticas.

ALIMENTOS PARA O FOCO

Pesquisas preliminares indicam que certos alimentos podem melhorar os sintomas do TDAH. Antes de nos aprofundarmos em nutrientes específicos, vale observar que as pesquisas demonstraram que uma intervenção global na dieta mostrou-se eficaz para conter o transtorno — em outras palavras, é importante comer de forma saudável em um amplo espectro alimentar.[30] Por exemplo, diversos estudos mostram que o TDAH responde bem ao padrão alimentar mediterrâneo, que abordamos no capítulo 2. Em 2017, Alejandra Ríos-Hernández e sua equipe estudaram 120 crianças e adolescentes e concluíram que aqueles que não ingeriam uma dieta mediterrânea tinham maior probabilidade de possuir TDAH.[31] Outros estudos confirmaram que uma adesão baixa à dieta mediterrânea está associada ao TDAH.[32]

Além da dieta mediterrânea, existem vários alimentos e nutrientes específicos que podem ajudar a combater esse transtorno.

CAFÉ DA MANHÃ

O café da manhã é uma refeição importante para todos os meus pacientes, por ser o combustível para dar a partida no cérebro (e no corpo) a cada manhã. Para quem sofre de TDAH, porém, estimulantes podem cobrar um preço sobre o apetite. Por isso, não é sempre que eles acordam com fome.[33] Muitos de meus pacientes descobrem a utilidade de criar uma rotina no café da manhã.

Em 2017, David O. Kennedy e sua equipe investigaram quais nutrientes matinais poderiam ajudar quem sofre de TDAH.[34] Compararam a cognição de 95 pessoas durante 56 dias depois de ingerirem uma barrinha de café da manhã sem produtos industrializados, enriquecida com nutrientes, produzida especialmente para o estudo (contendo ácido alfa-linolênico, L-tirosina, L-tianina, vitaminas, sais minerais e 21,5 mg de cafeína), enquanto um grupo de controle ingeria outra barra. Em seguida, avaliaram as mudanças nas funções cognitivas antes que a barra fosse consumida, após quarenta minutos e 160 minutos de ingeridas. Concluíram que, em todos os testes, aqueles que ingeriram as barras enriquecidas com nutrientes ficaram mais alertas e atentos, capazes de processar mais rápido as informações.

Não se sabe com certeza quais nutrientes específicos ajudaram nas barrinhas do teste — e, é claro, você não vai conseguir encontrá-las exatamente iguais às utilizadas no estudo, já que elas foram formuladas especificamente para ele. E, como as barrinhas disponíveis no mercado tendem a ser repletas de açúcar e carboidratos refinados, a melhor forma de iniciar o dia, quando não se pode ingerir alimentos integrais, é fazer uma vitamina. A Vitamina de Chocolate Proteica, da p. 269, foi criada para proporcionar a você nutrientes semelhantes aos usados nas barrinhas do estudo, para propiciar à sua manhã o estímulo ideal contra o TDAH.

CAFEÍNA

Um fator notável no estudo das barrinhas apresentado anteriormente é a cafeína. Nos animais, demonstrou-se que ela tem efeitos benéficos para a atenção e a memória, e um estudo de 2011 comprovou que chá pode ser um tratamento eficaz para o TDAH em adultos.[35] Supostamente, a cafeína do chá aumenta a motivação, o estado de alerta, a vigilância, a eficiência, a concentração e o desempenho cognitivo nas pessoas. Por outro lado, a cafeína também pode causar uma hiperexcitabilidade. Por isso, é importante não abusar dela.[36]

Como discutimos no capítulo sobre ansiedade (capítulo 3), a quantidade de cafeína que você consome faz diferença. Novamente, nossa orientação para adultos é não ultrapassar 400 mg de cafeína por dia. Não recomendo dar cafeína a crianças, mesmo que seja benéfico — como seus corpos são menores, é extremamente difícil determinar qual a dose segura.

POLIFENÓIS

Em 2018, Annelies Verlaet e sua equipe concluíram que antioxidantes naturais, como os polifenóis alimentares, podem ser úteis no combate ao TDAH, ajudando a aliviar o estresse oxidativo no cérebro.[37]

Estudos mostraram que quem sofre de TDAH corre um risco maior de ter estresse oxidativo nos tecidos cerebrais.[38] Isso pode causar danos às células cerebrais e alterações nos níveis de neurotransmissores (como a dopamina) e na transmissão de sinais elétricos, o que pode agravar o TDAH. Como quem sofre de TDAH parece carecer de parte da capacidade natural de combater o estresse oxidativo, é particularmente importante que obtenham o máximo possível de antioxidantes por meio da dieta, a fim de aliviar os sintomas e prevenir danos às células cerebrais.

Um tipo fundamental de antioxidante são os polifenóis. Trata-se de "carregadores de piano" químicos para a resposta imunológica do corpo. Em pequenas doses, atuam como toxinas, treinando o corpo para organizar a resposta imune, em um processo chamado "hormese". Os polifenóis também podem exercer outros efeitos biológicos benéficos para o cérebro; influenciam, por exemplo, a sobrevivência e a regeneração dos neurônios.

As fontes mais ricas de polifenóis são frutas vermelhas, cerejas, berinjela, cebola, couve, café e chá verde.

MICRONUTRIENTES ALIMENTARES

Alguns estudos com animais e seres humanos indicam que, quando há uma deficiência de zinco, pode ocorrer hiperatividade.[39] De fato, a deficiência de zinco está associada ao TDAH em crianças, em parte porque sua ausência reduz a atividade das vias de recompensa que dependem da dopamina.[40]

Outros estudos mostraram que crianças com TDAH possuem níveis inferiores de ferro e magnésio, em comparação com grupos de controle. Tanto o ferro quanto o magnésio têm um papel na síntese da dopamina.[41]

Em 2017, Jin Young Kim e sua equipe estudaram 318 crianças saudáveis para verificar se a dieta delas tinha um impacto na cognição. Foi usado o Teste Modalidade de Símbolos-Dígitos (SDMT, na sigla em inglês), um teste de rapidez de processamento de informações, para conferir quais elementos da alimentação eram benéficos.[42] Concluíram que o consumo de vitamina C, potássio, vitamina B_1 e nozes aumentou o desempenho no SDMT. Além disso, quanto mais cogumelo os participantes ingeriam, melhor raciocinavam, enquanto macarrão instantâneo e fast food pioravam o desempenho no SDMT.

FOCO NA COMIDA

Fica evidente que a capacidade de se concentrar é extraordinariamente importante para um bom resultado, quer você esteja no jardim de infância desenvolvendo sua capacidade de ler, raciocinar e socializar, na universidade, como Suzy, estudando para as provas e escrevendo artigos, ou seja um adulto, como Sanjay, lutando para ter êxito em um trabalho agitado e estressante. Embora os medicamentos para o TDAH, como a Ritalina e o Adderall, sejam verdadeiras bênçãos para aqueles que precisam verdadeiramente deles, não estão isentos de riscos. Podem ser viciantes e é fácil começar a exagerar seu consumo.[43]

Caso sofra com sintomas leves de TDAH, incentivo você a alterar sua dieta da maneira que abordei, para testar se sua clareza mental aumenta, graças ao fortalecimento das vias naturais entre seu cérebro e intestino. E mesmo que medicamentos funcionem para você, saiba que esses princípios alimentares atuarão com outros tratamentos para deixar sua mente mais clara e mais tranquila.

DICAS CONTRA O TDAH

Assim como ocorre com a depressão, o padrão alimentar mediterrâneo é uma excelente dieta genérica a seguir para melhorar os sintomas de TDAH.

ALIMENTOS A ADOTAR:

- Café da manhã: É importante, para quem sofre de TDAH, começar o dia do jeito certo. Por isso, tente fazer isso com uma vitamina como a da p. 269.

- Cafeína: Embora seja benéfica contra o TDAH, mantenha o consumo abaixo de 400 mg/dia.

- Polifenóis: Frutas vermelhas, cerejas, berinjela, couve, café e chá verde.

- Vitaminas: C e B_1.

- Minerais: Zinco, ferro, potássio e magnésio.

ALIMENTOS A EVITAR:

- Glúten: Caso você tenha doença celíaca ou sensibilidade não celíaca ao glúten, evite todos os derivados de trigo, como pão, pizza, massas e diversas bebidas alcoólicas.

- Laticínios, especificamente caseínas A1 do leite: Beba e use para cozinhar produtos feitos a partir do leite A2, leite de nozes, leite de cabra ou de ovelha.

- Açúcar: Embora seja indevidamente acusado de causar TDAH, mesmo assim é melhor limitar o consumo: evite bolos, doces, refrigerantes ou qualquer coisa adoçada com açúcar ou xarope de milho com excesso de frutose.

- Corantes e aditivos alimentares: Podem ser eliminados adotando dietas como a Feingold ou a oligoantigênica, caso os sintomas de TDAH não reajam a alterações menos radicais na dieta.

6. Demência e névoa mental: Microverdes, alecrim e a dieta MIND

Mais de duas décadas atrás, conheci Brian, um brilhante professor de sessenta anos que me procurou para tratar de sua ansiedade. Era ao mesmo tempo empolgante e um pouco assustador para uma jovem psiquiatra cuidar da mente cogitada como um possível prêmio Nobel de Medicina. Mas, ao longo de nossas sessões semanais, criamos um bom relacionamento, e passei a aguardar com expectativa cada consulta.

Certo dia de março, num período em que fazer o imposto de renda estava lhe causando ansiedade, eu notei pela primeira vez que ele parecia estar alheio. Uma mudança sutil; não era como se de um dia para o outro ele tivesse perdido a memória. Aos poucos, porém, comecei a notar um olhar ligeiramente mais vazio no rosto; um tremor tão discreto que eu não sabia se poderia ser excesso de café; e lapsos linguísticos tão pequenos que eu os teria ignorado, não tivesse percebido esses outros sintomas. No começo, atribuí tudo isso ao estresse; depois de algum tempo, porém, essa trinca formada por distração, tremores e deslizes na fala despertou a suspeita de que algo não ia bem.

Prescrevi a ele um exame neurológico completo, que incluía testes detalhados de memória e atenção. Os resultados mostraram que ele estava nos estágios iniciais do Parkinson, conhecido por causar tremores físicos, mas que pode também ser acompanhado de demência. Considerando o declínio que eu percebera, passei a temer o pior. Foi uma notícia arrasadora para ele, para mim, e para o mundo.

O Parkinson não tem cura, o que significa que nosso arsenal dispõe apenas de tratamentos para os sintomas. Em desespero, busquei na literatura nutricional uma possível dieta e alterações de estilo de vida que pudéssemos experimentar. Naquela época, o campo da psiquiatria nutricional estava em seus primeiros passos — na verdade, nem existia ainda o termo "psiquiatria nutricional" — e não havia muito a que recorrer. Estávamos num impasse.

Brian sucumbiu às complicações do Parkinson cerca de dez anos depois. Infelizmente, nos oito últimos anos, sua memória desaparecera quase por completo. Depois daquela lenta piora inicial, ele perdeu tanto a memória de longo prazo quanto a capacidade de formar novas memórias de curto prazo.

Se eu soubesse o que sei agora, teria sido muito mais incisiva nas recomendações nutricionais. Hoje, não existe uma cura para a demência por meio da nutrição, mas existem muitos estudos que apontam para as diferentes formas como o alimento pode desempenhar um papel importante na prevenção ou na desaceleração do declínio cognitivo. Neste capítulo, vou explicar como nossas escolhas alimentares podem nos ajudar a preservar a memória, e a nos livrar da névoa mental que às vezes nos impede de ter clareza na vida cotidiana.

A demência se expressa de diversas formas. Por exemplo, a demência vascular ocorre devido ao bloqueio de vasos sanguíneos que impedem o sangue de alimentar os tecidos cerebrais. As demências frontotemporais são um grupo genérico de anomalias em regiões do cérebro que causam perda de memória. Outras, como o Alzheimer, são menos compreendidas. Ainda que as anomalias sejam perceptíveis no cérebro com Alzheimer — sobretudo o acúmulo de proteínas em meio às células nervosas, as chamadas placas amiloides, que perturbam o funcionamento dessas células —, ainda não se conhece totalmente o mecanismo da doença, ou a melhor maneira de tratá-la.

Embora todas essas condições se originem em partes diversas do cérebro por diferentes causas, alimentos podem ter um efeito profundo sobre elas. Assim como ocorre com as demais condições que já discutimos, começamos pela compreensão da relação entre intestino e cérebro.

O SEU INTESTINO E A MEMÓRIA

Como vimos em relação à ansiedade, não é difícil notar a relação entre seu intestino e sua memória. Quando reencontra um antigo parceiro que traiu você, pode sentir na mesma hora uma náusea. Quando passa por uma rua onde comeu aquela refeição deliciosa, pode começar a salivar e sentir o estômago roncar. Considerando que seu intestino "tem memória", não deve ser surpresa o fato de que ele atua lado a lado com os sistemas de memória do cérebro. A chave dessa conexão reside nas substâncias químicas que garantem o funcionamento do seu cérebro e do seu corpo, muitas delas reguladas pelo intestino.

Por exemplo, o cortisol, hormônio do estresse, pode prejudicar a capacidade de se recordar de memórias de longo prazo. E, como vimos anteriormente, as bactérias do intestino afetam os níveis de cortisol no sangue, pela regulação do eixo hipotálamo-pituitária-adrenal (eixo HPA).[1] Isso significa que um equilíbrio inadequado das bactérias do intestino pode levar a um pico de cortisol, que, por sua vez, pode desestruturar a capacidade de recuperar memórias.

A memória também é afetada pelos níveis de outras substâncias neuroquímicas, como a noradrenalina, a serotonina e a dopamina.[2] Por exemplo, hoje sabemos que a noradrenalina melhora a memória, sobretudo em momentos de emoções fortes.[3] E estudos identificaram uma associação íntima entre um desequilíbrio serotonina-dopamina e alterações nos tecidos cerebrais que levam a deficiências de aprendizado e de memória. De novo, essas substâncias neuroquímicas são dependentes das bactérias do intestino para produzir os precursores necessários e mantê-las em níveis sadios.

O nervo vago pode turbinar a memória ao ser estimulado, porque conecta-se a estruturas do cérebro como a amígdala e o hipocampo, fundamentais para a formação das memórias.[4] Como as bactérias do intestino podem alterar a ativação do nervo vago, este é mais um aspecto em que elas afetam sua memória.[5]

O sinal mais evidente de que existe uma forte correlação entre o intestino e a memória é que a composição das bactérias do intestino muda em pacientes que sofrem de diversos males relacionados à memória. Por exemplo, em pacientes com Parkinson, como Brian, existe uma redução significativa — 77,6% — de uma bactéria específica do intestino, Prevotellaceae, na comparação com um grupo de controle.[6] E os microbiomas dos pacientes de Alzheimer têm redução de Firmicutes, aumento de Bacteroidetes e redução de *Bifidobacterium*.

Em alguns casos, a relação pode ocorrer no outro sentido, com alterações nas bactérias do intestino afetando a progressão dessas doenças. A rosácea é uma condição dermatológica conhecida principalmente por causar um enrubescimento mais fácil. Mas quem sofre de rosácea também corre um risco ligeiramente maior de desenvolver demência, sobretudo o Alzheimer.[7] Mudar as bactérias do intestino pode fazer uma enorme diferença em quem sofre de rosácea. Em 2009, Andrea Parodi e sua equipe demonstraram que, quando se erradica uma superpopulação de bactérias do intestino delgado, comuns na rosácea, essa condição dermatológica desaparece.[8] Esse tratamento com base no microbioma pode durar até nove meses e, ocorrendo a remissão da rosácea, há uma redução no risco provável de demência.

Os pesquisadores também acreditam que as bactérias do intestino desencadeiam processos metabólicos e processos inflamatórios cerebrais que impactam a memória,[9] e que também podem comprometer o fluxo de sangue no cérebro. Além disso, alterações nas bactérias cerebrais podem aumentar os depósitos de amiloides, contribuindo, assim, para o Alzheimer.[10] Modificações do microbioma intestinal, por meio da dieta ou do uso de probióticos, podem oferecer novas possibilidades de opções terapêuticas preventivas para o Alzheimer.

Todas essas evidências apontam para a ideia de que é possível reduzir o risco de demência evitando alimentos que comprometem as bactérias do intestino e ingerindo outros que as estimulam.

ALIMENTOS QUE ENFRAQUECEM A MEMÓRIA

Para compreender quais alimentos são benéficos ou prejudiciais à memória, é importante observar que existem vários sistemas de memória diferentes no cérebro. Por exemplo, os sistemas de memória procedimentais nos ajudam a aprender tarefas como tocar piano, datilografar ou jogar golfe. A memória relacional inclui a recordação de fatos e eventos como o nome de um novo conhecido ou fatos a respeito do mundo. A memória de trabalho é uma memória de curto prazo, de que necessitamos para lembrar números de telefone ou indicações para chegar a um local onde nunca estivemos.

Tendo isso em conta, vamos examinar como diferentes alimentos e dietas podem prejudicar ou ajudar esses diferentes tipos de memória.

A DIETA OCIDENTAL

Vamos falar mais uma vez dos efeitos destrutivos da dieta ocidental.[11] Alimentos com excesso de gordura e de alto índice glicêmico (IG) podem alterar as vias cerebrais necessárias para o aprendizado e a memória, afetando particularmente os neurônios no hipocampo e no córtex pré-frontal.[12]

O hipocampo é a parte do cérebro mais envolvida na formação de memórias relacionais. É fascinante que o tamanho do hipocampo mude de fato quando se treina a memorização. Por exemplo, o hipocampo é maior em motoristas de táxi de Londres, que precisam memorizar trajetos longos e complicados pelas ruas londrinas.[13] No entanto, quando dietas com excesso de gordura e açúcar danificam o hipocampo, ele tende a encolher, o que tolhe a memória. Além disso, o hipocampo é responsável pela regulação do quanto comemos. Danos a essa região tornam mais difícil o controle das porções, o que, por sua vez, pode levar a uma ingestão exagerada, criando um ciclo às vezes difícil de romper.[14]

Dietas com excesso de gordura e de alto IG podem afetar o hipocampo de diversas maneiras. Em primeiro lugar, a dieta ocidental pode prejudicar a expressão de fatores de crescimento fundamentais, como o fator neurotrófico derivado do cérebro, e outros hormônios que promovem o funcionamento sadio do hipocampo.[15]

Em segundo lugar, dietas inadequadas podem afetar a sinalização da insulina e a sensibilidade a esse hormônio nos tecidos do corpo.

Não se sabe exatamente qual é o papel da insulina no hipocampo, mas estudos sugerem que provavelmente ela impacta a memória. Um estudo recente mostrou que uma ingestão elevada de gordura saturada em ratos machos interferia na sinalização da insulina no hipocampo, o que levaria a uma interferência no funcionamento dele e na capacidade de memorização relacional correspondente.[16]

Em terceiro lugar, uma dieta com excesso de gordura saturada e açúcar refinado em ratos machos mostrou um aumento do estresse oxidativo, que danifica as células cerebrais e reduz a eficácia da comunicação entre as células no hipocampo.[17]

Se olharmos além do hipocampo e da memória relacional, um estudo de 2019 mostrou que a obesidade acarretada por uma dieta inadequada pode levar a alterações no controle cognitivo e no funcionamento do córtex pré-frontal, assim como no impacto dele sobre a memória de trabalho.[18]

Além desses efeitos diretos sobre o cérebro, a dieta ocidental compromete a barreira hematoencefálica, cuja missão é manter substâncias tóxicas fora do cérebro.[19]

Componentes alimentares, como a gordura saturada, também podem exacerbar os processos inflamatórios no cérebro, o que tem sido associado ao declínio cognitivo do envelhecimento e ao risco de desenvolver Alzheimer.[20] Esses processos inflamatórios prejudicam muitas das vias químicas fundamentais na formação de memórias, como os processos que dependem da dopamina e do glutamato.[21] Os próprios nervos ficam mais morosos e a informação viaja bem mais devagar.

Também existem indicações de que dietas com excesso de gordura têm efeitos diferentes em idades diferentes. Chloé Boitard e sua equipe demonstraram que, enquanto a exposição a uma dieta gordurosa em camundongos jovens reduz sua memória e o crescimento do seu cérebro, o mesmo efeito não foi observado em camundongos adultos.[22] Estudos com seres humanos, porém, indicam que o consumo elevado de gordura é prejudicial à memória também nos adultos.[23] Vale notar que o cérebro em desenvolvimento das crianças e dos adolescentes é muito sensível, o que significa que devemos ter uma atenção especial aos alimentos que eles ingerem.

Felizmente, ao que tudo indica, os danos provocados pela dieta rica em gordura podem ser desfeitos. Em 2016, Boitard e sua equipe constataram que, em ratos "adolescentes", essas alterações cerebrais são reversíveis se de uma dieta com excesso de gordura e açúcar passar para uma mais padronizada e balanceada. E em 2019 Paul Loprinzi e sua equipe constataram, ao analisar dezessete estudos, que exercícios constantes em roedores reduziram a perda de memória relacionada a uma dieta gordurosa.[24] Portanto, reduzir as gorduras ruins, os carboidratos ruins e o açúcar; ingerir uma dieta saudável e integral; e fazer exercícios com regularidade podem ajudam a reverter os danos e aumentar a capacidade do cérebro de memorizar.

GLÚTEN

Vários tipos de demência estão associados à doença celíaca e à sensibilidade não celíaca ao glúten.[25] Pessoas que sofrem de doença celíaca frequentemente relatam dificuldades de memória súbitas e intermitentes, assim como problemas na memorização de palavras.[26] Alguns pacientes podem desenvolver uma forma mais severa de demência, com sintomas como confusão mental e incapacidade de fazer cálculos matemáticos simples.

Embora alguns estudos mostrem que evitar o glúten faz bem ao revestimento do intestino e recupera a memória, também existem evidências de que, uma vez que a demência se instala, o estrago está feito mesmo que você evite o glúten depois.[27] Por isso, se sua ideia é cortar o glúten, quanto antes melhor. Você também pode suprimi-lo da dieta e ver como se sente, e se seu raciocínio fica mais claro e aguçado. Em meu trabalho, o retorno clínico que recebo dos meus pacientes é um fator importante, que ajuda a orientar suas estratégias alimentares personalizadas.

COMO PROTEGER A MEMÓRIA PELA DIETA

A ideia de que certos alimentos podem melhorar sua memória remonta a séculos. Pense em Ofélia, de *Hamlet*, dizendo: "Há o alecrim, que é para relembrar". Vamos explorar como a ciência moderna demonstrou que se alimentar — e, para ser mais preciso, se alimentar um pouco menos — pode ajudar na memória e no combate à demência.

RESTRIÇÃO CALÓRICA

Em certo sentido, todo alimento pode contribuir para a perda de memória. Não por causa de algum nutriente específico, mas porque a ingestão de muitas calorias parece ter um efeito geral negativo sobre a memória. Em 2009, Veronica Witte e seus colegas demonstraram que uma restrição de 35% das calorias melhorava a memória em pacientes idosos saudáveis, ao fim de três meses.[28] Embora sejam desconhecidos os mecanismos subjacentes exatos dos benefícios da restrição calórica para a memória, nesse estudo as melhorias apresentaram correlação com decréscimos na insulina e na proteína C reativa, um marcador de inflamações. Em outros estudos, a insulina baixa e os processos inflamatórios baixos apresentaram correlação com uma melhor cognição.

Os benefícios da restrição calórica podem valer também para quem sofre de Alzheimer. Num modelo com camundongos, a ingestão de menos calorias resultou em menos amiloides no cérebro. Outros estudos demonstraram que células individuais do cérebro também são protegidas.[29]

Não são apenas os idosos que se beneficiam. Em 2019, Emilie Leclerc e sua equipe realizaram um ensaio clínico em que compararam a memória de trabalho de adultos saudáveis de meia-idade, que restringiram suas calorias em 25% ao longo de dois anos, com outros, que ingeriram o que bem entenderam.[30] Entre doze meses e dois anos depois, houve uma melhora significativa na memória de trabalho nos indivíduos de restrição calórica, quando comparados aos do outro grupo. Ao final do estudo, demonstrou-se uma correlação mais forte da melhora da memória com a redução na ingestão de proteínas, na comparação com outros macronutrientes. Em outras palavras, comer proteína demais tinha correlação com a perda de memória.

Se sua ideia é fazer um corte significativo das calorias, é importante atuar em conjunto com seu médico, para explorar formas saudáveis de fazer isso. Alguns estudos demonstraram que dietas para perda peso podem, na verdade, piorar a memória, possivelmente porque quem a faz fica obcecado com a comida e o peso, o que ocupa espaço cerebral necessário para a memória.[31] Porém, caso você trabalhe com seu médico na formulação de um planejamento responsável, que reduza em cerca de 25% sua ingestão total de calorias, sua memória pode melhorar.

SOJA

Produtos à base de soja são frequentemente citados como bons para a memória e a cognição, mas a realidade não é tão simples assim. Em primeiro lugar, é importante definir de que derivados de soja estamos falando. Existe uma ampla gama desses produtos, e cada um tem um efeito diferente sobre o cérebro. Embora todos os produtos "à base de soja" venham do grão — shoyu, tofu, tofu fermentado, missô, tempeh e proteínas de soja — são alimentos diferentes, com sabores e perfis nutricionais diversos.

As isoflavonas são um tipo de fitoestrogênio, um composto de origem vegetal que mimetiza a atividade do hormônio humano estrogênio (mais a respeito do estrogênio no capítulo 10).[32] A soja e seus derivados são a fonte mais rica de isoflavonas na dieta humana, mas que também podem ser encontradas no feijão, no grão-de-bico, na ervilha partida, no amendoim, nas nozes e na semente de girassol. Em 2015, uma metanálise de dez ensaios clínicos randomizados, com controle de placebo, abrangendo 1024 participantes, concluiu que as isoflavonas da soja afetavam positivamente as funções cognitivas e a memória visual em mulheres na pós-menopausa.[33]

Não há concordância entre todos os estudos sobre as isoflavonas em relação a seus benefícios. Uma teoria para explicar esses resultados conflitantes é que cada pessoa metaboliza a soja de maneira diferente.[34] Apenas cerca de 25% dos não asiáticos e 50% dos asiáticos hospedam as bactérias intestinais capazes de metabolizar as isoflavonas. Isso significa que grande parte da população não sofre os efeitos positivos ou negativos que elas possam ter.[35]

A soja in natura, conhecida também como edamame quando ingerida sob a forma integral, contém tiamina e pode ajudar a cognição de pessoas com Alzheimer. A soja também possui outros micronutrientes que podem melhorar a memória; por exemplo, a fosfatidilserina, um lipídio abundante no cérebro. Quando a fosfatidilserina é consumida, ela melhora as funções cognitivas, na comparação com um placebo.

Ainda que os efeitos dos diversos derivados de soja tenham especificidades relacionadas ao indivíduo ou à população, existem evidências suficientes para recomendar sua ingestão, com moderação. Certamente, o edamame natural rende um lanche saudável e lhe propicia a tiamina, amiga do cérebro. É claro que você deve consultar seu médico se tiver alguma dúvida.

ÁLCOOL

Em 2018, Karina Fischer e sua equipe avaliaram um amplo leque de alimentos isolados, tentando descobrir se existiam padrões alimentares universalmente aplicáveis que protegeriam contra o Alzheimer e o declínio da memória.[36] Eles examinaram os efeitos do vinho tinto, do vinho branco, do café, do chá verde, do azeite de oliva, do peixe fresco, de frutas e vegetais, da carne vermelha e de embutidos na memória. Concluíram que nos homens apenas o vinho tinto teve algum impacto. Entre as mulheres, tomar vinho tinto ou branco aumentou o risco de declínio da memória.

No entanto, em 2019, Jürgen Rehm e sua equipe fizeram uma revisão de 28 estudos, realizados entre 2000 e 2017, sobre a conexão entre o consumo de álcool e a demência.[37] No geral, Rehm concluiu que a ingestão leve a moderada de álcool, na idade adulta média para avançada, estava associada a um risco menor de declínio cognitivo e demência. No entanto, o consumo pesado de álcool aumentou o risco para todos os tipos de declínio cognitivo e a demência.

Archana Singh-Manoux e seus colegas acompanharam 9087 pessoas acima dos 23 anos para verificar como o álcool se relacionava com a incidência de demência. Em 2018, no *British Medical Journal*,[38] eles relataram que aqueles que se abstiveram completamente de álcool, assim como os que consumiram mais de catorze doses por semana, tinham um risco maior de sofrer demência, em comparação com quem consumiu álcool com moderação.

Embora as recomendações internacionais em relação ao álcool tenham enormes variações, segundo o Centro para o Controle de Doenças (CDC, em inglês) dos Estados Unidos, por "consumo leve de álcool" entende-se menos de três doses por semana. O "consumo moderado de álcool" refere-se a mais de três e menos de catorze doses por semana, para os homens, e menos de sete doses por semana, para as mulheres. "Consumo pesado de álcool" são mais de catorze doses por semana, para os homens, e mais de sete doses por semana, para as mulheres. No entanto, considerando as conclusões dos estudos aqui mencionadas, para uma proteção máxima da memória eu recomendaria ficar entre as definições de consumo leve e moderado. No caso dos meus pacientes, isso significa aproximadamente três doses por semana para as mulheres e cinco doses por semana para os homens.

Evidentemente, o álcool também pode ter muitos efeitos negativos sobre a saúde. Por isso, beber, seja conforme as recomendações do CDC ou seguindo as orientações sugeridas por mim, só faz sentido depois de conversar com seu médico sobre outros fatores de risco.

CAFÉ

Em 2017, Boukje van Gelder e sua equipe analisaram 676 homens idosos que acompanharam durante dez anos, para saber se o café os protegera do declínio cognitivo.[39] Concluíram que os homens que bebiam café tinham um declínio cognitivo inferior em comparação aos que não bebiam. O maior efeito foi constatado em quem tomava três xícaras diárias, enquanto os que bebiam mais ou bebiam menos tiveram efeitos menores.

Em 2009, Marjo Eskelinen e sua equipe publicaram um estudo sobre um grupo de pessoas que acompanharam ao longo de 21 anos, para saber se o café ajudava a cognição.[40] Concluíram que aqueles que beberam café na meia-idade tinham um risco menor de demência e Alzheimer no final da vida na comparação com quem não bebia ou bebia até duas xícaras diárias. O menor risco de demência foi constatado nas pessoas que tomavam de três a cinco xícaras diárias.

São diversas as formas pelas quais o café pode proteger o cérebro.[41] A cafeína, que eleva a serotonina e a acetilcolina, pode estimular o cérebro e ajudar a estabilizar a barreira hematoencefálica. Os polifenóis do café podem evitar danos aos tecidos, provocados pelos radicais livres, assim como o bloqueio de vasos sanguíneos cerebrais. A trigonelina, uma substância encontrada em concentração elevada no grão de café, também pode ativar antioxidantes, protegendo, assim, esses mesmos vasos sanguíneos.

No entanto, nem toda substância do café é benéfica. O café que não é coado contém óleos naturais chamados diterpenos que aumentam os níveis do colesterol LDL, potencialmente resultando no espessamento e endurecimento das paredes das artérias do cérebro (embora também possuam algumas propriedades anti-inflamatórias benéficas).[42] A acrilamida, substância química formada pela torra do grão de café, pode inibir a neurotransmissão, destruir neurônios da dopamina e aumentar o estresse oxidativo. A quantidade de acrilamida no café pode variar; os grãos in natura e bem torrados têm, em geral, a menor quantidade.

A ampla variedade de substâncias químicas no café é provavelmente o motivo para os pesquisadores não acreditarem que seu efeito protetor contra a demência seja conclusivo o bastante para justificar uma recomendação formal.[43] No entanto, saiba que há mais efeitos positivos que negativos no consumo moderado de café (cerca de duas a quatro xícaras diárias) e que isso pode trazer benefícios a longo prazo. Lembre-se de manter seu consumo diário total de cafeína abaixo de 400 mg por dia.

AZEITE DE OLIVA

Muitos estudos de laboratório e com animais concluíram que o azeite de oliva extravirgem (Aoev) protege a cognição. O azeite de oliva é fonte de pelo menos trinta compostos fenólicos, como oleuropeína, oleocantal, hidroxitirosol e tirosol, que atuam como poderosos antioxidantes e protetores do cérebro.

O Aoev também aumenta a obtenção de polifenóis e carotenoides a partir dos vegetais. Em 2019, José Fernando Rinaldi de Alvarenga e sua equipe examinaram os efeitos do Aoev usando a técnica do *sofrito*.[44] Pode parecer um nome exótico, mas ele existe em quase todas as culturas de alguma forma — embora os ingredientes variem de uma para outra, não é nada além do salteamento dos vegetais (em geral cebola e alho, mas às vezes pimentão, tomate e chili) no azeite extravirgem. O *sofrito* é usado como entrada em muitos pratos diferentes, por causa da profundidade do sabor que adiciona. Os pesquisadores descobriram que, quando se usa essa técnica com Aoev, os polifenóis que protegem o cérebro, como a naringenina, o ácido ferúlico e a quercetina, migram dos outros ingredientes para o azeite.

Embora nem todo estudo concorde em relação aos benefícios cognitivos do azeite de oliva, considerando tratar-se de uma excelente fonte de gorduras saudáveis, eu recomendo seu uso, principalmente em preparações do tipo *sofrito*, como parte da dieta MIND, que discutiremos no final do capítulo.

ESPECIARIAS

Marina, sessenta anos, veio ao meu consultório para tratar de perda de memória. Depois de passar por uma bateria de exames neuropsicológicos e de imagem cerebral, descobrimos que sua memória e seu cérebro estavam saudáveis. No entanto, depois de uma detalhada investigação psicológica, entendi que ela sofria de uma antiga depressão, que antes ela atribuía meramente ao desencanto decorrente da idade.

Pessoas que sofrem de depressão podem parecer estar sofrendo de demência, uma condição que chamamos de "pseudodemência".[45] Ao contrário da demência "de verdade", quando você trata essa depressão o problema de memória desaparece. Embora Marina tenha se recuperado, o susto da sensação da perda de memória a levou a questionar os fatores que poderiam prevenir a demência. Naturalmente, foi com toda satisfação que conversei com ela a respeito de nutrição.

Marina já seguia uma dieta semelhante à mediterrânea, e não tinha a intenção de adotar a dieta MIND que vamos abordar em breve. Minha sugestão foi, então, utilizar as especiarias que se mostraram benéficas para o funcionamento da memória.

Demonstrou-se que cúrcuma, pimenta, canela, açafrão, alecrim, gengibre e muitas outras especiarias melhoram a memória. Ainda que a maioria delas exija mais pesquisas para confirmar definitivamente seus benefícios, muitos estudos controlados e inúmeras evidências empíricas indicam que vale a pena experimentar. Afinal de contas, elas têm poucas desvantagens e podem turbinar o sabor dos seus pratos sem acrescentar calorias. No caso de Marina, a adoção das novas especiarias na dieta foi uma mudança bem-vinda, e ao cabo de apenas seis meses ela relatou sentir a mente mais aguçada e fresca. Experimente as seguintes especiarias para melhorar sua memória:

Cúrcuma: de novo, a cúrcuma e seu ingrediente ativo, a curcumina, aparecem em primeiro plano. A curcumina tem propriedades antioxidantes, anti-inflamatórias e neurotróficas. Na verdade, uma revisão recente de 32 estudos de laboratório e com animais mostrou que ela pode reverter parte do dano causado ao cérebro pelo Alzheimer.[46] Uma revisão, feita em 2019, de estudos sobre a curcumina mostrou uma melhora na atenção, na memória e na cognição como um todo.[47]

Não está claro qual é a dose eficaz de curcumina, isso porque, quando a consumimos, uma parte muito pequena é absorvida pelo sangue. No entanto, como vimos, a pimenta-do-reino pode ajudar na absorção da curcumina (e, na verdade, a pimenta-do-reino, por si, pode melhorar a cognição; veja o item seguinte).[48] É por meio da culinária que se aumenta o nível de curcumina no corpo. Teste receitas interessantes de pratos como o Camarão Picante — salteado com cúrcuma e pimenta-do-reino —, que você pode encontrar na p. 284.

A cúrcuma é também utilizada no curry indiano, que possui seus próprios efeitos protetores. Um estudo de 2006, sobre a relação entre o consumo de curry e as funções cognitivas de pessoas idosas, mostrou que os participantes que consumiam curry "frequentemente" (uma vez por mês ou mais) ou até "ocasionalmente" (uma vez ou mais a cada seis meses) tinham funções cognitivas superiores, se comparados aos que consumiam curry "raramente" (menos de uma vez a cada seis meses).[49] Os cientistas também registraram que a incidência de Alzheimer entre os setenta e os 79 anos é quatro vezes menor na Índia que nos Estados Unidos.[50]

É muito difícil ingerir curcumina em excesso. Por isso, fique à vontade para usar até quatro colheres de chá por dia. Além de usar a cúrcuma nos pratos, você pode colocar uma ou duas colheres de chá em sopas e vitaminas. O Leite Dourado, feito com cúrcuma (p. 287) também é uma iguaria deliciosa e calmante.

Pimenta-do-reino e canela: Quando o inverno chega e você precisa passar longos períodos ao ar livre, no frio, estudos mostram que as baixas temperaturas podem prejudicar sua cognição. Mas a pimenta-do-reino e a canela são duas especiarias que podem reverter o declínio da capacidade de raciocínio.[51]

Além de suprimir as vias inflamatórias, essas especiarias podem atuar como antioxidantes; aumentar a disponibilidade de acetilcolina, boa para a memória; e ajudar a remover depósitos de amiloides, que, como vimos, são um fator importante no Alzheimer.

Açafrão: em 2010, Shahin Akhondzadeh e sua equipe testaram se o açafrão teria impacto sobre a cognição.[52] Ministraram cápsulas de 15 mg de açafrão, ou um placebo, duas vezes por dia, a pessoas com Alzheimer leve a moderado. Ao fim de dezesseis semanas, o açafrão provocou um resultado significativamente melhor sobre as funções cognitivas do que o placebo.

Alecrim: uma das coisas que mais gosto de fazer é colher alecrim fresco e depois passar o indicador e o polegar pelo caule para soltar as folhinhas. O aroma é inebriante. É um estimulante para os sentidos, e me faz sentir na mesma hora mais calma e mais focada.

E isso não ocorre só porque eu tenho um gosto pessoal pelo aroma. Um estudo indicou que o cheiro do alecrim altera as ondas cerebrais, deixando as pessoas menos ansiosas, mais alertas e mais capazes de resolver problemas matemáticos.[53]

Em 2012, Mark Moss e Lorraine Oliver analisaram os efeitos do alecrim sobre as funções cognitivas.[54] Pediram a vinte pessoas que ficassem sentadas em cubículos, infundidos do aroma de óleo de essência de alecrim. Então, elas foram submetidas a testes de capacidade de raciocínio, como aritmética e reconhecimento de padrões. Níveis mais altos de perfume tiveram correlação com melhora na atenção e nas funções executivas (a capacidade de reter informações, ser flexível ao lidar com elas e organizá-las). Em um estudo anterior, Moss havia concluído que o alecrim também melhora a memória de trabalho.[55]

O alecrim, assim como o café, contém diterpenos. Embora já tenhamos discutido algumas das desvantagens dos diterpenos, eles são anti-inflamatórios e podem proteger as células da morte oxidativa. O alecrim também pode turbinar a acetilcolina, fundamental para a memória.

Embora mais estudos sejam necessários para termos confirmação completa, a esta altura já dá para supor que o alecrim ajuda a potencializar a memória, a atenção e o bem-estar. Experimente usá-lo em vegetais assados, na batata assada ao forno ou no frango assado do jantar, ou até adicioná-lo para dar um gostinho às nozes (junte um pouco de azeite de oliva para ajudar o alecrim a aderir a esses alimentos).

Gengibre: demonstrou-se que o gengibre incrementa a memória de trabalho em mulheres saudáveis na meia-idade.[56] Em testes com animais, ele aumentou os níveis de adrenalina, noradrenalina, dopamina e serotonina no córtex cerebral e no hipocampo. Portanto, é possível que funcione através dessas substâncias químicas do cérebro na melhora da memória em regiões cerebrais fundamentais.

Em ratos com o equivalente do Alzheimer, demonstrou-se que a raiz do gengibre ajuda na memória. Atualmente, esse efeito está sendo estudado em seres humanos.[57]

Sálvia: em razão de seu amplo leque de ingredientes farmacológicos, a sálvia pode influenciar a cognição. Ela reduz os processos inflamatórios no cérebro, diminui os depósitos de amiloides e os danos oxidativos às células, aumenta a acetilcolina e ajuda no crescimento de neurônios.[58]

Estudos demonstraram que a sálvia pode turbinar a memória, a atenção, a memorização de palavras e a rapidez memorial em adultos saudáveis.[59] Ela também pode fazer as pessoas se sentirem mais alertas, contentes e serenas e ajudar a cognição.[60]

Os benefícios da sálvia podem ser obtidos cozinhando com a erva fresca ou seca, ou usando seus óleos essenciais na aromaterapia.

A DIETA MIND

Se todas essas informações sobre quais alimentos adotar ou evitar para melhorar a memória parecem demais, você vai gostar de saber que os pesquisadores elaboraram uma dieta que combina todos esses princípios para oferecer proteção cognitiva máxima. A dieta MIND (sigla em inglês para Intervenção Mediterrânea-DASH para Retardar a Neurodegeneração)[61] tem se mostrado eficaz para reverter e prevenir o declínio cognitivo e o Alzheimer.

A MIND é uma combinação de duas dietas, a mediterrânea e a DASH. Já conhecemos bem a dieta mediterrânea, a partir de nossa discussão no capítulo 2, mas a característica importante aqui é o fato de ter poucas gorduras saturadas e muitos óleos saudáveis, com uma ingestão esparsa de carne vermelha.

A dieta DASH (sigla em inglês para Abordagens Alimentares Contra a Hipertensão) consiste geralmente em cinco porções diárias de vegetais e de fruta, mais ou menos sete de carboidratos, duas de derivados de leite com pouca gordura e duas ou menos de carnes magras, além de nozes e sementes duas a três vezes por semana.[62]

Estudos anteriores a respeito das dietas mediterrânea e DASH demonstraram que elas podem, isoladamente, proteger os pacientes do declínio cognitivo. No entanto, em 2015, Martha Clare Morris e sua equipe desenvolveram a dieta MIND, uma combinação poderosa das duas, em nome da saúde do cérebro no longo prazo.[63] Com base nas pesquisas anteriores, compilaram uma lista de componentes alimentares positivos ou negativos para a cognição. Foram listados dez grupos alimentares saudáveis para o cérebro: verduras verde-escuras, vegetais (como pimentão, cenoura e brócolis), nozes, frutas vermelhas, feijão, grãos integrais, frutos do mar, aves, azeite de oliva e vinho. Também listaram cinco grupos alimentares nocivos: carnes vermelhas, manteiga e margarina, queijo, bolos, doces, frituras e fast food.

Cada um desses componentes recebeu uma nota alimentar MIND, o que permitia aos pesquisadores quantificar até que ponto os participantes estavam seguindo corretamente a dieta. Por exemplo, um participante não receberia pontos se comesse menos de duas porções de folhas verdes por semana; ½ ponto se comesse entre duas e seis porções por semana; e 1 ponto se comesse mais de seis porções semanalmente. Quanto aos alimentos nocivos, a escala de pontuação era inversa: o participante que comesse sete ou mais refeições de carne vermelha por semana não receberia pontos; de quatro a seis refeições de carne vermelha por semana renderiam ½ ponto, e menos de quatro refeições de carne vermelha semanalmente valeriam 1 ponto.

Os participantes do estudo foram testados em cinco dimensões distintas de "perda cognitiva": memória episódica (recordação de longo prazo de fatos pessoais), memória de trabalho (recordação de curto prazo de informações que ainda são objeto de ação), memória semântica (memória de fatos e conhecimentos a respeito do mundo), habilidade visual-espacial (capacidade de ver e compreender as dimensões e o espaço ao redor) e velocidade perceptual (a rapidez com que se veem as coisas).

A equipe de Morris registrou as notas MIND e as notas cognitivas dos participantes durante alguns anos (em média, cada participante foi acompanhado durante 4,7 anos), e em seguida fez a correlação ao longo do tempo entre as notas cognitivas e as notas da dieta. Os resultados foram claros: quanto mais alta a nota da dieta MIND, menor a taxa de declínio cognitivo. Os participantes no terço mais alto das notas MIND tinham uma idade cognitiva 7,5 anos menor que aqueles no pior terço.

Essa correlação se manteve consistente em relação à nota cognitiva total, assim como em cada uma das cinco dimensões cognitivas, embora as associações fossem mais fortes em relação à memória episódica, à memória semântica e à velocidade perceptual. A dieta MIND também se mostrou associada a uma incidência menor de Alzheimer.

A partir do estudo inicial de Morris, houve uma série de outros que deram respaldo a suas conclusões, mostrando como essa dieta influencia doenças específicas. Em 2019, na Austrália, Diane Hosking e sua equipe também concluíram que a MIND aumentava a probabilidade de prevenir a progressão do Alzheimer num período de doze anos.[64] E em 2018, Puja Agarwal e sua equipe concluíram que a dieta MIND estava associada a uma incidência menor e a um retardo do avanço do Parkinson na velhice.[65]

Resumindo, hoje os especialistas acreditam que a dieta MIND é a que mostra mais evidências de proteção da memória. Por isso, vale a pena integrar o máximo de aspectos dela nos hábitos alimentares cotidianos. Você não precisa necessariamente se dar ao trabalho de anotar todas as notas da dieta, semanalmente, desde que se concentre nos dez alimentos "do bem".

OS ALIMENTOS "DO BEM" DA DIETA MIND E AS NOTAS MIND DAS PORÇÕES IDEAIS[66]

Verduras verde-escuras (couve kale, couve-manteiga, espinafre, alface, mix de folhas)	6 ou mais porções por semana
Vegetais (pimentão verde/vermelho, abóbora, cenoura, brócolis, aipo, batata, ervilhas, favas, tomate, molho de tomate, vagem, beterraba, milho, abobrinha/berinjela/abobrinha italiana)	1 ou mais porções por dia
Frutas vermelhas (morango, mirtilo, amora, framboesa)	2 ou mais porções por semana
Nozes	5 ou mais porções por semana

Azeite de oliva	Use-o como seu óleo principal
Grãos integrais	3 ou mais porções por semana
Peixe (sem fritar, em especial os ricos em ômega-3, como o salmão)	1 ou mais refeições por semana
Feijões (feijão, lentilha, soja)	Mais de 3 refeições por semana
Aves (frango ou peru)	2 ou mais refeições por semana
Vinho	1 taça por dia (é importante notar que uma taça de vinho por dia resultou em uma nota MIND mais alta que quantidades superiores ou inferiores)

Gostaria de ressaltar a importância das verduras verde-escuras, que contêm folato, vitamina E, carotenoides e flavonoides, nutrientes que protegem contra a demência e o declínio cognitivo. Quando digo a meus pacientes que as folhas verdes fazem diferença, muitas vezes eles torcem o nariz diante da ideia. Mas "folhas verdes" não quer dizer aquela alface murcha. Quando você vai ao supermercado ou à feira, faça experiências com diferentes tipos de folhas verdes.

Os microverdes, por exemplo, são vegetais verdes colhidos muito cedo, logo depois de brotar. São uma alternativa deliciosa às folhas verdes tradicionais e são extremamente densos em nutrientes, chegando a conter quarenta vezes mais do que seus similares maduros. Estão repletos de vitaminas C, E e K. Os microverdes podem ser obtidos a partir de diversos vegetais, mesmo alguns em cujas folhas não pensamos necessariamente como comestíveis. Por exemplo, são populares os microverdes de rúcula, cebolinha, coentro, repolho roxo, couve e manjericão, mas também de brócolis, rabanete e girassol. Outra característica incrível dos microverdes é que você pode cultivá-los em casa. Tudo de que precisa é de cinco centímetros de terra vegetal em um vaso comprido, sementes de microverdes (que podem ser encontradas on-line ou no mercado) e um borrifador de água limpa para aspergir as sementes. De sete a catorze dias depois de germinarem, você já poderá colhê-los e comer. Pode usá-los na salada, em uma torrada com abacate ou salpicando por cima de um prato de tacos.

NÉVOA MENTAL

Embora a demência seja o tipo de perda de memória mais grave e mais prejudicial à vida, não é a única condição que pode abrir buracos na sua cognição. A "névoa mental" ocorre quando não se consegue pensar claramente, se concentrar ou desempenhar mais de uma tarefa, ou quando perde a memória de curto ou longo prazo. Em alguns casos, a névoa mental está associada à demência, que é mais grave; por exemplo, pessoas nos estágios iniciais do Alzheimer muitas vezes sofrem de névoa mental. Ela também ocorre comumente em transtornos do espectro autista, na síndrome de fadiga crônica e na fibromialgia. No entanto, pela minha experiência, a névoa mental pode ocorrer com qualquer um, mesmo que não haja uma condição subjacente.

Embora não saibamos ao certo quais são as causas, os pesquisadores acreditam que a névoa mental se deva a um excesso de processos inflamatórios no cérebro. De maneira semelhante a outras condições que abordamos, a maneira mais eficiente de aliviá-la é por meio do tipo de dieta básica, voltada para alimentos integrais, de que tratamos ao longo deste livro. Recomendo adotar uma dieta semelhante ao padrão alimentar mediterrâneo ou à dieta MIND, que acabamos de discutir.

Além dessas orientações alimentares básicas, há algumas dicas para se alimentar bem a fim de combater essas inflamações e recuperar o raciocínio e a tomada de decisões aguçados.

Luteolina: em 2015, Theoharis Theoharides e sua equipe mostraram que a luteolina, um tipo de flavonoide, tem inúmeras propriedades neuroprotetoras, que reduzem a névoa mental.[67] Como agente antioxidante e anti-inflamatório, é uma substância que previne a destruição tóxica das células nervosas do cérebro.

Entre os alimentos que contêm luteolina estão bagas de zimbro, hortelã-pimenta in natura, sálvia, tomilho, pimenta e pimentão, endívia, salsão, salsinha e alcachofra. O orégano é uma das melhores fontes de luteolina, mas é melhor comprá-lo seco. Enquanto o orégano fresco contém cerca de 1 mg/100 g do flavonoide, o orégano seco contém 1028 mg/100 g.

Os probióticos nem sempre são benéficos: como agora os probióticos estão na moda — e já comentamos mais de uma vez neste livro que eles ajudam a estimular as bactérias boas do intestino —, se presume que eles serão sempre bons, sem exceções. No entanto, em 2018, Satish Rao e sua equipe concluíram que o uso regular de probióticos estava associado a uma digestão mais lenta, que por sua vez levou à névoa mental.[68] Caso esteja tomando probióticos e sinta que seu pensamento está moroso, pense na ideia de mudar de suplemento (já que cada intestino é diferente dos outros e os efeitos de cada suplemento variam de pessoa para pessoa), ou, melhor ainda, obtenha seus probióticos de fontes alimentares como o iogurte de cultura ativa.

Glúten: em 2018, Lucy Harper e sua colega Justine Bold demonstraram que o glúten pode causar névoa mental.[69] Depois de consumir glúten, algumas pessoas sentem o raciocínio menos claro e vontade de dormir o dia inteiro. Caso esteja sofrendo de névoa mental, corte o glúten e veja se há melhora. Pode ser que você sofra de doença celíaca ou sensibilidade não celíaca ao glúten.

Fosfatidilserina (PS, na sigla em inglês): a PS é necessária para a saúde da membrana e do revestimento das células nervosas. Seus efeitos protetores ajudam a prevenir a névoa mental. Em 2010, Akito Kato-Kataoka explicou que seis meses de PS derivada de soja melhorou o funcionamento da memória em idosos japoneses.[70]

A PS está disponível sob forma de suplemento, mas também está presente na soja. Sob outras formas, não é muito comum, mas você pode tentar incluir em sua dieta feijão-branco, ovos e laticínios.

Citicolina: embora seja difícil descobrir por conta própria qual a causa da sua névoa mental, estudos mostram que, caso ela se deva à carência de acetilcolina e dopamina, uma boa ideia é ingerir citicolina, presente em alimentos como fígado de boi e gema de ovo.[71]

A MEMÓRIA E O INTESTINO

A memória é uma das bases da identidade humana. É uma parte intrínseca da forma como aprendemos as coisas, documentamos nossa história e registramos nossos avanços à medida que progredimos na vida. Sem nossas memórias, não conseguiríamos dar conta do trabalho, escovar os dentes, dirigir até nossa casa ou reconhecer as pessoas que conhecemos a vida inteira. É por isso que damos tanto valor a elas, e é por isso que lamentamos a perda delas quando a demência ou a névoa mental se instalam.

Quisera eu ter sabido o que sei hoje, quando tratei Brian, tantos anos atrás, pois eu o teria colocado em um intenso programa alimentar, repleto de comidas que poderiam ter estendido sua memória por pelo menos mais alguns anos. Não importa a idade, nunca é tarde ou cedo demais para começar a ter uma alimentação que possa impedir a demência na idade avançada e garantir que se sinta concentrado, bem-disposto e capaz todos os dias.

DICAS PARA A MEMÓRIA

A dieta MIND é o programa alimentar mais abrangente para garantir uma memória saudável. Consuma verduras verde-escuras, vegetais coloridos, frutas vermelhas, nozes, azeite de oliva, grãos integrais, peixe, feijão, aves; beba vinho tinto.

ALIMENTOS E ESTRATÉGIAS A ADOTAR:

- Restrição calórica: Juntamente com seu médico, elabore um plano de redução no total de calorias de cerca de 25%.

- Álcool: Não se abstenha totalmente nem beba demais: três a cinco drinques por semana é o ideal para mulheres, e cinco a sete para os homens.

- Café: É benéfico, mas mantenha o consumo total abaixo de 400 mg/dia.

- Azeite de oliva: Ajuda a proteger, principalmente quando usado em preparações do tipo *sofrito*.

- Ervas e especiarias: Cúrcuma, pimenta-do-reino, canela, açafrão, alecrim, gengibre, sálvia.

- Para a névoa mental: Alimentos ricos em luteolina (bagas de zimbro, hortelã-pimenta in natura, sálvia, tomilho, pimenta e pimentão, endívia, salsão, salsinha, alcachofra e orégano seco); alimentos contendo PS (feijão-branco, ovos, laticínios); alimentos ricos em citicolina (fígado de boi, gema de ovo).

ALIMENTOS A EVITAR:

- Aqueles que compõem a dieta ocidental: Alimentos com excesso de gorduras nocivas (carne vermelha, frituras) e carboidratos de alto IG (pão branco, arroz branco, batata, massas e tudo que é feito de farinha refinada).

- Glúten: Caso você sofra de doença celíaca ou sensibilidade não celíaca ao glúten, evite todos os derivados de trigo, como pão, pizza, massas e diversas bebidas alcoólicas.

7. Transtorno obsessivo-compulsivo: NAC, glicina e os perigos da ortorexia nervosa

Todos nós conhecemos aquela sensação incômoda de ter saído de casa e ficar na dúvida se fechamos o gás ou se trancamos mesmo a porta. Mas imagine como é não conseguir se livrar desses pensamentos. Todas as preocupações ficam sempre na sua cabeça, e, por mais que você se esforce, sempre tem a impressão de algo inacabado. É assim que se sente quem sofre de transtorno obsessivo-compulsivo (TOC), e é uma absoluta tortura.

Quando Adam adentrou meu consultório, parecia um jovem confiante. Mas assim que baixou a guarda, todas as compulsões e os comportamentos de checagem repetitiva começaram a aflorar. Seus rituais, incluindo ficar verificando se o freio de mão do carro estava puxado, se o tubo de pasta de dentes estava tampado ou se a lata de lixo da cozinha estava fechada, consumiam horas de seu dia. Às vezes, ele chegava atrasado no trabalho porque ficava com medo de dar a partida no carro.

Buscamos jeitinhos de melhorar seus sintomas. Adam seguiu meus conselhos e passou a ir para o trabalho com um aplicativo de transporte, o que o estimulava a sair de casa sem terminar seus rituais, para não deixar o motorista esperando. Encontramos na internet uma lata de lixo com tampa automática, que se fecha a cada uso. Até certo ponto, isso o tranquilizou, mas quando ele pegava o carro para nossas consultas, ainda voltava ao estacionamento e perdia muito tempo por lá, obcecado em verificar se o freio de mão estava solto ou não. E se estivesse, e o carro começasse a descer a rua sozinho? E se ele pisasse mais do que devia no acelerador e atropelasse alguém acidentalmente? Esses pensamentos giravam na sua cabeça sem parar, como um hamster numa roda.

Durante muito tempo, o TOC foi considerado um tipo de ansiedade.[1] Apenas recentemente ele ganhou uma classificação à parte, com outros transtornos, naquilo que é conhecido como "espectro do TOC". Em minha opinião, são discutíveis as diferenças entre TOC e ansiedade, porque muitos pacientes de TOC também sofrem com uma ansiedade terrível — tecnicamente falando, até 30% das pessoas que sofrem de TOC também vivenciam transtorno de ansiedade generalizada em algum momento da vida.[2]

O TOC tem uma estreita correlação com diversos outros transtornos de saúde mental. Transtornos de tiques, como a síndrome de Tourette, também são considerados pertencentes ao seu espectro, assim como transtornos dismórficos corporais, tricotilomania (mania de puxar os cabelos), transtorno de escoriação (mania de se beliscar), compulsão por apostas, cleptomania, compulsão sexual e outras condições. Quem sofre de TOC também compartilha traços de personalidade com quem sofre de transtornos alimentares, como a anorexia nervosa ou transtornos compulsivos alimentares, e em muitos pacientes essas condições se cruzam.

Na época em que tratei Adam, cerca de quinze anos atrás, os únicos tratamentos disponíveis eram uns poucos medicamentos e terapia comportamental cognitiva. Hoje em dia, existem ensaios controlados e muitas histórias de sucesso que também podem ajudar a orientar intervenções nutricionais. Neste capítulo, vou explicar quais são essas intervenções nutricionais no caso do TOC e de condições similares, e como as pessoas que se sentem presas a esses sintomas podem obter alívio.

O INTESTINO COM TOC

Como vimos em condições relacionadas, como a ansiedade, a conexão entre o intestino e o cérebro é um fator no TOC. Alterar as bactérias do intestino pode alterar o curso da doença, e essa alteração também ocorre quando aparecem os sintomas do transtorno.

Por exemplo, Pranish Kantak e sua equipe, na Universidade da Dakota do Norte, induziram comportamentos semelhantes ao TOC em camundongos. Em seguida, testaram se probióticos alteravam os sintomas. Na primeira experiência, os camundongos passaram por um tratamento prévio, seja com um probiótico, seja com soro fisiológico, durante duas ou quatro semanas. Ao induzir comportamentos semelhantes ao TOC, os pesquisadores observaram que esses comportamentos eram bem menos extremos nos camundongos tratados com probióticos do que no grupo de controle, que recebeu apenas soro.[3]

Na segunda experiência, um outro grupo de camundongos foi incluído na análise. Este último foi pré-tratado com fluoxetina, mais conhecida como Prozac, durante quatro semanas. Antidepressivos inibidores seletivos de recaptação de serotonina (ISRSS) são usados como tratamento de primeira linha contra o TOC. Como era esperado, o medicamento ajudou a reduzir os sintomas, mas o grupo de camundongos com probióticos apresentou resultados muito semelhantes àqueles do grupo da fluoxetina. Em outras palavras, os probióticos combateram o TOC tão bem quanto o tratamento farmacêutico preferencial.

Para demonstrar que a conexão entre intestino e cérebro funciona no sentido inverso, em 2018 Tony Jung e sua equipe na Universidade McMaster administraram a um grupo de ratos uma substância que induz sintomas semelhantes aos de TOC; em seguida, monitoraram as bactérias intestinais dos animais.[4] Essa investigação apontou que as bactérias do intestino dos roedores de fato se alteravam com a ocorrência de TOC. Os pesquisadores concluíram que a mudança nas bactérias foi precipitada pelo tempo e pela energia gastos com comportamentos compulsivos (pense, por exemplo, em quanto tempo e energia meu paciente Adam estava desperdiçando).

Os resultados dos estudos com animais vêm ganhando confirmação de estudos com seres humanos. Por exemplo, em um levantamento amplo sobre os efeitos psicológicos dos probióticos em seres humanos saudáveis, demonstrou-se que os participantes que usaram probióticos por trinta dias relataram redução dos sintomas obsessivo-compulsivos.

Em 2015, a psicóloga Jasmine Turna e sua equipe postularam que os sintomas de TOC podem ser o resultado de uma relação bidirecional entre o intestino e o cérebro.[5] Bactérias do intestino alteradas impactam o eixo hipotálamo-pituitária-adrenal (eixo HPA), dando início a um efeito cascata de respostas hormonais e imunológicas, que resultariam em TOC.

Existe um número considerável de evidências de que, no TOC, o eixo HPA não funciona como deveria. Por exemplo, o cortisol, hormônio do estresse em pessoas saudáveis, fica num patamar baixo. Quando essas pessoas passam por um estresse, os níveis de cortisol sofrem um pico, quando o corpo libera o hormônio em resposta a uma crise. Nos pacientes com TOC, porém, o nível de base de cortisol já é alto e, quando ocorre uma crise, não há um pico correspondente.[6] Na verdade, os níveis de cortisol chegam a *baixar* quando quem sofre de TOC é submetido a estresse, o exato oposto do que seria de esperar. É como se o eixo HPA ficasse sobrecarregado, devido ao estresse constante do TOC, e o cérebro não pudesse combater fatores estressantes externos da forma que ocorreria em uma pessoa saudável.

Em relação às causas das alterações nas bactérias do intestino que podem provocar TOC, em 2014 o psicólogo cognitivo Jon Rees demonstrou que tanto o estresse quanto os antibióticos podem mexer com o microbioma intestinal.[7] Um amplo leque de estresses pode desencadear alterações nesse microbioma e, com isso, o TOC, e estudos indicam que não precisam ser eventos de grande porte, daqueles que mudam a vida da pessoa.[8] Preocupações com a saúde, estresse escolar ou a perda de uma pessoa amada podem provocar TOC mesmo quando não são traumáticos. Até mesmo a gravidez pode mexer com a microbiota intestinal e levar a sintomas semelhantes aos do transtorno.

Em crianças, há muito se acredita que uma variante do TOC chamada PANDAS — sigla em inglês para "transtornos autoimunes neuropsiquiátricos pediátricos associados ao *streptococcus*" — esteja ligada a infecções com esse tipo de bactéria e disfunções imunológicas. No entanto, agora os especialistas conjecturam se não é a própria bactéria que provoca PANDAS, e sim o antibiótico usado para tratar da bactéria. Os antibióticos que combatem *streptococcus* podem prejudicar o microbioma intestinal, desencadeando sintomas de TOC.

Considerando tudo isso, são conclusões que indicam que os sintomas de TOC surgem quando há alteração nas bactérias do intestino, e vice-versa. Como já sabemos a essa altura, a melhor maneira de garantir bactérias saudáveis no intestino é certificar-se de obter os nutrientes apropriados por meio da dieta e evitar os alimentos que possam perturbar o equilíbrio do seu microbioma.

ALIMENTOS QUE PODEM AGRAVAR A COMPULSÃO

Estando o TOC tão interligado com a ansiedade, sempre recomendo que os pacientes se atenham aos fundamentos da alimentação adequada para a ansiedade. Além de evitar os alimentos que abordamos no capítulo 3, eis alguns fatores alimentares dos quais se afastar quando se sofre de TOC.

GLUTAMATO

Como vimos no capítulo 4, em que discutimos transtorno de estresse pós-traumático (TEPT), o glutamato é uma substância comum em muitos alimentos naturais, e usado como aditivo na preparação de diversos pratos, para conferir um sabor umami. Glutamatos alimentares, em geral, são vistos como saudáveis em quantidades normais para a maioria das pessoas, mas quem sofre de TOC deve ter muita cautela em relação à ingestão dessa substância. Isso ocorre porque o glutamato desempenha um papel importante no cérebro, como neurotransmissor, que tem uma forte interligação com os sintomas de TOC.

Em 2018, Kathleen Holton e Elizabeth Cotter apresentaram o caso de um homem que durante 39 anos dos seus cinquenta sofreu sintomas diários de TOC, sem melhora com nenhum tratamento farmacológico.[9] Além do TOC, ele também sofria de fibromialgia (uma condição de dor crônica) e síndrome do intestino irritável, o que acabou sendo a fonte de uma descoberta revolucionária em relação à forma como a dieta afeta o TOC.

Esse homem foi incluído em um ensaio clínico com duplo-cego e duplo placebo, randomizado, para testar os efeitos de uma dieta pobre em glutamato contra a fibromialgia e a síndrome do intestino irritável. Depois de um mês de dieta, não apenas os sintomas das duas condições reduziram, mas ele também teve uma melhora significativa no TOC. Holton e Cotter concluíram que o glutamato deve estar relacionado a anomalias químicas subjacentes ao transtorno.

Em 2017, Přemysl Vlček e sua equipe apresentaram amplas evidências do papel essencial de anormalidades na via do glutamato dentro dos circuitos cerebrais relacionados ao TOC.[10] O glutamato é o principal neurotransmissor excitante do sistema nervoso central; em outras palavras, ele incentiva os neurônios a entrar em ação.[11] Embora o papel exato das anormalidades do glutamato ainda não esteja claro, o TOC é, pelo menos em parte, causado por uma disfunção do sistema que manda suas células agirem, e um excesso de glutamato alimentar pode piorar o estrago.

O glutamato em excesso não é a única peça do quebra-cabeça, no entanto. Em 2019, Yan Li e sua equipe observaram que a causa mais provável do TOC são aumentos tanto no glutamato, que é excitante, quanto em um de seus opostos, o ácido gama-aminobutírico (Gaba), um neurotransmissor inibidor.[12] Como seria de esperar, neurotransmissores inibidores realizam o oposto dos excitantes, dissuadindo neurônios de agir.

O efeito de possuir excesso tanto de glutamato quanto de Gaba é que o cérebro recebe ao mesmo tempo sinais de "pare" e de "siga". Cérebros com TOC estão em constante caos, em razão das mensagens contraditórias que os neurônios recebem. Não admira que travem! A história completa por trás das anomalias do Gaba e do glutamato é muito mais complicada do que esta explicação genérica, mas o importante é saber que quem sofre de TOC pode obter alívio reduzindo os glutamatos na dieta.

Existem dois tipos de glutamato alimentar. O glutamato "ligado" é, em geral, ingerido como parte das proteínas, e por isso pode ser bem digerido e absorvido. O glutamato "livre" não está ligado a outros aminoácidos, o que significa que pode causar picos de glutamato no sangue. Esses picos são indesejáveis.

As formas "livres" dos glutamatos podem ser encontradas em carnes curadas, queijos Roquefort e parmesão, molho de peixe, shoyu, tomates maduros, brócolis, suco de uva, caviar, salame, missô e caldos de tutano. Como abordamos no capítulo 4, o glutamato também pode ser encontrado no glutamato monossódico (GMS), ingrediente de vários tipos de alimentos prontos, processados e industrializados. É usado, por exemplo, nos *nuggets* das lanchonetes, assim como em caldos prontos, refeições instantâneas, extratos de soja e de levedura. Quem sofre de TOC ou de sintomas similares aos do transtorno deve tentar reduzir o consumo desses alimentos o máximo possível, para ver se há melhora (já aconselhei a atentar-se para o fato de que muitos alimentos com excesso de glutamato também contêm o aminoácido tiramina, o que pode causar interferência com os antidepressivos MAO. Para mais detalhes, veja o capítulo 9).

GLÚTEN

Em 2018, o gastroenterologista Luis Rodrigo e sua equipe realizaram um estudo para descobrir se a redução do consumo de glúten poderia diminuir os sintomas em crianças com TOC e síndrome de Tourette.[13] De fato, depois de um ano com uma dieta livre de glúten, os pacientes constataram que suas obsessões interferiam menos no dia a dia, e que sentiam menos incômodo.

As razões exatas dessa melhora nos sintomas de TOC depois do corte do glúten são desconhecidas. Nos capítulos anteriores, expliquei como o cérebro do celíaco fica suscetível à destruição autoimune de suas células, assim como a desequilíbrios entre glutamato e Gaba.[14] Isso provavelmente contribui para os sintomas do transtorno.

Embora não existam evidências irrefutáveis de que uma dieta sem glúten possa ajudar quem sofre de TOC, esse estudo e outros relatos sugerem que vale a pena adotá-la para testar se há melhora nos sintomas.

ALIMENTOS E SUPLEMENTOS PARA EVITAR COMPULSÕES

Vicky, cinquenta anos, era diretora de recursos humanos de uma das quinhentas maiores empresas do ranking da revista *Fortune*. Sempre fez questão de ser pontual e cumprir as tarefas no trabalho. Em casa, porém, sentia-se frustrada, incomodada com o fato de que o filho caçula estava prestes a sair de casa para prosseguir os estudos.

Durante a maior parte da nossa conversa, ela se mostrou animada e otimista, mas ficou tensa quando tocamos no assunto do casamento. Acabou reconhecendo que não tinha certeza se devia se separar. Por um lado, não tinha grandes problemas com o marido. Por outro, tinha a sensação de que ele estava acomodado demais com a própria rotina. Ela tinha vontade de viajar pelo mundo, e ele não queria fazer mudanças no cotidiano.

A fim de lidar com a ansiedade e o desejo de novas realizações, começou a ler o livro *A mágica da arrumação*, de Marie Kondo. De cara, ela amou; a filosofia de desentulhar da autora proporcionava a ela uma vazão para o estresse. Em pouco tempo, não só tinha limpado o porão e os closets, mas até começado a organizar as roupas e os sapatos pela cor.

O marido começou a se incomodar com aquela arrumação constante e, quando ela começou a mexer nas roupas dele, foi a gota d'água. Até os filhos passaram a trancar a porta do quarto assim que chegavam em casa, temendo que ela entrasse para começar a arrumar as coisas deles. Aos poucos, essa mania de arrumação passou a interferir em outros aspectos da própria vida. Vicky chegava atrasada ao trabalho porque ficava arrumando, e quando estava no escritório não conseguia pensar em outra coisa.

Percebi que ela estava desenvolvendo TOC. Embora o transtorno, em geral, se manifeste mais precocemente, também pode começar de forma tardia. Uma pequena proporção de casos principia em pessoas com mais de cinquenta anos.[15] Vicky estava decidida a não se medicar, mas, com o passar de nossas sessões de terapia, começou a perceber como seu comportamento obsessivo estava tomando o lugar da tensão que a ideia de se separar despertava nela.

Levando em conta sua relutância em tomar medicamentos, decidi experimentar certas intervenções alimentares. Minha intenção era, principalmente, tentar dois tratamentos diferentes, que se mostraram eficazes na redução de sintomas de toc sem o uso concomitante de inibidores de serotonina — a N-acetilcisteína (NAC) e o mio-inositol (MI).

Por meio de uma combinação de dieta, suplementos e terapia, depois de três meses Vicky começou a ter mais clareza de raciocínio. As ideias obsessivas diminuíram e ela ficou menos intrometida, o que a deixou mais eficiente. A mania de arrumação se reduziu consideravelmente, e, por mais difícil que tenha sido a decisão, ao final de um ano ela concluiu que era hora de dar um tempo no casamento. Um ano e meio depois, eles chegaram a um divórcio amigável.

Vicky continuou a se consultar comigo, e sempre que ela foge da dieta, os pensamentos obsessivos voltam aos poucos — às vezes ela pensa se fez a coisa certa em relação ao casamento; às vezes ela retorna à mania de limpeza. No entanto, assim que reinicia suas intervenções alimentares, esses sintomas desaparecem.

Vamos tratar da NAC e do MI, assim como de outras intervenções alimentares que se mostraram eficazes no auxílio a pacientes que sofrem com TOC.

N-ACETILCISTEÍNA

A NAC é um suplemento alimentar utilizado para tratar diversos problemas de saúde não mentais, mas também demonstrou ser um tratamento de valia contra o TOC. Ela inibe a liberação de glutamato entre as células nervosas de diversas regiões do cérebro, entre elas o córtex, a amígdala, o hipocampo e o corpo estriado, todas afetadas pelo TOC.[16] Além disso, a NAC reduz o estresse oxidativo e os processos inflamatórios no cérebro de quem sofre de TOC.[17]

Um estudo de 2017 demonstrou que a NAC amplifica os efeitos do citalopram, um antidepressivo, aumentando a resistência a compulsões e melhorando o controle destas em crianças e adolescentes com TOC.[18] Outro relato, o caso de uma mulher de 58 anos que controlou o

TOC com o antidepressivo fluvoxamina, concluiu que uma prescrição extra de NAC resultou em uma melhoria significativa do TOC, que ela começou apenas uma semana após o início do tratamento com NAC.[19]

A NAC também se mostrou eficaz no tratamento da tricotilomania, um transtorno do espectro do TOC em que o indivíduo puxa o próprio cabelo de forma obsessiva. Em 2009, Jon Grant realizou um ensaio duplo-cego, randomizado, com controle de placebo, para testar a eficácia de 1200 a 1400 mg diários de NAC, ao longo de doze semanas, em participantes com tricotilomania.[20] Os pacientes que estavam no grupo do tratamento com NAC apresentaram uma redução significativamente maior nos sintomas, na comparação com o grupo placebo.

Há relatos de casos que mostram que a NAC também é eficaz contra o roer unhas e o beliscar compulsivos. São necessários mais estudos controlados, mas, no geral, os resultados dos ensaios já realizados depõem em favor do uso de NAC, na comparação com placebos.[21] Também é considerada segura, sem maiores efeitos colaterais.

Não se encontra NAC em alimentos in natura. Por isso, é preciso tomá-la como suplemento. No entanto, uma vez dentro do corpo, ela se converte em cisteína, um aminoácido. Embora todas as pesquisas a respeito dos efeitos da NAC sobre o TOC se baseiem em suplementos, os pacientes da minha clínica também obtiveram resultados promissores ingerindo alimentos ricos em cisteína. Carne, grãos e ovos a contêm, assim como ricota, queijo *cottage*, iogurte, brócolis, pimentão e cebola.

MIO-INOSITOL

O mio-inositol é uma variante da glicose produzida naturalmente no corpo, mas que também pode ser consumida por meio dos alimentos. No cérebro, existe uma enorme quantidade de MI, especialmente nas membranas celulares, onde ele ajuda a controlar quais substâncias entram e saem das células.[22] O MI é um precursor da fosfoinositida, um tipo de lipídio que facilita as respostas celulares em muitas vias neuroquímicas, entre elas as vias da serotonina e da dopamina envolvidas com o TOC.[23]

Alguns pesquisadores acreditam que o MI tem um mecanismo de ação sobre o cérebro semelhante ao dos ISRSS.[24] Como seria de esperar, diversos estudos e ensaios demonstraram que o MI também ajuda no TOC. Em 1996, por exemplo, o psiquiatra Mendel Fux e sua equipe estudaram treze pacientes com TOC e observaram que 18 g diários de MI, durante seis semanas, resultaram numa redução significativa dos sintomas de TOC, na comparação com um placebo.[25]

Apesar da eficácia do MI por si só, não está provado que ele seja útil como acréscimo a tratamentos padrão para o TOC, como os ISRSS. Além disso, leves efeitos colaterais gastrointestinais, como diarreia, flatulência e náusea foram relatados. Mesmo assim, são desvantagens pequenas, se comparadas aos benefícios que ele pode propiciar.[26]

O MI é abundante em frutas, feijões, grãos e nozes. Legumes in natura contêm muito mais MI que as versões congeladas ou enlatadas. No café da manhã, a toranja e os cereais matinais (sem açúcar adicionado) são ótimas fontes de MI, e o café contém traços dele. Lembre-se apenas de consultar seu médico antes de adicionar toranja à dieta, devido a possíveis interações com certos medicamentos. No almoço e no jantar, dê preferência a feijão-branco ou vagem. A couve-de-bruxelas e o feijão-de-lima também são ricos em MI, enquanto a cenoura e o milho contêm níveis menores. A pasta de amendoim (sem açúcar adicionado) é rica em MI, assim como o pão integral. Em geral, pães de grãos integrais são mais ricos em MI que pães de grãos refinados. O melão-cantalupo e as frutas cítricas também contêm doses extraordinariamente elevadas de MI. Por isso, coma-as sempre que puder.

GLICINA

A glicina é outro aminoácido que impacta o funcionamento do glutamato no cérebro. Estudos indicam que pode ser útil contra o TOC, por interagir com um tipo de receptor de glutamato, encontrado no cérebro, conhecido como receptor de N-metil-D-aspartato (NMDA).[27] Embora também seja um neurotransmissor inibidor, ela não se choca com o glutamato da mesma forma que o Gaba e ajuda a apaziguar o conflito dentro do cérebro de quem sofre de TOC.

Em 2009, William Greenberg e sua equipe ministraram 60 mg diários de glicina, ou um placebo, a pacientes com TOC, e em seguida monitoraram seus sintomas durante quatro, oito e doze semanas depois do início do ensaio.[28] Nos pacientes que receberam a glicina, houve uma forte tendência de redução dos sintomas de TOC.

Também em 2009, William Louis Cleveland e seus colegas relataram outro caso que ressalta a importância da glicina.[29] O paciente nesse estudo havia sido diagnosticado com TOC e transtorno dismórfico corporal aos dezessete anos, e seus sintomas eram graves o bastante para obrigá-lo a parar de estudar. Aos dezenove anos, ele não saía de casa e seu único contato social era com os pais. Diversos tipos de tratamento — antidepressivos ISRS, medicamentos antipsicóticos e terapia intravenosa — mostraram-se infrutíferos.

Aos 22 anos, os sintomas pioraram, depois que ele recebeu tratamento com antibióticos contra *Helicobacter pylori*, uma bactéria que provoca úlceras estomacais. Seus médicos concluíram que os receptores de NMDA não estavam funcionando corretamente. Começaram a lhe dar glicina, para estimular o NMDA. Ao fim de cinco anos, o tratamento com glicina tinha levado a uma forte redução dos sintomas de TOC e de transtorno dismórfico corporal, com recaídas parciais ocorrendo sempre que o tratamento era interrompido. Graças ao novo tratamento com glicina, esse paciente pôde retomar sua vida social e estudantil.

Embora se trate de um único ensaio, os resultados foram bastante surpreendentes e, com as conclusões do ensaio controlado, são uma evidência sólida de que a glicina pode ser altamente eficaz no tratamento do TOC.

Não é preciso recorrer a suplementos para obter glicina. Ela está presente na carne, no peixe, nos laticínios e nos legumes. A fonte da carne de peru é mais rica que a de boi, que, por sua vez, é mais rica que a de porco ou frango. As melhores fontes de glicina são o colágeno e a gelatina. Como o caldo de tutano contém tanto glicina quanto glutamato, ingeri-lo pode parecer um tanto contraditório. Faço os pacientes da minha clínica testarem, adicionando ou excluindo o caldo de tutano da dieta para ver como interagem com os sintomas de TOC. Quando o caldo de tutano tem um efeito negativo em determinado paciente, nos atemos simplesmente a opções vegetais, como espinafre, couve, couve-flor, repolho, abóbora e frutas como banana e kiwi. Todas elas também contêm glicina.

CARDO-MARIANO

O cardo-mariano (*Silybum marianum*), integrante da mesma família de flores que inclui o girassol e a margarida, há séculos é usado como planta medicinal. Segundo um antigo folclore, suas flores roxas características, com folhas de nervuras brancas, viriam do leite da Virgem Maria.

O componente do cardo-mariano que ajuda quem sofre de TOC é um flavonoide, a silimarina, um antioxidante natural. Uma das principais funções da silimarina é inibir a oxidase monoamina (MAO), uma enzima que (entre outras coisas) remove a serotonina do cérebro.[30] A inibição da MAO aumenta a serotonina, e, em consequência, os sintomas de TOC diminuem (já mencionamos os medicamentos antidepressivos MAO, que atuam mais ou menos da mesma forma).

Quando Mehdi Sayyah e sua equipe compararam os efeitos do extrato de cardo-mariano (600 g/dia) à fluoxetina (30 mg/dia) em pessoas que sofrem de TOC, concluíram que os dois tratamentos tinham eficácia semelhante, e que os efeitos colaterais também eram semelhantes.[31] Embora sejam necessários novos estudos para que se possa recomendar de forma definitiva o cardo-mariano como tratamento contra o TOC, vale a pena experimentar, considerando que o risco de ter efeitos colaterais negativos é pequeno.

Os suplementos são a única forma de incorporar cardo-mariano à rotina. Como sempre, consulte seu médico antes de começar a tomá-los.

VITAMINA B_{12}

A vitamina B_{12} (cobalamina) é essencial para a produção de várias substâncias químicas, entre elas a serotonina. Um estudo demonstrou que 20% das pessoas com TOC possuem carência de vitamina B_{12}, e essa descoberta foi corroborada por outros estudos.[32] Embora não se saiba se essa carência é causa ou consequência do TOC, sabe-se que desempenha um papel.

Em 2012, Vivek Sharma e sua equipe relataram o caso de um homem de meia-idade, que apresentava TOC, com níveis baixos de B_{12} e um histórico familiar de deficiência dessa vitamina.[33] Os sintomas do transtorno desapareceram ao se elevar seus níveis de B_{12} com a administração de metilcobalamina, uma forma da vitamina. É um bom sinal de que vale a pena fazer a experiência de reposição em pacientes com TOC.

A vitamina B_{12} pode ser encontrada sobretudo na carne de boi, nos peixes e no frango. Por isso, quem come de tudo não terá muita dificuldade em obter o suficiente. Se você for vegetariano, também pode encontrar B_{12} nos laticínios. Se for vegano, pode recorrer a cereais e outros alimentos fortificados com vitaminas. Mas também existem opções alimentares prontas, como o tempeh, um derivado fermentado de soja, que possui níveis elevados de vitamina B_{12}. Outra fonte vegetariana rica em B_{12} é o *nori*, um tipo de alga marinha comestível.

Certa vez tive uma paciente vegetariana de 35 anos, chamada Ashwariya. Viera se consultar comigo por causa de uma série de comportamentos que estavam atrapalhando sua vida. Por exemplo, ela percebeu que não parava de ficar arrumando a borda da colcha, chegando a passar a noite acordada para ter certeza de que estava absolutamente "impecável". Começou a ficar obcecada com os defeitos da pele, até mesmo onde não havia nenhum. Quando vinha a meu consultório, sentava-se e começava a se remexer na cadeira, às vezes confessando, envergonhada, que se sentia gorda demais para ficar à vontade sentada, embora desse para ver que o peso dela era normal e que a cadeira era larga o bastante para ela se sentar como bem entendesse.

Levantei seu histórico detalhado e percebi que ela sofria de TOC e de transtorno dismórfico corporal. Após alguns exames básicos de laboratório, constatei uma carência de vitamina B_{12}. Por isso, propus que tentássemos melhorá-lo. Três meses depois, os comportamentos incômodos continuavam presentes, e os níveis de B_{12} permaneciam baixos, mesmo tomando suplementos. Quando lhe perguntei que tipo de B_{12} ela estava tomando, ela respondeu que eram tabletes de *Chlorella*, que supostamente têm teor elevado de vitamina B_{12}. Porém, ela não sabia que é preciso checar as informações nutricionais para saber que tipo de *Chlorella* se está tomando. Fórmulas industriais contêm teores variados de B_{12}, e a que ela estava tomando continha muito pouco.[34]

Ashwariya mudou para *Spirulina*, um suplemento feito a partir de algas azul-turquesa. Porém, estudos mostraram que muitos suplementos alimentares como o *Spirulina* contêm a pseudovitamina B_{12} — variantes da B_{12} que são inócuas em seres humanos.[35]

Como da primeira vez, os sintomas não melhoraram. Por fim, ela começou a ingerir a alga marinha seca *nori*, que é rica em B_{12}, no sushi vegetariano. Embora o *nori* contenha glutamatos, Ashwariya não sofreu seus efeitos nocivos (se tivesse sofrido, eu sugeriria *wakame*, uma alga castanha bastante comum no missô, que tem níveis altos de B_{12} e um teor insignificante de glutamato). Em três meses, os sintomas começaram a melhorar. Embora a reposição de vitamina B_{12} não seja uma fórmula infalível para tratar todos os casos de sintomas de TOC, em alguns casos pode ser uma tábua de salvação.

CÚRCUMA

Em 2010, os doutores Jithendra Chimakurthy e T. E. Gopala Krishna Murthy analisaram a importância da curcumina contra o TOC.[36] Como vimos, há muito se sabe do impacto da curcumina sobre o metabolismo da serotonina, da dopamina e da noradrenalina. Por isso, os pesquisadores suspeitaram que ela teria um impacto nas alterações neuroquímicas subjacentes ao TOC.

A fim de investigar essa possibilidade, a equipe induziu comportamento similar ao TOC em ratos, antes de tratá-los, seja com curcumina, seja com paroxetina (um ISRS). Os ratos tratados com 5 mg/kg e 10 mg/kg de curcumina tiveram um aumento nos níveis de dopamina no sangue, mas somente a segunda quantidade de curcumina elevou os níveis de serotonina. Os animais tratados com paroxetina apresentaram uma elevação na serotonina, mas nenhuma mudança na dopamina. Tanto a curcumina quanto a paroxetina reduziram os comportamentos compulsivos.

Embora ainda estejam sendo feitas pesquisas com seres humanos sobre os efeitos da cúrcuma contra o TOC, ela é em geral tão boa para a saúde mental que eu a recomendo como parte da dieta cotidiana.

CONSIDERAÇÕES ESPECIAIS

ORTOREXIA NERVOSA

Um dos grandes desafios no tratamento de meus pacientes com TOC é tomar cuidado para não agravar seus sintomas, dando-lhes um novo objeto de obsessões. Como a mente deles está o tempo todo produzindo novas fontes de estresse e compulsões, a última coisa que se deseja é piorar o problema. É preciso, sobretudo, garantir que não se desencadeie uma ortorexia nervosa.

Em 1997, o médico Steven Bratman e seu colega David Knight cunharam o termo "ortorexia nervosa" para descrever pessoas com obsessão pela nutrição perfeita. Essa condição resulta de dietas muito restritivas, com um foco compulsivo no preparo dos alimentos e padrões ritualizados na hora de comer. Em outras palavras, quem sofre de ortorexia nervosa se torna um "viciado em comida saudável" ao extremo.

Reconheço que pode parecer irônico alguém escrever um livro inteiro sobre comer bem e advertir contra as armadilhas de um excesso de foco na nutrição. Porém, embora seja uma qualidade ter consciência daquilo que se come e fazer o possível para garantir a ingestão de alimentos ao mesmo tempo nutritivos e sustentáveis, não há dúvida de que há o risco de ultrapassar a fronteira da obsessão e alimentar novas tendências de TOC.

Tive um paciente, de nome Josue, que veio de muito longe para se consultar comigo depois de ter ouvido falar de meu trabalho e minha clínica. A expectativa dele era de fazer exames de sangue assim que cruzasse a porta do consultório, praticamente exigindo uma complexa solução médica para seus problemas. Porém, na entrevista inicial, ficou claro que seu problema principal era um excesso de rigidez nas escolhas alimentares, o que o levou a uma deficiência nutricional. Comecei a cuidar disso sugerindo com cautela que falássemos sobre algumas receitas saudáveis que servissem como tijolinhos, mas ele fez muxoxo e disse que minhas recomendações pareciam "muito fracas".

Gostaria de dizer que convenci absolutamente todos os pacientes que já tive, mas não acho que Josue tenha seguido meus conselhos. Ele não estava disposto a aceitar o fato de que a chave para a sua saúde mental fosse afrouxar a rédea de um regime alimentar rigorosíssimo e focar na ingestão de uma ampla variedade de alimentos saudáveis. Infelizmente, ele nunca mais voltou, e suspeito que sua ortorexia o tenha impedido de atingir seus objetivos, de melhora no peso e no humor.

Evidentemente, existem áreas cinzentas, e vale a pena reconhecer que o debate sobre alimentos evolui com o tempo. Lembro que alguns anos atrás eu estava em um restaurante de Nova York, sem saber se ria ou ficava chocada ao ver vários colegas perguntando a um garçom perplexo sobre a dieta das vacas e o uso de pesticidas nos vegetais. Hoje em dia, virou lugar-comum a preferência por carne de boi alimentado no pasto e por comidas orgânicas, mas na época essas preferências ainda não eram dominantes.

Nunca vou desencorajar meus pacientes em relação a dietas saudáveis, mas quando uma dieta rigorosa começa a atrapalhar a vida deles, começo a ficar preocupada. Indivíduos ortoréxicos costumam se preocupar demais com o controle do peso. Por isso, vejo ali um sinal de alerta.[37]

A fim de afastar os sintomas da ortorexia nervosa, siga estas regras de ouro ao fazer alterações em sua dieta:

- Comece trocando um alimento de cada vez;
- Se não conseguir respeitar essa mudança, experimente outra;
- Comece pela mudança menos difícil, para não afetar seu humor;

- Planeje com antecedência, para que suas decisões se tornem automáticas e você não tenha que se preocupar demais com cada refeição;

- Suba na balança uma vez por semana, e não todos os dias;

- Tente limitar sua exposição às mídias sociais durante o período em que estiver trocando de dieta. Estudos mostram que mexer no Instagram, em especial, agrava a ortorexia.[38]

São regras que podem ser úteis para quem tem tendência ao TOC, e são dicas boas até para pessoas saudáveis que queiram fazer alterações na dieta.

DISMORFIA MUSCULAR

A dismorfia muscular é uma variante do TOC, em que o indivíduo fica obcecado pela própria musculatura e passa a se exercitar compulsivamente.[39] É algo que pode resultar em dietas radicais e no uso de suplementos alimentares para chegar à massa muscular perfeita e reduzir o percentual de gordura do corpo.

Por exemplo, Jason, trinta anos, veio se consultar comigo porque se sentia sem rumo e queria turbinar a própria motivação. Em pouco tempo, me dei conta de que a relação com o pai estava no cerne de seus conflitos. Ele trabalhava com o pai e apreciava as vantagens que isso lhe propiciava, por um lado, mas por outro a severidade paterna fazia sua frustração crescer ao longo dos anos, e com ela a sensação de que nunca alcançaria o mesmo êxito paterno.

Incapaz de conversar a respeito com o pai, Jason resolveu sua frustração na academia. Apesar de ter menos de 9% de gordura corporal e músculos obviamente definidos, ele me disse que queria ficar mais forte e mais esbelto, porque decidira se inscrever em um campeonato de fisiculturismo. Disse a ele que estava em excelente forma, e ele me olhou como se eu estivesse louca.

Nas semanas seguintes, ele aumentou um pouco mais a carga de exercícios, mudou radicalmente a dieta, e veio ao consultório tão magro que chegava a assustar. Mesmo com apenas 5% de gordura corporal, ele não estava satisfeito. Aumentou a ingestão de proteína para além do recomendado até para atletas de resistência, que ingerem doses altíssimas.[40] Ele também começou a tomar vários suplementos: aminoácidos de cadeia ramificada, glutamina e aminoácidos estimuladores do hormônio de crescimento (lisina, ornitina e arginina). E pior de tudo, ele começou a tomar esteroides anabolizantes. Mais difícil do que vê-lo assim foi fazê-lo entender. A meu pedido, ele passou por uma bateria de exames e descobriu que estava à beira da insuficiência renal. Por sorte, era cedo o bastante para que o exame fosse um sinal de alerta. Recomendei que voltasse à estaca zero, a uma dieta saudável com frutas frescas, legumes, proteínas magras (peito de frango, peru e salmão eram seus favoritos) e fontes de gorduras saudáveis, como azeite e abacate. Com tempo e paciência, aos poucos ele foi vendo a diferença e se sentindo melhor, tanto emocional quanto fisicamente. À medida que continuei o trabalho nos aspectos nutricionais de sua condição, ele começou a se consultar com um terapeuta, que conseguiu conversar sobre sua infância e seu crescimento perto de um pai poderoso e bem-sucedido. Depois de algum tempo, ele fez o elo entre o exagero na dieta e nos exercícios físicos e os sentimentos complicados em relação ao pai. Ao fim de um ano, Jason passou a apresentar melhora significativa ao recobrar um estilo de vida saudável.

Para enfrentar a dismorfia muscular, evite alterações radicais na dieta e sempre consulte um médico ou um nutricionista ao mexer no consumo de proteínas ou começar a tomar um suplemento. Evite, acima de tudo, suplementos sobre os quais você leu na internet, ou de fontes não verificáveis. Considere cuidadosamente aquilo que quer acrescentar à dieta. Por fim, tome cuidado com as causas psicológicas subjacentes que podem estar levando você a atitudes nocivas à saúde em relação a coisas que deveriam estar fazendo bem.

COMO ENFRENTAR OBSESSÕES POR MEIO DA DIETA

Com as histórias de meus pacientes, espero ter alertado você em relação às formas variadas e sutis como o TOC se apresenta. Embora sempre haja pacientes como Adam, que têm compulsões e comportamentos clássicos de checagem, essa não é a única forma que o TOC assume. Às vezes, como constatamos com Vicky, o TOC pode surgir de um interesse que, de início, parece saudável, ou pode vir do acúmulo de pequenos hábitos e receios em relação ao próprio corpo, como no caso de Ashwariya. Ou ainda, como no caso de Jason, ser resultado até de um excesso de foco em um estilo de vida saudável.

Diante de uma doença tão variada e insidiosa, é fundamental que você consulte um médico, caso sinta estar sofrendo de sintomas similares aos de TOC. Embora seja preciso individualizar o tratamento para cada paciente, sempre convém implementar algumas das estratégias nutricionais que debatemos neste capítulo.

DICAS CONTRA O TOC

Sendo o TOC tão intimamente relacionado à ansiedade, as recomendações nutricionais do capítulo 3 também se aplicam aqui.

ALIMENTOS E SUPLEMENTOS A ADOTAR:

- N-acetilcisteína: Embora a NAC deva ser tomada sob forma de suplemento, alimentos ricos em cisteína também podem ser eficazes. Experimente carne de boi, grãos, ovos, ricota, queijo *cottage*, iogurte, brócolis, pimenta e cebola.

- Mio-inositol: Legumes frescos, principalmente feijão-branco, vagem, couve-de-bruxelas e feijão-de-lima; pasta de amendoim; pão integral; melão-cantalupo; e frutas cítricas.

- Glicina: Carne de boi, peixe, laticínios, legumes, espinafre, couve, couve-flor, repolho, abóbora, banana, kiwi.

- Cardo-mariano (*Silybum marianum*): Disponível como suplemento.

- Vitamina B_{12}.

- Especiarias: Cúrcuma com uma pitada de pimenta-do-reino.

ALIMENTOS A EVITAR:

- MSG, outros glutamatos e ácido glutâmico: Molhos de peixe, de ostras e de tomate, missô, queijo parmesão, salgadinhos, chips, refeições prontas, cogumelo, espinafre, algas marinhas, queijo, shoyu, feijão e tomate fermentados, e alimentos ricos em proteína, como carne e frutos do mar.

- Glúten: caso sofra de doença celíaca ou sensibilidade não celíaca ao glúten, evite todos os derivados de trigo, como pães, pizza, massas e diversas bebidas alcoólicas.

8. Insônia e cansaço: Capsaicina, camomila e as dietas anti-inflamatórias

Dumisani, policial de quarenta anos, veio me pedir ajuda para lidar com a depressão — ou era por isso que ela achava precisar de ajuda. Ela e o marido haviam adotado um recém-nascido do Quênia. Como o trabalho do marido exigia que ele trabalhasse durante o dia, ela fazia o turno da noite na polícia, trabalhando em geral até o sol raiar.

Quando chegava sua vez de dormir ao final de um longo turno, não conseguia. A exaustão, que parecia insuportável quando estava no trabalho, desaparecia por completo quando ela fechava as cortinas e se enfiava na cama. O estresse do plantão a mantinha pilhada. O bebê ficava muito contente em vê-la e queria brincar. Ela só não conseguia convencer o próprio corpo de que estava na hora de dormir. Por isso, conseguia apenas tirar uma soneca, vez ou outra, enquanto o bebê cochilava durante o dia. Evidentemente, quando voltava ao trabalho na noite seguinte, sentia-se ainda pior, arrastando-se de um plantão ao outro estimulada por um fluxo constante de café, num ciclo interminável.

Dumisani acabou sucumbindo a esse padrão. Uma depressão se instalou e, apesar de se alimentar de maneira saudável, ela ganhou sete quilos. De cara, notei que um antidepressivo não seria a solução para seus problemas. Decidimos que, antes de experimentar os medicamentos, ela deveria tentar algumas mudanças no cotidiano. Debatemos como o trabalho no turno da noite estava perturbando suas bactérias intestinais, a importância dos padrões regulares de sono e de que forma ela poderia mudar sua dieta para administrar melhor sua energia.

Ela mudou seus horários, para não ter que trabalhar no turno da madrugada toda noite. O marido também fez mudanças de horário e passou a levar o bebê para o trabalho em determinados dias. Ela cumpriu à risca o plano alimentar que elaboramos, o que a ajudou a se sentir mais animada e a ter sono nas horas certas.

Pode parecer malabarismo demais, mas a soma dessas mudanças fez com que Dumisani e o marido conseguissem cuidar da família com muito mais êxito. Ela continuou a dar alguns expedientes noturnos. Por isso, seus horários de sono não eram totalmente ideais, mas, mesmo com essa solução imperfeita, num espaço de três meses seu humor mudou de maneira drástica.

Quase um terço da população mundial tem problemas de sono.[1] Se você tem problemas para pegar no sono ou continuar dormindo, isso pode afetar todos os sistemas orgânicos do corpo.[2] Cérebro, coração, pulmões, rins e o metabolismo em geral podem todos sair do prumo.

Quando não há no mundo nenhuma música calmante e nenhum sedativo que ajudem a dormir, o que se pode fazer? E quando se está desperto, como viver o dia com a energia ideal? Isso é o que discutiremos neste capítulo, destacando os alimentos que ajudam e os que prejudicam quando a insônia e o cansaço atrapalham sua vida.

O SONO E O SEU INTESTINO

Conservar o delicado equilíbrio das bactérias do intestino é fundamental para um sono saudável. A essa altura, você já conhece bem as conexões intestino-cérebro que vimos com o sono: as bactérias intestinais ao interagir com o sistema imunológico, os hormônios e o nervo vago se comunicam com o cérebro para determinar os padrões de sono.[3] E, mais uma vez, a interação ocorre em mão dupla, pois o cérebro também é capaz de ter efeito sobre as bactérias intestinais.

É provável que você já tenha ouvido falar do ritmo circadiano, um relógio biológico interno de 24 horas que regula a hora em que dormimos e a hora em que estamos acordados. Quando esse ciclo sono/vigília é interrompido, acarreta danos metabólicos. Em 2014, Sarah Davies, pesquisadora associada do Imperial College de Londres, demonstrou que a privação de sono de doze homens jovens e saudáveis fez os níveis de 27 metabólitos — entre eles alguns de nossos favoritos, como a serotonina e o triptofano — sofrerem alterações.[4] Quando seu sono é normal, esses metabólitos aumentam e diminuem em ritmos específicos ao longo do dia. Quando você não dorme o suficiente, porém, esse ritmo é perturbado e os picos e depressões químicos ficam instáveis. Isso levou ao surgimento de um novo campo da medicina, chamado "crononutrição", no qual os pesquisadores estudam como o relógio interno do corpo afeta a digestão e o metabolismo.[5]

E o que isso tem a ver com o intestino? Bem, não é só o ser humano que tem um ciclo natural de sono; todo ser vivo tem, inclusive as bactérias do seu microbioma. As bactérias intestinais adotam um padrão de "sono" e "vigília" conforme seus processos fisiológicos oscilam ao longo do dia.[6] Na verdade, os ritmos circadianos das bactérias intestinais podem afetar o ritmo circadiano humano, ao alterar os genes que ajudam você a dormir ou a ficar acordado.[7]

Os relógios internos das bactérias do intestino e os relógios internos do ser humano costumam estar sincronizados.[8] No entanto, quando o relógio interno do corpo é alterado — por exemplo, ao chegar tarde da noite ou em uma viagem com um fuso horário diferente e jet lag —, a composição e o comportamento das bactérias intestinais podem mudar.[9] O descompasso resultante dos ritmos circadianos pode afetar o modo como seu corpo metaboliza os alimentos, contribuindo para a obesidade.

Há várias pesquisas com animais que demonstram essa relação estreita entre as bactérias intestinais e os padrões de sono. Por exemplo, um estudo mostrou que perturbar os padrões de sono altera as bactérias intestinais em camundongos.[10] Em consequência, o revestimento do cólon dos camundongos é danificado, "vazando" substâncias que aumentaram os processos inflamatórios no corpo, alterando a sensibilidade à insulina e mais ingestão de alimentos. Os pesquisadores concluíram que, ao transplantar fezes desses camundongos privados de sono a outros, livres de germes, estes últimos começaram a ter os mesmos problemas com inflamações e metabolismo.[11] O uso de probióticos reverteu essas mudanças.

Nos seres humanos, observamos com mais nitidez os perigos da interrupção do sono em funcionários de plantão, como Dumisani, que trabalham durante as horas que normalmente são de sono. Você pode achar que dar plantão é raro, mas dois em cada cinco trabalhadores nos Estados Unidos fazem horários que fogem do padrão "das nove às cinco" (coincidentemente, essa é a mesma proporção da taxa de obesidade no país).[12] Funcionários noturnos raramente dormem o suficiente e, por isso, o equilíbrio bacteriano intestinal fica prejudicado. Mesmo quando a dieta é idêntica à de quem trabalha de dia, a metabolização não age normalmente, resultando numa tendência maior ao sobrepeso ou à obesidade.[13]

COMER PARA DORMIR

A melhor receita para dormir muitas vezes está alinhada a uma dieta saudável. Por exemplo, em 2014, Ryoko Katagiri e sua equipe relataram que mulheres que comeram mais macarrão instantâneo e doces e menos vegetais e peixe tinham o sono pior em comparação àquelas cuja dieta era mais saudável.[14] O sono de má qualidade também é mais comum em pessoas que consomem bebidas energéticas e açucaradas, e que pulam o café da manhã e fazem refeições em horários irregulares.

Não obstante esse efeito negativo do açúcar, demonstrou-se que uma refeição com carboidratos de alto índice glicêmico (IG) faz com que você durma mais rápido, embora tenha um sono menos satisfatório.[15] Outro estudo mostrou que dietas com excesso de açúcar, com alto teor de gordura saturada e pobres em fibras proporcionam um sono mais leve e menos reparador.[16] As dietas com excesso de gordura e principalmente de carboidratos diminuem o sono "de ondas lentas", o REM (da sigla em inglês para "Movimento rápido dos olhos"), que é restaurador e ajuda a consolidar a memória.[17]

Há outros estudos sobre o sono mais difíceis de analisar. Um estudo japonês concluiu que a baixa ingestão de proteínas (menos de 16% da energia obtida de proteínas) estava associada a um sono de pior qualidade e à dificuldade para adormecer, enquanto uma ingestão maior de proteínas (mais de 19%) estava associada à dificuldade de manter o sono. Em vez de incentivá-lo a fazer um esforço para atingir a energia ideal de 16% a 19% da proteína, é mais seguro dizer que o ideal é comer uma quantidade moderada de proteínas. Como o mantra em todo este livro, até os alimentos bons devem ser ingeridos com moderação, e é preciso ter consciência do equilíbrio entre o que ingerir e como ingerir.

Em geral, recomendo que você siga uma dieta saudável, com alimentos integrais, como o padrão alimentar mediterrâneo, e certifique-se de incluir ou excluir certos alimentos de acordo com a influência sobre seu sono. Uma suposição segura é que, se sua dieta contém uma variedade menor de alimentos, provavelmente seu sono será pior. Então, tente variar o máximo possível.[18] Quer isso o ajude a dormir ou não, é um bom conselho em geral; torna a alimentação mais variada e divertida e diversifica suas oportunidades de obter uma gama mais ampla de nutrientes.

ALIMENTOS QUE ATRAPALHAM O SONO

Alguns alimentos perturbam o sono e tornam muito mais difícil se sentir revigorado. Vamos analisar os alimentos a serem limitados quando se está focado em ter uma boa noite de sono.

CAFEÍNA

Não é preciso entender física quântica para saber que a cafeína vai mantê-lo acordado à noite — afinal, sentir-se desperto e alerta costuma ser o motivo pelo qual a ingerimos. Tomar cafeína é uma faca de dois gumes. Por um lado, nos deixa mais alertas. Por outro, ao nos impedir de dormir bem, nos deixa menos alertas no dia seguinte. Os pesquisadores se referem a isso como o efeito "sono ensanduichado", em que o sono é ensanduichado entre dois dias de consumo de cafeína, sendo espremido aos poucos em cada vez menos horas. Infelizmente, o número de pessoas que sofrem desse efeito vem aumentando. Quase 33% dos americanos dormem menos de seis horas por noite.[19]

A cafeína age sobre os receptores de adenosina no cérebro, associados ao sono, à excitação e à cognição.[20] Diversos estudos demonstraram que a cafeína pode prejudicar consideravelmente o sono. Em 2013, Christopher Drake e sua equipe deram 400 mg de cafeína (cerca de quatro xícaras de café) a três grupos de pessoas na hora que iam dormir ou três ou seis horas antes.[21] Todos os grupos de cafeína tiveram uma interrupção no sono, na comparação com o placebo.

No entanto, como já vimos, há benefícios na cafeína. Portanto, eliminá-la, simplesmente, nem sempre é a melhor estratégia. Pesquisas aprofundadas indicam que tomar três a quatro xícaras de café diárias pode ajudar a ter uma vida mais longa e a proteger de doenças cardíacas, câncer e também de condições neurológicas, metabólicas e hepáticas.[22] Assim, a solução ideal é usar a cafeína com bom senso e aprender a reconhecer quando está atuando contra você.

Sugiro seguir as seguintes orientações: beba de três a quatro xícaras pequenas ou médias de café ou chá com cafeína por dia, mas, por segurança, interrompa qualquer consumo de cafeína depois das três da tarde. Se for extremamente sensível à cafeína, evite bebidas descafeinadas no final do dia também — o café "descafeinado" da Starbucks, por exemplo, pode conter, na verdade, até 13,9 mg de cafeína em 500 ml.

ÁLCOOL

Aidan era um universitário de dezoito anos que veio se consultar comigo por causa de uma depressão. Suas notas andavam caindo e, sempre que uma prova se aproximava, a ansiedade batia no teto. Ao levantar seu histórico, ele me disse que bebia muito nos fins de semana, quando sabia que poderia dormir até tarde no dia seguinte, mas se abstinha nos dias de semana, quando precisava estar de pé cedo na manhã seguinte. É um padrão de consumo de álcool comum entre estudantes universitários e outras pessoas que bebem socialmente, e parece fazer sentido; é melhor compensar o cansaço provocado pela bebedeira com um sono extra nos fins de semana, certo? Bem, não é tão simples assim.

Recomendei uma polissonografia em um dia de abstinência de Aidan que mostrou que, mesmo quando não bebia, seu sono estava muito ruim. Sobretudo seu sono REM estava prejudicado, o que provavelmente estava comprometendo sua capacidade de se lembrar de informações durante as provas e contribuindo para a ansiedade pré-testes.

Diante de sua relutância em tomar remédios, sugeri que tentasse parar de beber durante um mês. Embora para ele fosse difícil, Aidan conseguiu, e os resultados foram impressionantes. Sua ansiedade diminuiu e suas notas melhoraram significativamente. Ele voltou a beber depois do mês de abstinência, mas passou a fazê-lo com muito menos frequência, e com ciência do estrago que isso poderia provocar em seu sono.

O álcool é um sedativo; portanto em teoria faz a pessoa dormir mais depressa.[23] Porém, logo depois que se adormece, ele interrompe o ciclo normal do sono. Se examinássemos as ondas cerebrais de Aidan em uma noite em que bebeu um pouco além da conta, veríamos na primeira metade da noite um aumento no sono de ondas lentas.[24] Esse é um sono muito profundo e, quando se dorme em horários regulares, demora algum tempo até o corpo alcançá-lo. Embora o álcool leve muito mais rápido a um sono profundo, na segunda metade da noite ele passa a ser de má qualidade, o que faz a pessoa se sentir exausta pela manhã.[25]

O álcool também acaba com o sono REM, o que, por sua vez, leva a problemas de desempenho mental — como vimos com as notas baixas de Aidan. A falta de sono REM também pode dificultar a gestão de situações ameaçadoras.[26] Quando se bebe álcool, as bactérias intestinais mudam de uma forma que aumenta os processos inflamatórios no intestino e no cérebro e reduz o efeito calmante e protetor do nervo vago.[27] Da mesma forma, nos momentos de consumo de álcool e de abstinência, a amígdala é ativada, agravando a ansiedade.

Quem bebe demais tem transtornos do sono mesmo quando não o está fazendo. É por isso que, assim como Aidan, os bebedores de fim de semana muitas vezes relatam que não se sentem descansados durante a semana, quando não estão bebendo.

Por isso, caso lhe ocorra a tentação de usar o álcool como um remédio para dormir — mesmo algo aparentemente tão inocente como uma ou duas tacinhas de vinho para "relaxar" antes de ir para a cama —, saiba que beber pode mais atrapalhar do que ajudar. Mesmo que não se considere um grande bebedor, se estiver com problemas para dormir, tente se abster totalmente por um mês ou mais para ver se seu sono melhora.

ALIMENTOS QUE AJUDAM A DORMIR

Melanie era uma blogueira de gastronomia de 36 anos. Passava os dias testando receitas, fazendo vídeos, postando fotos nas redes sociais e respondendo perguntas on-line. Desde a hora em que começava sua rotina de exercícios matinais até a hora de se enfiar debaixo das cobertas, não desperdiçava um minuto sequer. Quando por fim apagava a luz, porém, não conseguia adormecer. Às vezes, levava de duas a três horas para dormir e, muitas vezes, sofria para se manter adormecida a noite inteira. Como costumava ir para a cama às onze da noite e acordava todos os dias às seis da manhã, passava os dias sofrendo por ter tido cerca de quatro horas de sono.

Quando me procurou, estava se sentindo realmente frustrada. Tinha tentado desligar a TV mais cedo, esconder o celular bem antes de dormir, evitar cafeína e contar carneirinhos, mas nada disso deu certo. Foi aí que começamos a conversar sobre sua dieta.

Em primeiro lugar, identificamos os alimentos que mais faziam falta. Sua alimentação tinha muito pouco peixe oleoso. Por isso, sugeri que adicionasse salmão, atum fresco e sardinha. Também propus que colocasse mirtilo nos cereais matinais e fizesse um suco calmante de camomila e amarena antes de dormir.

Com essas alterações, Melanie passou a pegar no sono com muito mais facilidade e se mantinha adormecida a noite toda. Vamos analisar mais detidamente os alimentos que podem ajudar você a dormir melhor.

ÔMEGA-3

À extensa lista de benefícios dos ácidos graxos poli-insaturados ômega-3, você pode acrescentar um sono melhor. Uma série de estudos em animais demonstrou que os ômega-3 diminuem os processos inflamatórios, normalizam o sono e, em camundongos privados de sono, protegem o cérebro do comprometimento da memória.[28]

Um número cada vez maior de estudos demonstra os efeitos benéficos dos ômega-3 sobre o sono humano. Por exemplo, em 2018, Leila Jahangard e sua equipe realizaram um estudo com cinquenta pacientes que sofriam de depressão.[29] Em comparação com aqueles que receberam placebo, os participantes que receberam ômega-3 apresentaram melhora na depressão, na ansiedade e no controle emocional e, com o passar do tempo, também tiveram melhora no sono.

Os ômega-3 exercem efeito direto ou indireto sobre uma série de fatores necessários para um bom sono.[30] Por exemplo, alguns ácidos graxos são precursores das prostaglandinas, substâncias do cérebro que estimulam o sono. Outros ácidos graxos contribuem para a produção de melatonina, necessária para o sono.[31] Os ômega-3 aumentam a eficiência do sono, assim como o sono REM.[32]

MELATONINA

A melatonina é um hormônio produzido de forma natural pelo cérebro. Regula os ritmos circadianos do corpo. Diversos estudos demonstram que a melatonina pode ajudar a adormecer e ser muito útil contra o jet lag, quando nosso relógio biológico é perturbado. A melatonina também pode ajudar quem sofre de depressão sazonal, regulando os ciclos de sono.

Esse hormônio pode ser encontrado como suplemento, mas também está presente de forma natural em certos alimentos. Entre suas fontes alimentares estão: ovos, peixe, leite, arroz e outros grãos (cevada e aveia em flocos), frutas (uvas, romãs), castanhas (especialmente pistache e nozes), sementes (de girassol, mostarda e linhaça) e diversos vegetais (aspargos, tomates, brócolis e pepino).

TRIPTOFANO

Como vimos no capítulo 3, é raro o triptofano no alimento chegar até o cérebro. Mas não há dúvida de que, quando o triptofano chega lá, ele o faz dormir na hora.[33] O triptofano eleva a serotonina e a melatonina no sangue e no cérebro, e ambos o ajudam a dormir com mais facilidade.[34]

O triptofano pode ser usado na sonoterapia; em geral, é ministrado como uma "terapia intercalada", em que o medicamento é tomado por algumas semanas, suspenso por algumas semanas e depois retomado. Reitero que suplementos como o triptofano só devem ser consumidos sob supervisão médica. Na verdade, embora nos Estados Unidos o triptofano seja regulamentado como suplemento alimentar, no Canadá ele é considerado um medicamento.

Se você preferir não tomar um suplemento e quiser tirar o máximo proveito do triptofano contido nos alimentos, poderá ser benéfico combinar boas fontes de triptofano com carboidratos, como peru e purê de batata. Esse mesmo bom senso nutricional se aplica aos cereais com leite (certifique-se de escolher um cereal integral saudável, com baixo teor de açúcar), pasta de amendoim numa torrada de grãos inteiros, ou queijo com biscoitos de trigo integral. São combinações de lanches que podem ajudá-lo a dormir.

O triptofano também pode ser encontrado em sementes de abóbora, soja torrada, paleta de cordeiro e atum, embora nem todos rendam a boquinha ideal para a hora do sono, mas não custa nada ampliar a presença de alguns desses alimentos em sua dieta, juntamente com carboidratos, no jantar, se você estiver com dificuldade para dormir.

L-ORNITINA

Como vimos antes, existem nove aminoácidos essenciais que o corpo não é capaz de produzir e que, portanto, devem ser obtidos de fontes alimentares. Como o triptofano, a L-ornitina é um aminoácido essencial, com potencial para melhorar a qualidade do sono quando bate o cansaço.[35] É produzida pelo corpo a partir de alimentos que contêm L-arginina.

O jeito mais fácil de obter L-arginina é ingerir fontes completas de proteína, ou seja, que contêm todos os nove aminoácidos essenciais que o corpo não consegue produzir por conta própria. Entre elas estão carnes, aves, peixes, ovos, soja e quinoa.

CAMOMILA

Falamos da camomila no capítulo 3, quando tratamos de ervas que podem ajudar a diminuir os efeitos da ansiedade, mas seu uso mais importante é como sonífero. Tenho certeza de que você já ouviu que o chá de camomila ajuda a dormir, e por um bom motivo: a camomila é uma das mais antigas ervas conhecidas, e a ciência deu respaldo a seus efeitos positivos.

Em 2017, Mohsen Adib-Hajbaghery e um colega realizaram um estudo do sono em pessoas com mais de sessenta anos, que receberam 200 mg de cápsulas de extrato de camomila ou um placebo, por 28 dias consecutivos.[36] O estudo concluiu que ingerir a camomila melhorou significativamente a qualidade do sono. E em 2019, uma metanálise de todos os estudos sobre sono e chá de camomila demonstrou sua eficácia para melhorar a qualidade do sono.[37]

Atribui-se os efeitos sedativos da camomila, sobretudo, a um de seus componentes, um flavonoide chamado apigenina, que se liga aos mesmos receptores cerebrais que o diazepam e o alprazolam.[38]

A forma mais comum de ingerir camomila é simplesmente tomando o chá da erva (embora, tecnicamente falando, trate-se de uma "infusão", pois a bebida propriamente dita não contém chá). Diferentes tipos de chá têm diferentes quantidades de camomila, mas nem sempre dá para medir a quantidade da erva numa determinada xícara. Em todo caso, eu recomendaria de uma a três xícaras (240 ml por xícara) diárias. A meus pacientes, sugiro que tomem a última xícara no início da noite, para ficarem mais calmos enquanto se preparam para dormir, mas deixando tempo suficiente para ir ao banheiro, se necessário.

Antes de começar a tomar chá de camomila, peça autorização a seu médico, pois ela pode interagir com sedativos, anticoagulantes e analgésicos. Além disso, caso seja alérgico a ambrósia, margarida, malmequer ou crisântemo, evite ingerir camomila, pois você também pode ser alérgico a ela.

OUTROS MICRONUTRIENTES

Além da camomila, há muitos outros compostos naturais que podem melhorar o sono. Entre eles estão: ácido gama-aminobutírico (Gaba), cálcio, potássio, melatonina, piridoxina e ácido hexadecanoico. Dá para obter suplementos de muitos desses aditivos alimentares, mas alguns alimentos também contêm essas e outras substâncias úteis.

O pó da grama de cevada é rico em antioxidantes, eletrólitos como o potássio, e Gaba, que protegem o cérebro e ajudam a dormir.[39]

A maca peruana é uma planta prima do rabanete que tem cheiro de caramelo. Encontrada em lugares como o Peru e a China, contém cálcio, potássio e ácidos graxos que também ajudam no sono.[40]

A flor e a folha do *Panax ginseng* estimulam os receptores de Gaba no cérebro, que auxiliam o sono.[41] O *Panax ginseng* é conhecido como ginseng asiático, chinês ou vermelho, e não se deve confundi-lo com seu homólogo americano (que pode ter o efeito oposto, como veremos em breve).

O *lingzhi* é um fungo oriental que também estimula os receptores de Gaba e ajuda o sono.[42]

A alface contém uma substância conhecida como lactucina, que ao que tudo indica contribui para suas propriedades sedativas.[43]

As cerejas são uma fonte rica em polifenóis e vitamina C,[44] que reduzem os processos inflamatórios e estimulam o sono. O suco de cereja amarena é um preparado que, demonstrou-se, reduz a insônia.[45] Em 2018, Jack Losso e sua equipe ministraram suco de cereja ou placebo a onze indivíduos, durante duas semanas, e descobriram que o suco aumentava o tempo e a eficiência do sono.[46] Embora seja um estudo pequeno, forneceu a primeira evidência desse suco como benéfico para o sono humano. Acredita-se que ele aumente a disponibilidade de triptofano e reduza os processos inflamatórios.

ALIMENTOS PARA COMBATER O CANSAÇO

Caso você não esteja dormindo bem, logicamente a consequência mais perceptível será o cansaço. Você não terá energia para dar conta dos altos e baixos da vida. Mas a falta de sono está longe de ser a única razão pela qual você pode sentir cansaço; o que não falta são motivos para seu corpo e cérebro não estarem operando na capacidade máxima.

Se você anda o tempo todo cansado, é importante consultar um médico, pois a origem desse cansaço pode estar em diversas condições médicas graves, como doenças cardíacas e tireoidianas. Uma vez descartadas, a nutrição é um bom ponto de partida para descobrir como aumentar os níveis de energia.

ALIMENTOS ANTI-INFLAMATÓRIOS

Uma das causas do cansaço pode ser um processo inflamatório crônico de baixa intensidade, que, por sua vez, pode ser provocado por vários fatores, entre eles obesidade, depressão e dores crônicas.

Quando há inflamações no corpo, o cérebro tem menos energia disponível. Isso ocorre porque a inflamação de baixa intensidade desliga um interruptor metabólico na via química que produz energia. O resultado disso é não apenas uma energia menor, mas um aumento nos radicais livres nocivos, que danificam os tecidos cerebrais e reduzem a sensibilidade à insulina.

Por causa desse ciclo, os alimentos que aumentam os processos inflamatórios podem diminuir sua disponibilidade de energia. Para reduzir os processos inflamatórios, é importante adotar uma dieta anti-inflamatória.[47] Já abordamos diversos alimentos anti-inflamatórios até aqui neste livro, mas os princípios centrais de uma dieta desse tipo são:

- Seu cérebro é formado, em 60%, de gordura. Para que atue de maneira ideal, requer um suprimento constante de ácidos graxos ômega-3 — de 2 g a 3 g diários, pelo menos, de ácido eicosapentaenoico e ácido docosahexaenoico;

- Reduzir os ácidos graxos ômega-6 é essencial para manter a proporção correta de ômega-3 em relação aos ômega-6. Ingerir ômega-6 em excesso pode fazer com que o corpo produza substâncias químicas que provocam um pico inflamatório. Esses ácidos graxos encontram-se em óleos como os de milho, cártamo, girassol, uva, soja, amendoim e óleos vegetais. Isso significa que você deve reduzir a maionese, muitos molhos de salada e a maioria dos alimentos processados e fast food;

- Uma dieta rica em vegetais coloridos e sem amido acrescenta polifenóis, que combatem os processos inflamatórios por meio de vários processos. Entre outras fontes de polifenóis estão: cravo, anis-estrelado, cacau em pó (natural, não alcalino), orégano, chocolate amargo, castanhas e farinha de linhaça.[48] Chá preto e verde, amoras, sementes de uva-muscadine, vinagre de maçã, canela e "superfrutas", como o maqui, também podem ajudar a reduzir inflamações;[49]

- Durante uma dieta anti-inflamatória, deve-se estabilizar a insulina ingerindo alimentos integrais, à base de vegetais ricos em gordura saudável (abacate, chocolate amargo, azeitonas, sementes de chia, coco, amêndoas, nozes pecan e nozes), e substâncias químicas naturais.[50] Coma vegetais como couve-flor, vagem e brócolis.

Seguindo esses princípios, seu corpo terá menos inflamações e você se sentirá mais energizado e rejuvenescido.[51]

MAGNÉSIO E ZINCO

Mais de duas décadas atrás, os pesquisadores perceberam que as pessoas que sofrem de síndrome da fadiga crônica apresentavam níveis baixos de magnésio nos glóbulos vermelhos. Quando o magnésio era reposto, eles se sentiam mais energizados.[52]

O magnésio reduz os processos inflamatórios e relaxa o sistema nervoso. Por exemplo, quando você pratica uma atividade física, o lactato se acumula no sangue, causando cansaço e dores nos membros. No entanto, o magnésio pode prevenir esse acúmulo de lactato, o que, por sua vez, ajuda a aliviar o cansaço.[53]

Entre as fontes alimentares de magnésio encontram-se amêndoas torradas secas, espinafre cozido, castanha-de-caju torrada, leite de soja, feijão-preto cozido e edamame.

Níveis baixos de zinco também são uma marca registrada da síndrome da fadiga crônica, e suplementar o zinco pode melhorar e prevenir a fadiga.[54] A deficiência de zinco é muito comum, sendo que cerca de metade da população mundial está propensa a ela em função dos padrões alimentares. Para obter mais zinco, incorpore à dieta cordeiro, sementes de abóbora, sementes de cânhamo, carne de boi criado no pasto e grão-de-bico.

VITAMINAS

As vitaminas desempenham um papel essencial na proteção do cérebro e propiciam energia. Pode-se certamente tomar um multivitamínico para ajudar a turbinar os níveis de diversas vitaminas, embora eu aconselhe a obter o máximo possível a partir de fontes naturais. Isso quer dizer um equilíbrio entre carne, peixe, ovos, frutas e vegetais. Quando vejo um paciente com deficiência vitamínica, há em geral uma lacuna gritante na dieta. Ou não come carne, ou come poucas frutas e vegetais. Se achar que pode ser seu caso, analise sua dieta semanal, em busca dessas lacunas. Em seguida, reflita sobre como pode aumentar a diversidade de nutrientes. Por exemplo, ao longo dos anos, encontrei muitos pacientes cujos níveis de energia melhoraram rapidamente depois de reincluir as frutas cítricas na dieta.

Eis como determinadas vitaminas específicas atuam no fornecimento da energia de que você precisa (para fontes alimentares comuns dessas vitaminas, consulte o Apêndice B):

Tiamina: Uma queda dos níveis de tiamina (vitamina B_1) pode resultar em alteração da atividade mitocondrial. Como as mitocôndrias são a fábrica de energia das células, isso se traduz numa redução da produção de energia. Os neurônios possuem uma alta necessidade de energia, o que significa que são especialmente vulneráveis a um déficit de tiamina.

B_6: O nível de vitamina B_6, também chamada de piridoxina, é baixo em quem sofre de síndrome de fadiga crônica.[55] No cérebro dos animais, a deficiência de vitamina B_6 apresenta correlação com um uso menor de glicose na produção de energia.[56] A falta de vitamina B_6 também leva a uma ruptura da conexão entre as células cerebrais, diminuindo a eficiência do processamento de informações. O cansaço é uma consequência natural.

A deficiência de vitamina B_6 é mais comum em mulheres grávidas ou lactantes e pode ser provocada também pelo alcoolismo.

Folato: A vitamina B_9 também é conhecida como folato. Assim como a deficiência de outras vitaminas do complexo B, a deficiência de folato tem correlação com a síndrome da fadiga crônica.[57] O folato também tem relação com o desenvolvimento celular no corpo inteiro. Sem ele, o desenvolvimento é retardado e é provável que você sinta cansaço em razão do aumento da demanda de energia.[58]

A fadiga decorrente da deficiência de folato pode se dever a uma anemia. Por exemplo, um homem de 44 anos compareceu a uma clínica com um histórico de um mês de falta de ar, cansaço e dormência e formigamento nos dedos.[59] Depois de uma investigação detalhada, os médicos concluíram que ele sofria de um tipo de anemia chamada "anemia macrocítica", geralmente provocada por deficiência de folato.

A anemia impede que se tenha oxigênio suficiente nos tecidos, o que provoca o cansaço.

Embora existam outras causas de fadiga além da anemia, tenho visto muitos pacientes cuja dieta sofre simplesmente de deficiência de alimentos ricos em folato.

B_{12}: A deficiência de vitamina B_{12} (também conhecida como cobalamina) mostrou-se associada ao cansaço em certos casos, como depois de um derrame.[60] Tratamos das fontes dietéticas de B_{12} no capítulo 7, mas em certos casos — por exemplo, em pacientes com gastrite, anemia ou doença de Crohn — essas fontes podem não ser suficientes. Embora haja certa polêmica quanto ao fato de a ingestão oral de vitamina B_{12} ser o bastante para aumentar os níveis, diversos estudos confirmam isso.[61] Há, porém, quem possa precisar de uma injeção suplementar. Seu médico poderá ajudá-lo a monitorar os níveis de B_{12} e determinar suas necessidades.

Vitamina C: A vitamina C é um antioxidante fundamental para o cérebro,[62] e o cansaço é um sintoma comum quando o nível de vitamina C está baixo.

Vitamina D: Quando o nível de vitamina D não está alto o suficiente, surgem lesões cerebrais e processos inflamatórios.[63] A vitamina D ajuda no crescimento nervoso e auxilia na produção de tecido cerebral. Dá para produzir a própria vitamina D, mas é preciso expor a pele ao sol direto, sem janelas. Obviamente, a exposição excessiva ao sol possui seus próprios riscos, entre os quais o câncer de pele. Ao que tudo indica filtros solares com FPS baixo não afetam a produção de vitamina D, mas os filtros com FPS mais alto podem prejudicá-la.[64] Meus colegas dermatologistas me recriminariam se eu mandasse não usar protetor solar, e é exatamente por isso que as fontes alimentares são tão importantes.

Vitamina E: Pode ocorrer deficiência de vitamina E (também conhecida como alfatocoferol) quando ocorre má absorção de gordura. Portanto, essa deficiência é comum naqueles que sofrem de transtornos digestivos ou que não conseguem absorver bem gordura, devido a condições como fibrose cística ou doença celíaca.[65] Também é importante para o desenvolvimento do sistema nervoso, garantindo que as necessidades de energia do corpo sejam atendidas.

CAPSAICINA

A capsaicina é o composto da pimenta que a torna picante. Além de acrescentar uma deliciosa ardência aos alimentos, demonstrou-se que reduz o cansaço em camundongos.[66] Em seres humanos, verificou-se que o consumo de 2,5 mg de capsaicina por refeição (7,68 mg/dia) restaura o equilíbrio energético corporal.[67]

A capsaicina mexe com a energia porque impacta o metabolismo da glicose no corpo.[68] Quando entra no intestino, a capsaicina desencadeia uma resposta vagal no cérebro, regulando, dessa forma, o apetite, ao ajudar os hormônios desse centro regulador a detectar com mais eficácia quando é suficiente.[69] Há cada vez mais evidências de seu potencial antiobesidade, o que provavelmente também ajuda em relação ao cansaço.

A quantidade de capsaicina sofre fortes variações conforme o tipo de pimenta, e é proporcional à ardência. Por exemplo, o *jalapeño*, relativamente suave, tem apenas 0,165 mg a 0,33 mg de capsaicina. Uma pimenta-serrano contém 0,396 mg a 1,518 mg de capsaicina. As mais apimentadas, como a pimenta tailandesa "olho-de-pássaro" e a pimenta habanero podem ser uma forma eficiente de obter capsaicina (se conseguir aguentá-las!).

Melhor que tentar aumentar os níveis de capsaicina, recomendo tentar incorporar alimentos mais picantes à dieta. Use mais pimenta-caiena na cozinha e, se pedir comida tailandesa, indiana ou outra apimentada, solicite um pouco mais picante que o normal.

Tenha em mente que o que importa não é apenas a "picância" em geral, mas a capsaicina propriamente dita. Em outras palavras, alimentos picantes cuja ardência deriva de compostos sem ser a capsaicina, como mostarda, raiz-forte, pimenta-do-reino e gengibre, não afetam o equilíbrio energético da mesma forma.[70]

OUTRAS ESPECIARIAS

Cominho-preto: Em um estudo com ratos, a semente da *Nigella sativa*, mais conhecida como cominho-preto, combatia o cansaço depois de uma extenuante natação. Ele é conhecido por ser neuroprotetor, graças a suas propriedades antioxidantes.[71] Também aumenta a acetilcolina no cérebro, o que auxilia na contração muscular.

Ainda que seja uma especiaria muito promissora, há necessidade de mais dados, principalmente de estudos com seres humanos, para que haja certeza de um efeito positivo significativo. Mesmo assim, não fará nenhum mal integrá-lo à sua alimentação. Pode ser vendido como semente, extrato, cápsula, óleos ou in natura. Pode ser usado no pão *naan* indiano, na batata frita à moda bengali e em limões em conserva.

Cúrcuma: Demonstrou-se que a curcumina, nossa velha amiga, ingrediente ativo da cúrcuma, aumenta a presença do glicogênio muscular em camundongos.[72] O glicogênio é uma importante fonte de energia. Nos seres humanos, pode ajudar no controle dos processos inflamatórios induzidos por exercícios e nas dores musculares, melhorando, assim, a recuperação e o desempenho em pessoas ativas. Meros 100 mg de curcumina podem melhorar a fadiga.

GINSENG AMERICANO

O ginseng costuma ser comercializado como um suplemento que aumenta os níveis de energia e alivia a fadiga. Há indícios dessa possibilidade, já que o ginseng influencia a atividade cerebral, mais exatamente ao aumentar os níveis cerebrais de dopamina, noradrenalina e serotonina. Pode ainda aumentar a energia produzida no cérebro.

Não existem fontes alimentares de ginseng, mas ele é às vezes adicionado a bebidas e alimentos e encontra-se disponível em forma de suplemento.

COMIDA É ENERGIA

Espero que este capítulo tenha provado a você que comida é energia, sob diversas formas. É evidente que as calorias que você obtém por meio dos alimentos fornecem o combustível que faz funcionar seu sistema biológico, mas eles também podem ser um elemento fundamental para ajudar seu corpo a descansar, permitindo que você progrida com uma mente clara e uma atitude saudável.

Caso você tenha dificuldade para dormir (ou se sinta cansado nas horas de vigília), incentivo-o a experimentar as estratégias alimentares que abordamos. Mas é importante adotar também rotinas apropriadas de sono em geral — aquilo que às vezes é chamado de "higiene do sono". Garanta tempo suficiente para dormir e mantenha uma rotina estável de sono. Assegure-se de que seu ambiente para isso seja escuro e tranquilo e evite ficar no celular, trabalhar no computador ou assistir TV na hora de ir para a cama, pois isso pode estimular o cérebro, mantendo-o desperto. Evite tirar cochilos longos durante o dia, o que pode atrapalhar o sono noturno.

Sei o quanto parece difícil priorizar o sono em meio a tantas demandas de trabalho, de cuidado com crianças e de entretenimento. Mas reitero que uma noite bem dormida é fundamental para uma boa saúde em geral.

DICAS CONTRA A INSÔNIA E O CANSAÇO

ALIMENTOS A ADOTAR:

- Ácidos graxos ômega-3: Peixes, principalmente os gordurosos, como salmão, cavala, atum, arenque e sardinha.

- Melatonina: Ovos, peixe, leite, arroz, cevada e aveia em flocos, uvas, romãs, nozes, sementes de girassol, de mostarda e de linhaça, aspargos, brócolis e pepino.

- Triptofano: Peru, outras carnes e grão-de-bico, sobretudo se combinados com carboidratos.

- L-ornitina: Carne de boi, aves, peixes, ovos, soja e quinoa.

- Chá de camomila.

- Alimentos que contêm micronutrientes úteis: Alface, suco de amarena, pó de grama de cevada, maca peruana, *Panax ginseng*, *lingzhi*, aspargos em pó.

CONTRA O CANSAÇO:

- Alimentos anti-inflamatórios: Ômega-3, vegetais coloridos contendo polifenóis.
- Minerais: Magnésio e zinco.
- Vitaminas: B_1, B_6, B_9, B_{12}, C, D e E.
- Alimentos ricos em capsaicina: Pimentas, entre elas a caiena, a serrano e a *jalapeño*.
- Especiarias: Cominho-preto e cúrcuma.

ALIMENTOS A EVITAR:

- Cafeína: Não é preciso eliminar completamente a cafeína, mas obedeça a um limite de não mais que 400 mg/dia e não beba cafeína após as três da tarde.
- Álcool: Embora possa estimular o sono, também o perturba.

9. Transtorno bipolar e esquizofrenia: L-teanina, gorduras saudáveis e a dieta cetogênica

Quando a questão são transtornos psiquiátricos graves, nenhum é mais distinguível que o transtorno bipolar (TB) e a esquizofrenia (SQZ). As duas condições se disseminaram de tal modo na cultura popular que se transformaram em adjetivos no vocabulário contemporâneo. Uma coisa "bipolar" é uma coisa que muda rápida e drasticamente — como o tempo que passa do frio ao calor, ou vice-versa, num mesmo dia. Uma coisa "esquizofrênica" é uma coisa que tem dupla personalidade — como aquele chefe imprevisível, que em um momento está radiante de orgulho e, no momento seguinte, espumando de raiva.

Esses dois usos populares são, até certo ponto, equivocados. Embora quem sofre de TB vivencie mudanças intensas de humor, esses altos e baixos não ocorrem a todo instante: os episódios maníacos em geral duram pelo menos uma semana, e as fases depressivas muitas vezes duram duas semanas ou mais.

Apesar dessa associação de longa data, a SQZ não tem nada a ver com "dupla personalidade", que é mais provavelmente um sintoma de transtorno dissociativo de identidade. A literatura médica divide os sintomas de SQZ em "positivos e negativos". Os sintomas positivos incluem comportamento psicótico não observado na população saudável, como delírios e alucinações. Os sintomas negativos são aqueles que afetam os comportamentos normais, como fala arrastada ou aparente introversão e depressão.

Há paralelos entre o TB e a SQZ e, de fato, há psiquiatras que não veem uma distinção nítida entre as duas condições. Na psiquiatria, diagnósticos podem ser polêmicos, e os critérios relacionados no *Manual de diagnóstico e estatística de transtornos mentais* não têm um forte respaldo em pesquisas; em vez disso, baseiam-se em listas de sintomas. São categorias nem sempre satisfatórias para os médicos.[1] Por isso, embora tecnicamente o TB seja classificado como um transtorno do humor e a SQZ, como um transtorno psicótico, o TB às vezes se apresenta com sintomas psicóticos, como alucinações, o que torna difícil distinguir um do outro. Por outro lado, quem sofre de esquizofrenia também pode ter um componente de humor, como irritação ou raiva aparentes, que podem ser interpretadas como transtorno bipolar.

Na verdade, alguns pesquisadores nem sequer acreditam que a SQZ exista, enquanto outros enxergam as duas doenças como parte de um espectro que vai das oscilações de humor à preponderância de psicose.[2] Em respeito à noção tradicional de que são condições distintas, vou abordá-las em separado neste capítulo, mas, como você verá, muitas das mesmas inclusões e exclusões na dieta são benéficas para ambas.

TRANSTORNO BIPOLAR

Nancy é minha paciente de longa data; eu diagnostiquei seu TB quando ela tinha 21 anos. Durante cerca de dez anos, ela permaneceu estável com 1200 mg de lítio e clonazepam. Foi aí que começou em um novo emprego, e tudo veio abaixo.

Ficou estressada, passando noites em claro com a cabeça a mil. No trabalho, não conseguia se concentrar, porque a mente divagava de um assunto a outro. Ela se viu elaborando complexas listas de tarefas, que eram uma tentativa de administrar o tempo, mas acabavam virando uma pilha confusa que parecia insuperável. Quando chegava em casa, em vez de relaxar, não parava de listar tarefas.

Cada vez mais dispersa, com a cabeça trabalhando sem parar e um excesso de atividades relacionadas a metas, percebi que ela estava sofrendo de hipomania — uma forma menos grave de mania, mas ainda assim complicada. Os remédios a estabilizavam havia tanto tempo que hesitei em iniciar uma mudança. Por isso, antes de qualquer ajuste, levantei seu histórico alimentar. Para minha surpresa, descobri várias coisas fora de ordem. Como ela estava estressada e sempre com pressa, havia trocado o *shake* de proteína de todo café da manhã por rosquinhas e *muffins*. Passara a tomar mais café do que o normal para se concentrar no trabalho. E à noite, andava tomando umas tacinhas de vinho, na esperança de que a ajudassem a dormir.

Você já deve ter notado padrões característicos nos hábitos alimentares dela, que vinham prejudicando o já fragilizado humor. Para ter uma compreensão total, vamos analisar a conexão entre o intestino e o cérebro no TB.

O INTESTINO BIPOLAR

Um dos sintomas fundamentais do TB é a instabilidade do humor, um jeito sofisticado de dizer que ele está sujeito a mudanças drásticas. Durante mais ou menos uma semana, quem sofre do transtorno pode ficar tão hiperalerta que passa a noite em claro, fala muito rápido e tem dificuldade para se concentrar em qualquer coisa — ou seja, tem comportamento maníaco. Depois de mais ou menos uma semana, isso pode levar a uma depressão, à introversão, a um estado de inquietação e de desinteresse pelas atividades cotidianas.

A gravidade do TB vai além das mudanças drásticas de humor. Quem sofre desse transtorno morre prematuramente de uma série de causas médicas secundárias. Por exemplo, a obesidade está presente em 40% dos adolescentes com TB — o dobro da taxa da população em geral —, o que é exacerbado pelo fato de que muitos medicamentos têm o ganho de peso como efeito colateral. Quem sofre de TB também sofre mais de doenças cardiovasculares, diabetes e doenças autoimunes do que a população em geral. É por isso que alguns pesquisadores consideram o transtorno bipolar não apenas uma condição mental, mas uma doença inflamatória multissistêmica.[3]

Como já vimos, um processo inflamatório contínuo e de baixa intensidade no corpo está constantemente relacionado a problemas intestinais. Ao ocorrer essa inflamação disseminada pelo corpo, aumenta o nível de um marcador, a proteína C reativa. Quando uma pessoa que sofre de TB passa por um episódio depressivo ou maníaco, também se observa um aumento na proteína C reativa, sinal de que a inflamação intestinal pode estar igualmente associada a variações de humor.

Não será novidade para você essa relação entre o TB e a inflamação intestinal. Por exemplo, quem sofre de síndrome do intestino irritável (SII) tem mais que o dobro de incidência de TB, na comparação com a população em geral.[4] Existe também uma condição rara chamada "antibiomania", que é a mania causada por antibióticos.[5] Na verdade, acredita-se que o aumento do número de casos de mania deva-se em parte a um aumento nas prescrições de novos antibióticos, que perturbam o equilíbrio do microbioma intestinal.

Também constatamos sintomas de intestino poroso associados ao TB. Em quem sofre do transtorno, percebem-se substâncias químicas do intestino no sangue rastreando uma parte da membrana das células das bactérias intestinais chamada lipopolissacarídeo. Em indivíduos saudáveis, os lipopolissacarídeos ficam limitados ao intestino, mas em quem sofre de TB eles vazam, alimentando processos inflamatórios e estimulando citocinas pró-inflamatórias, que levam a mais depressão e sintomas de humor.[6]

O eixo hipotálamo-pituitária-adrenal (HPA) também é afetado pelo TB. Quando se está estressado, o que costuma ser o caso no TB, um hormônio chamado "fator de liberação de corticotrofina" é estimulado, supostamente para que o cortisol possa ser liberado pela glândula adrenal, ajudando o corpo a lidar com o estresse. No entanto, um excesso desse fator de liberação de corticotrofina pode tornar o intestino mais "poroso" e sensível.[7]

Quem sofre de TB costuma possuir diferentes tipos de bactérias intestinais, semelhantes às encontradas na doença inflamatória intestinal.[8] Isso gera uma redução nos níveis de vários neurotransmissores comuns, produzidos pela microbiota intestinal, incluindo o ácido gama-aminobutírico (Gaba), a noradrenalina, a serotonina, a dopamina e a acetilcolina. Como já vimos várias vezes, níveis apropriados desses neurotransmissores são necessários para a saúde do cérebro.[9]

Considerando essas evidências do poderoso vínculo entre o TB e o microbioma intestinal, sabemos o suficiente para começar a implementar soluções alimentares. Vamos falar dos alimentos que podem prejudicar e dos que podem ajudar o cérebro bipolar.

ALIMENTOS E PADRÕES ALIMENTARES QUE AGRAVAM O TRANSTORNO BIPOLAR

As oscilações entre episódios maníacos e depressão tornam ainda mais complicado o tratamento do TB com intervenções nutricionais. Aquilo que dá certo contra a mania pode não funcionar contra a depressão e vice-versa. Por isso é importante adaptar os tratamentos alimentares a essa gangorra de emoções. Os alimentos que exercem um efeito sobre a depressão bipolar espelham aqueles que abordamos no capítulo 2, sobre depressão. Portanto, refresque sua memória lá, se necessário. Vou me concentrar, aqui, em estudos que tratam especificamente da mania e do TB.

Vale a pena observar que vários dos alimentos tratados aqui podem interagir negativamente com o lítio.[10] Há décadas esse medicamento vem sendo usado como tratamento primário para TB e é tão receitado que faz sentido levar em conta o impacto de diferentes alimentos em sua eficácia.

A DIETA OCIDENTAL

Novamente, constatamos o efeito nocivo da dieta ocidental.[11] Ingerir gorduras ruins, carboidratos refinados, açúcar e carne com pouquíssimos vegetais é destrutivo para o cérebro bipolar. Em especial, como vimos com a depressão, quem sofre de TB consome mais carboidratos e alimentos altamente energéticos.[12] Alguns pesquisadores acreditam que ingerir açúcar e "comida de conforto" é uma espécie de automedicação para quem sofre de TB, mas não há dúvida de que uma dieta pouco saudável acaba se tornando uma autossabotagem fisiológica.

Adotar uma dieta como o padrão alimentar mediterrâneo ajuda contra o transtorno.[13] No entanto, ater-se a alimentos mais saudáveis é difícil para quem sofre dessa doença. Deixar de lado uma dieta com excesso de gordura e açúcar pode ser especialmente desafiador para quem sofre de TB, porque cerca de 10% dos pacientes bipolares sofrem de transtorno de compulsão alimentar, condição que leva ao descontrole alimentar.[14] Em 2017, Matias Melo demonstrou que quem sofre de transtorno bipolar também tem a "síndrome do comer noturno", o que faz com que comam menos durante o dia e compulsivamente à noite, acordando para isso, às vezes, até de um sono profundo. Não é o ideal para fazer escolhas saudáveis.[15]

Com esforço e ajuda suficientes, quem sofre de TB pode mudar os hábitos alimentares. Um estudo demonstrou que pacientes com o transtorno podem reduzir o índice de massa corporal, enquanto outro indicou que o apoio de uma enfermeira e de um *coach* de estilo de vida fez a diferença. Considerando a dificuldade de implementar intervenções nutricionais em casos de TB, é importante fazê-lo com apoio social.[16]

Embora o padrão alimentar mediterrâneo seja uma alternativa válida à dieta ocidental, outra dieta mostrou-se ainda mais promissora para o tratamento do TB. Dados preliminares e relatos de casos indicam que a dieta cetogênica — rica em gordura e pobre em carboidratos — tem efeito estabilizador sobre o humor.[17] Em 2019, Iain Campbell e Harry Campbell investigaram como essa dieta, chamada "keto", influencia a estabilização do humor entre indivíduos com o transtorno.[18] Eles analisaram comentários em fóruns on-line de 274 pessoas a respeito dos efeitos sobre o humor de três tipos de dieta: cetogênica, enriquecida com ômega-3 e vegetariana. Humor estável foi relatado com muito mais frequência na dieta cetogênica do que em qualquer outra.

Há diversos motivos para os efeitos positivos da dieta keto no transtorno bipolar, entre eles seus efeitos sobre a transmissão de glutamato/Gaba, a redução do estresse oxidativo e a redução de processos inflamatórios em geral.[19] Mais importante que isso, talvez, é o fato da dieta keto fazer as mitocôndrias, os produtores de energia das células, funcionarem melhor. A disfunção mitocondrial vem sendo associada ao transtorno bipolar.[20]

A dieta cetogênica é rica em gordura, moderada em proteínas e muito pobre em carboidratos. Não vou entrar em detalhes de como implementar a dieta keto; ela anda em voga para perder peso. Por isso, o que não falta é informação para quem quiser fazer a mudança. Recomendo dar uma olhada no livro *Keto Diet* [Dieta keto], do dr. Josh Axe, para um resumo completo.

Esteja ciente de que a dieta keto tem efeitos colaterais tanto a curto quanto a longo prazo. Depois de iniciá-la, você pode sentir náuseas, vômitos, dor de cabeça, fadiga, tontura, insônia, dificuldade de acompanhar exercícios e prisão de ventre. Esse conjunto de sintomas às vezes é conhecido como "gripe keto" e pode durar de alguns dias a algumas semanas. Assegurar uma ingestão adequada de líquidos e eletrólitos pode ajudar a combater alguns desses sintomas. Os efeitos adversos a longo prazo incluem gordura no fígado, falta de proteínas no sangue, cálculos renais e deficiências de vitaminas e minerais. Se quiser experimentar a dieta keto, é importante consultar o médico.

CAFEÍNA

Randy, vinte anos, estudante de literatura, estava pensando em fazer a transição de gênero (durante o tratamento comigo, ele pediu para usar pronomes masculinos). Foi um período complicado para ele, e o estresse foi um fator que precipitou um episódio maníaco, durante o qual ele passou quase toda noite em claro durante três semanas, chegou a pular uma barreira em uma rodovia e teve a ilusão de que era Jesus voltando para salvar o mundo. Acabou hospitalizado, e veio se consultar comigo seis meses depois da internação.

Na época em que comecei a tratá-lo, os medicamentos haviam-no estabilizado o suficiente para começar a processar sua disforia de gênero. Com dois meses de tratamento, porém, ele voltou a surtar, a ter atitudes exageradamente energizadas e um princípio de tremor nas mãos — algo que me inquietou, porque uma possível causa de tremores nas mãos é a toxicidade de níveis elevados de lítio. Fiquei em dúvida se deveríamos desacelerar o processamento profundo de uma questão que o havia torturado a vida inteira. Certo dia, porém, enquanto conversávamos, ele confessou que vinha tomando bebidas energéticas. Não era apenas uma ou duas latinhas por dia. Ele consumia cerca de oito a dez diariamente.

Entre universitários, não é incomum o consumo de bebidas energéticas.[21] Produtos como Red Bull, Amp, Monster, Rockstar, Rip It, Full Throttle, ou um com o chamativo nome de Cocaine, são projetados para proporcionar altos níveis de energia para turbinar os estudos e as festas. A cada 240 ml de energético há em torno de 80 mg a 141 mg de cafeína (e geralmente uma lata pode conter muito mais do que isso). Seria um nível de consumo de cafeína alto demais para qualquer pessoa; para alguém com TB, gera um risco de mania. Vários relatos de casos demonstraram a conexão entre bebidas energéticas e mania em quem sofre de TB.[22]

Felizmente, o nível de lítio de Randy não era tóxico; seus tremores eram resultado do estímulo de toda aquela cafeína no sistema. Perguntei a ele se estava disposto a reduzir o consumo de cafeína sob minha orientação direta — algo que deve ser feito com cuidado, porque a abstinência também pode levar a um aumento nos níveis de lítio. Ele concordou e nas oito semanas seguintes, aos poucos, foi diminuindo a ingestão de cafeína, e passou de oito a dez energéticos por dia para uma xícara de café matinal. Seus sintomas de mania desapareceram e ele conseguiu, mesmo sem a cafeína, concentrar-se melhor no trabalho, pois parou de ter o tremor nas mãos, o que tornava difícil fazer anotações e concentrar-se nos estudos.

Não é difícil compreender por que a cafeína pode ser ruim para quem sofre de TB em estado maníaco. Em doses baixas, ela melhora o humor, provavelmente devido à interação entre os receptores de dopamina e adenosina no cérebro. Em doses elevadas, porém, pode levar a um estímulo perigoso do humor.[23] A cafeína também perturba os padrões de sono, outro fator que aumenta a probabilidade de manias.[24]

Infelizmente, não foram feitos estudos controlados sobre os efeitos negativos da cafeína em quem sofre de TB. Como no caso de Randy, porém, usar o bom senso e experimentar descontinuá-la pode valer a pena a longo prazo. Para a maioria dos que sofrem de TB, nossa regra-padrão de não mais que 400 mg/dia de cafeína é adequada. Na hora de reduzir, lembre-se de que os pacientes devem se afastar gradualmente da cafeína. Parar de repente pode prejudicar um cérebro já vulnerável, representando um risco para os pacientes que tomam lítio.

ALTERAÇÕES NOS NÍVEIS DE SÓDIO

Maurice, jamaicano-americano de 45 anos, veio se consultar comigo por causa de TB. Em poucas semanas, conseguimos controlar sua mania, e o lítio parecia estar operando maravilhas. Seu nível de lítio no sangue era 1, índice bom, já que a faixa ideal fica entre 0,6 e 1,2.

Sem que eu soubesse, depois de uns seis meses de tratamento, Maurice também foi diagnosticado com hipertensão. Seu clínico geral pediu a ele que seguisse uma dieta com pouco sal. Do ponto de vista do tratamento da hipertensão, fazia sentido. Uma dieta com pouco sódio, porém, pode aumentar a reabsorção de lítio nos rins, fazendo com que os níveis dessa substância no sangue aumentem. Isso vai piorando a função renal, o que é particularmente problemático em quem sofre de tendência à hipertensão.

Maurice desenvolveu tremores e diarreia. Minha suspeita recaiu sobre a toxicidade do lítio. Os exames mostraram que seu nível no sangue era 1,5. Equilibrar os efeitos do lítio em um paciente hipertenso pode ser complicado. Por isso, alteramos a medicação e diminuímos o lítio pouco a pouco. Os tremores desapareceram e ele pôde retomar a dieta com pouco sal sem consequências negativas.

O caso de Maurice não é incomum; é frequente que pacientes bipolares sofram de hipertensão. Na verdade, dados preliminares mostram que mania e hipertensão se sobrepõem muitas vezes.[25] Alguns casos chegam a sugerir que medicamentos para a hipertensão, como o verapamil e betabloqueadores, podem ser benéficos a quem sofre de mania. Ambos os transtornos estão associados a uma maior incidência de derrames, problemas de tireoide e diabetes.

Apesar disso, caso você tome lítio, é importante manter um nível consistente de sódio. E caso esteja se consultando com diferentes profissionais médicos devido a condições variadas, avise a todos sobre cada tratamento que estiver fazendo.

GLÚTEN

Estudos recentes constataram níveis elevados de anticorpos relacionados ao glúten em quem sofre de TB, indicando que episódios maníacos podem estar associados a níveis séricos aumentados de anticorpos contra a gliadina, uma classe de proteínas presentes no trigo.[26] Em outras palavras, pacientes bipolares têm maior probabilidade de ter doença celíaca ou sensibilidade ao glúten não celíaca.

Um estudo demonstrou que o Asca, um marcador associado tanto à doença inflamatória intestinal quanto à doença celíaca, fica elevado no TB.[27] Pacientes Asca-positivos apresentaram probabilidade três a quatro vezes maior de ter TB. Em outras palavras, há evidências de que no transtorno exista um desequilíbrio do sistema imunológico e, quando o revestimento intestinal está comprometido, alimentos como o glúten e as caseínas lácteas podem desencadear respostas imunes.

Considerando que os relatos de casos e os conhecimentos científicos básicos indicam que eliminar glúten pode ser útil, costumo pedir a meus pacientes que cogitem ficar uma semana totalmente sem glúten para verificar se a instabilidade do humor melhora.

ÁLCOOL

Em 2006, Benjamin Goldstein e sua equipe realizaram um estudo para analisar a relação entre o consumo de álcool e o TB em 148 pacientes.[28] Nenhum dos participantes do estudo bebia muito; os homens consumiam menos de quatro doses semanais, e as mulheres, menos de uma dose e meia. Apesar desse baixo nível de consumo de álcool, os homens com TB que bebiam cerca de quatro drinques por semana apresentaram mais episódios maníacos e recorriam à emergência do hospital com mais frequência, ao longo da vida, do que aqueles que bebiam menos. O consumo de bebidas alcoólicas os deixa particularmente sob risco. Quanto às mulheres, quanto mais álcool bebiam, maior a probabilidade de depressão e hipomania.

Outros estudos indicaram que o consumo excessivo de álcool deixa quem sofre de TB sob risco de depressão e que o consumo de álcool punha os pacientes sob maior risco de não obedecer aos regimes de medicação.[29] Esse consumo excessivo pode retardar a recuperação da depressão bipolar e aumentar as chances de um episódio maníaco.[30]

No todo, esses estudos evidenciam que quem sofre de bipolaridade deve se abster de álcool ou, pelo menos, restringir muito seu consumo.

SUCO DE TORANJA, TIRAMINA E OUTROS ALIMENTOS QUE PODEM INTERFERIR NA MEDICAÇÃO

Como já mencionamos neste livro, embora o suco de toranja possa parecer uma forma inofensiva de começar o dia, ele pode inibir o sistema enzimático que metaboliza certos remédios no fígado, aumentando, assim, os níveis dos medicamentos no sangue.[31] Isso inclui alguns antidepressivos, ansiolíticos, estabilizadores de humor, estimulantes e antipsicóticos. Todos esses tipos de medicamentos são comumente usados no tratamento do TB.

Para quem sofre de TB e toma antidepressivos inibidores de monoamina oxidase (IMAO), é importante evitar alimentos que contenham o aminoácido tiramina, que pode inibir a eficácia do medicamento e causar um pico grave de pressão arterial, exigindo cuidado emergencial.

Entre os alimentos ricos em tiramina estão queijos curados, carnes curadas ou envelhecidas, favas, *marmite* (extrato de levedura concentrado), chucrute, shoyu e chope. Seu médico pode ajudá-lo a rastrear diversos outros alimentos relevantes.

ALIMENTOS E SUPLEMENTOS QUE ESTABILIZAM O HUMOR

ÔMEGA-3

Vimos que os ácidos graxos ômega-3 melhoram a saúde mental de diversas maneiras, protegendo o cérebro, e há sinais promissores sobre eles em relação ao TB. Em 2003, os psiquiatras Simona Noaghiul e Joseph R. Hibbeln descobriram que quem ingere mais frutos do mar — importante fonte de ômega-3 — apresenta menor prevalência do transtorno.[32] Em 2011, David Mischoulon e sua equipe realizaram uma metanálise de seis ensaios clínicos em que os pacientes receberam aleatoriamente uma suplementação de ômega-3 ou um placebo.[33] Foi demonstrado um significativo efeito positivo contra os sintomas depressivos, embora não tenha havido melhora nos sintomas maníacos. Isso não deve causar surpresa, considerando o que aprendemos no capítulo 2 sobre o poder do ômega-3 no combate à depressão. Mesmo que ataque apenas os sintomas depressivos, recomendo que quem sofre de bipolaridade adote uma dieta contínua de ômega-3, devido à abrangência de seus benefícios.

N-ACETILCISTEÍNA

Em 2018, Jair Soares e sua equipe relataram que, quando pacientes de TB receberam uma combinação de aspirina e o suplemento N-acetilcisteína (NAC), os sintomas depressivos desapareceram ao cabo de dezesseis semanas, uma melhora em relação ao placebo.[34] Isso confirmou as conclusões de estudos anteriores mostrando que a NAC, por si só, é eficaz contra a depressão bipolar. No entanto, um estudo mais recente só confirmou em parte esse efeito, o que indica que aumentar a NAC pode não funcionar em todos os pacientes.[35]

Como vimos ao abordar o TOC no capítulo 7, a NAC é derivada da cisteína, um aminoácido. Tem propriedades antioxidantes e protege o tecido cerebral dos danos causados pelos radicais livres, abrandando os processos inflamatórios. Não se encontra a NAC em fontes alimentares; no corpo, porém, ela se converte em cisteína. A cisteína propriamente dita é encontrada na cebola, no alho, na gema de ovo, na aveia, na couve-de-bruxelas, no brócolis, na pimenta, no gérmen de trigo, na levedura e em laticínios como a ricota, o queijo *cottage* e o iogurte.

FOLATO E ÁCIDO FÓLICO

Em 2017, meu colega Andrew Nierenberg, do Hospital Geral de Massachusetts, e sua equipe realizaram um ensaio de L-metilfolato, um tipo de folato (vitamina B_9), em pacientes com depressão bipolar.[36] A maioria apresentou mais de 50% de melhora nos sintomas depressivos.

Outro estudo demonstrou que, em quem sofre de TB e faz tratamento com lítio, 200 microgramas de ácido fólico protege contra recaídas.[37] No entanto, um estudo subsequente concluiu que, embora uma suplementação com ácido fólico possa retardar o surgimento dos sintomas, não ajuda a prevenir transtornos de humor melhor que um placebo.[38] Isto posto, quando o ácido fólico é adicionado ao valproato sódico, um medicamento usado no tratamento de manias, ocorre uma melhora extra.[39]

Entre as boas fontes alimentares de folato estão aspargo, folhas verdes, banana, legumes (lentilha cozida e feijão), frutas cítricas (laranja, limão, lima; lembre-se, porém, de evitar toranja), beterraba, ovo, abacate, gérmen de trigo, amêndoa e semente de linhaça.

MAGNÉSIO

Em 1999, Angela Heiden e sua equipe ministraram sulfato de magnésio intravenoso a pacientes com agitação maníaca grave, resistente a terapia, por um período entre sete e 23 dias.[40] Durante esse tempo, eles precisaram de doses bem menores de seus medicamentos-padrão para TB para se sentirem estáveis. Mais da metade dos pacientes apresentou acentuada melhora clínica, sem efeitos colaterais que justificassem a suspensão do magnésio.

Dois anos antes, concluiu-se que uma preparação oral de magnésio apresentava resultados equivalentes ao lítio em pelo menos 50% dos pacientes.[41]

Esses dois estudos são consistentes com outros, que demonstram que quem sofre de TB não medicado apresenta redução nos níveis de magnésio. Também vale a pena notar que o lítio eleva os níveis de magnésio no sangue, o que talvez explique em parte por que é um tratamento eficaz contra o TB.

Embora as evidências da eficácia do magnésio no tratamento da bipolaridade não sejam incontestáveis, é válido cogitar uma suplementação alimentar com nozes, espinafre, feijão-preto, edamame, pasta de amendoim e abacate.

ZINCO

Em 2016, Marcin Siwek e sua equipe concluíram que quem sofre de TB apresenta baixa no nível de zinco durante a fase depressiva da doença.[42] Outro estudo indicou que, nas mulheres com o transtorno, concentrações mais baixas de zinco têm correlação com depressão mais profunda.[43] Quando elas estavam passando por mania, hipomania ou remissão, os níveis de zinco eram normais.

Isso tem a ver com nossa discussão sobre o zinco como forma de combater a depressão, no capítulo 2. Recomendo enfaticamente a quem sofre de TB que faça o possível para ingerir uma quantidade suficiente de zinco, sobretudo durante as fases depressivas. Entre as fontes alimentares de zinco estão frutos do mar (em especial ostras cozidas), carnes magras, aves e gema de ovo; quantidades menores podem ser encontradas no feijão, em nozes e em grãos integrais.

ESQUIZOFRENIA

Minha paciente Alice, 28 anos, sofria de SQZ. Quando comecei a tratá-la, ela me disse achar que estava sendo perseguida pelos motoqueiros do Hells Angels. Em um show de Bruce Springsteen, teve certeza de que na multidão havia homens com jaquetas de couro e óculos escuros tirando fotos dela. Eles também a perseguiram (supostamente) em shows do Grateful Dead e dos Rolling Stones. Quando perguntei por que fariam isso, ela olhou para trás assustada e disse: "Jurei segredo. Sinto muito. Não posso contar".

Pode parecer absurdo, mas histórias como a dela não eram tão raras naquela época. Eu já atendera muitos pacientes, tanto homens quanto mulheres, que achavam estar em apuros com os Hells Angels, o que era um caso específico da condição chamada delírio paranoico. Quando comecei a receitar-lhe um antipsicótico chamado clozapina, ela melhorou. Embora os sintomas nunca tenham desaparecido completamente, deixaram de atrapalhar sua vida. Ela parou de ouvir vozes e tornou-se capaz de viver normalmente, com menos medo. Em pouco tempo, ela terminou o supletivo e conseguiu um emprego de assistente administrativa.

Durante dez anos, Alice permaneceu saudável. Foi então que começou a namorar. Não tardei a notar a volta dos sintomas psicóticos. Fiquei chocada, pensando se o novo relacionamento a estaria atrapalhando. Ao levantar seu histórico alimentar, porém, notei uma alteração importante. Ela e o namorado comiam fora algumas vezes por semana. Ela me contou que, no restaurante, muitas vezes comiam o pãozinho de entrada, ao passo que antes ela ingeria pouquíssimos derivados de trigo. Também tinha passado a beber mais, algumas taças de vinho toda noite.

Está ouvindo o sinal de alarme de novo? Antes de nos debruçarmos sobre as especificidades dos novos padrões alimentares de Alice, e como a prejudicavam, vamos analisar a conexão intestino-cérebro na esquizofrenia.

O INTESTINO NA ESQUIZOFRENIA

Estando ou não sob medicação, quem sofre de esquizofrenia possui uma diversidade menor de bactérias intestinais, podendo ter até algumas bactérias singulares, que não são encontradas em intestinos saudáveis.

Um estudo demonstrou que, ao transplantar para camundongos fezes humanas de quem sofre de SQZ, os roedores apresentaram sinais de SQZ, em comparação com o grupo de controle.⁴⁴ Também exibiram comportamentos semelhantes aos de outros camundongos, com sintomas semelhantes aos de SQZ induzidos de outra maneira. Esse estudo com animais é uma poderosa evidência de que alterações nas bactérias intestinais podem alterar a química do cérebro.

Como vimos com o TB, quem sofre de SQZ apresenta mais problemas intestinais do que a população em geral. Têm mais processos inflamatórios, intolerâncias alimentares e imperfeições da parede intestinal, que levam ao intestino poroso. Um estudo *post mortem* de inflamações gastrointestinais associadas à SQZ em 82 indivíduos concluiu que 50% tinham gastrite, 88% tinham enterite e 92% colite, sinais de inflamação intestinal grave. E 20% daqueles que sofrem de síndrome do intestino irritável também têm esquizofrenia.⁴⁵

Por causa das diferenças no funcionamento do intestino e nas bactérias intestinais, quem sofre de SQZ pode ter baixa imunidade. Isso significa, por exemplo, que quem sofre da doença fica mais propenso a infecções bacterianas, o que leva a uma taxa maior de prescrições de antibióticos, o que pode matar bactérias intestinais normais.⁴⁶

Não são apenas as bactérias intestinais que mudam na SQZ. Existem também diferenças nas bactérias da boca e da garganta — algo que não se constata nas outras condições que abordamos.⁴⁷ Se pensarmos no sistema digestivo como uma estrada longa e sinuosa da boca ao ânus, poderíamos dizer que a rodovia digestiva é afetada como um todo.

Por isso, repetindo, a dieta é importante na esquizofrenia. Vamos começar pelos alimentos a evitar.

ALIMENTOS QUE AGRAVAM A ESQUIZOFRENIA

A DIETA OCIDENTAL

Em 2015, Koji Tsuruga e sua equipe compararam um grupo de controle saudável com 237 pacientes com diagnóstico de SQZ ou transtorno esquizoafetivo (semelhante à SQZ, mas com sintomas adicionais de depressão ou TB), para analisar se os padrões alimentares aumentam o risco de doenças mentais.[48] Para verificar se havia correlação entre a dieta e a doença, eles dividiram os grupos em dois padrões alimentares. Um grupo seguiu um padrão alimentar de vegetais e o outro seguiu um padrão alimentar de cereais. Aqueles que seguiram o padrão alimentar de vegetais ingeriam muitos vegetais de folhas verdes, algas marinhas, batata e derivados de soja, como tofu e *natto*. Já o grupo que seguiu o padrão alimentar de cereais consumia muito arroz, pães e doces.

Quando os pesquisadores analisaram os resultados, despontou um padrão interessante. O padrão alimentar de cereais estava associado à SQZ e, dentro desse grupo, a doença estava correlacionada com uma proporção mais alta de gorduras nocivas em relação ao total de calorias.

Outro estudo demonstra que quem sofre de esquizofrenia tende a fazer refeições contendo muito mais óleo e gorduras prejudiciais à saúde. Embora haja diversas razões potenciais para isso, uma das principais teorias é que quem sofre de SQZ tem um fornecimento insuficiente de energia no cérebro. Por isso, a taxa de decomposição da gordura aumenta.[49]

Isso soa familiar? A combinação de níveis altos de gorduras ruins com carboidratos e açúcar de alto índice glicêmico é o cartão de visita de nossa velha amiga, a dieta ocidental. Novamente, constatamos o quanto isso é prejudicial para o cérebro. Quem sofre de SQZ faria bem em mudar para uma dieta rica em vegetais e gorduras saudáveis, como o padrão alimentar mediterrâneo de que tratamos.

GLÚTEN

A ideia de que a SQZ possa estar relacionada ao glúten remonta a 1966, quando o médico e endocrinologista Francis Dohan relatou uma correlação entre o consumo de trigo e a doença durante a Segunda Guerra Mundial.[50] Pesquisas atuais continuam a explorar esse elo.

A ocorrência de doença celíaca em quem sofre de SQZ é quase o dobro da taxa da população em geral. Cerca de um terço dos que sofrem de sqz possui anticorpos antigliadina — cerca do triplo da taxa da população em geral —, o que pode levar à doença celíaca e à sensibilidade não celíaca ao glúten.[51]

Em 2018, Anastasia Levinta e sua equipe fizeram uma revisão de estudos para determinar se adotar uma dieta sem glúten ajudava os esquizofrênicos.[52] Seis de nove estudos apresentaram melhora funcional e redução da gravidade dos sintomas.

Em 2019, Deanna Kelly e sua equipe realizaram um estudo com dezesseis pacientes de sqz ou transtorno esquizoafetivo, todos com altos índices de anticorpos antigliadina, mas sem doença celíaca.[53] Durante cinco semanas, deram-lhes refeições padronizadas, sem glúten, e uma vitamina diária contendo 10 g de farinha de glúten ou 10 g de farinha de arroz.

Na comparação com os participantes que ingeriram o glúten, os participantes sem glúten demonstraram melhora clínica geral, melhor atenção, menos efeitos colaterais gastrointestinais e melhora nos sintomas negativos, como introversão social e apatia. Não houve melhorias nos sintomas considerados positivos, como alucinações, e os sintomas cognitivos não apresentaram melhora, mas os efeitos gerais foram impressionantes.

É evidente que todos que sofrem de sqz devem pelo menos experimentar uma dieta sem glúten. Já discutimos a eliminação do glúten nos capítulos 3 e 5. Então, não vou detalhar aqui, mas entre os alimentos óbvios a serem evitados estão os pães comuns de todo tipo, massas, pizza e cereais. O glúten também pode aparecer de surpresa em alimentos como shoyu, sopas em lata, alcaçuz, kani-kama, caldos de carne, cerveja e produtos feitos com vinagre de malte, aromatizantes de malte e extrato de malte.

AÇÚCAR

Ingerir açúcar refinado é um fator de risco para a sqz. Demonstrou-se que, para quem sofre da doença, gera desfechos adversos num período de dois anos, e aumenta a prevalência de diabetes em relação à população em geral.[54]

Dentre dez estudos que analisaram açúcar refinado, cereais matinais e bebidas adoçadas, todos concluíram que quanto mais os pacientes ingerem essas substâncias relativamente tóxicas, maior a probabilidade de psicose.[55] Tratava-se de estudos em sua maioria observacionais; portanto, não são conclusivos. Mesmo assim, deve-se recomendar a quem sofre de SQZ que reduza a ingestão de açúcar o máximo possível.

ÁLCOOL

O consumo de álcool agrava o quadro clínico da SQZ. Mais de 6% dos pacientes esquizofrênicos têm histórico de consumo de álcool em níveis alarmantes. O consumo de álcool geralmente começa após os sintomas iniciais da doença; por isso, não se acredita que seja a causa em si. Mas o abuso alcoólico pode ser o resultado dos sintomas negativos vivenciados pelos pacientes.[56] Um estudo analisou como o consumo excessivo afetava pacientes de SQZ sendo tratados com injeções periódicas de um medicamento antipsicótico chamado flufenazina.[57] O estudo concluiu que aqueles que tomavam mais de vinte doses de álcool semanais tiveram mais recaídas dos sintomas de SQZ do que aqueles que bebiam ocasionalmente ou não bebiam. Também tinham sintomas positivos mais frequentes, como alucinações e delírios. Outros estudos confirmaram que o consumo de álcool pode aumentar o comportamento desconfiado e o paciente esquizofrênico geralmente relata mais alucinações e paranoia depois de ingerir álcool.[58]

O álcool agrava os sintomas da esquizofrenia porque amplifica os efeitos negativos de anomalias que já estavam presentes no cérebro com a doença. Por exemplo, quem tem SQZ sofre redução do volume da massa branca e mudanças na anatomia do hipocampo, que podem ser agravadas pelo álcool.[59] Meu conselho a quem sofre de SQZ é ingerir pouco ou nenhum álcool. Quando insisto na abstinência completa, constato que o paciente se sente injustamente reprimido. Por isso, faço uma concessão, recomendando não mais do que uma dose semanal, no jantar de sábado, por exemplo.

ALIMENTOS QUE O DEVOLVEM AO MUNDO REAL

ÔMEGA-3

Em 2009, Paul Amminger e sua equipe estudaram 81 pessoas com "risco ultraelevado" de transtorno psicótico.[60] Eram indivíduos que não estavam sendo tratados com antipsicóticos. Ao longo de doze semanas, os participantes receberam um suplemento de ácidos graxos poli-insaturados (ômega-3), ou um placebo, seguido por um período de monitoramento. Ao final do estudo, que durou doze meses, dois dos 41 indivíduos (4,9%) no grupo ômega-3 e onze dos quarenta (27,5%) no grupo do placebo desenvolveram transtorno psicótico. Os ácidos graxos poli-insaturados ômega-3 também reduziram significativamente os sintomas positivos e negativos, na comparação com o placebo. Foi uma demonstração convincente dos efeitos protetores do ômega-3 em psicoses como a SQZ.

Esse resultado impressionante não foi replicado em todos os estudos, mas uma revisão recente reconheceu que o ômega-3 pode ser benéfico para quem tem esquizofrenia.[61] Por isso incentivo meus pacientes esquizofrênicos a aumentar o consumo de ômega-3 na dieta.

N-ACETILCISTEÍNA

O paciente esquizofrênico tem um metabolismo anormal no cérebro, que gera um estresse oxidativo.[62] A liberação de radicais livres danifica o tecido do órgão e sabota os sistemas de defesa normais do cérebro, fazendo com que a fisiologia cerebral fique desregulada. Os antioxidantes são especialmente importantes para quem sofre de SQZ no apoio ao combate dos efeitos nocivos do estresse oxidativo.

A glutationa é um importante antioxidante cujo nível é baixo em quem sofre de SQZ. Ministrar uma dose de glutationa pura não resolve, já que ela é mal absorvida e não chega ao cérebro com facilidade. No entanto, demonstrou-se que a NAC consegue aumentar os níveis de glutationa no plasma e, assim, proteger o cérebro.[63]

No estudo do caso de uma mulher de 24 anos com esquizofrenia do tipo paranoide crônica cada vez mais grave, que não reagia ao tratamento antipsicótico, a suplementação de NAC gerou melhorias em sete dias,[64] tanto nos sintomas específicos da esquizofrenia como na espontaneidade, nas habilidades sociais e nas relações familiares.

Essas conclusões foram respaldadas por outro estudo, em que 42 pacientes esquizofrênicos com sintomas agudos, sendo tratados com um antipsicótico, receberam NAC ou um placebo durante oito semanas.[65] Os pesquisadores constataram melhorias significativas nos sintomas negativos no grupo de tratamento NAC, em comparação com o grupo de controle, embora não tenha havido melhora significativa em todos os sintomas ou na frequência deles.

Em outro estudo, 140 pacientes esquizofrênicos receberam aleatoriamente um placebo ou uma suplementação com NAC, além de medicação antipsicótica, ao longo de 24 semanas.[66] Aqueles que receberam a suplementação apresentaram melhora em todos os sintomas.

Analisados em conjunto, são estudos que fornecem evidências razoáveis de que a suplementação de NAC pode ajudar no tratamento da esquizofrenia. Como já vimos, a NAC propriamente dita não é encontrada em fontes alimentares, mas recomendo a quem sofre de SQZ que coma alimentos que contenham o aminoácido cisteína, relacionados na seção sobre transtorno bipolar do início deste capítulo.

ÁCIDO ALFA-LIPOICO

O ácido alfa-lipoico é um ingrediente comum em fórmulas multivitamínicas e suplementos antienvelhecimento.[67] Desempenha um papel essencial nas reações químicas da fonte de energia da célula, a mitocôndria. Como a NAC, é antioxidante e protege o cérebro de processos inflamatórios excessivos.

Um estudo de 2017 com pessoas esquizofrênicas concluiu que o ácido alfa-lipoico pode reduzir os sintomas gerais de SQZ, assim como melhorar a cognição.[68] Também mostrou-se útil para neutralizar o ganho de peso e anomalias de movimento provocadas por medicamentos antipsicóticos.[69] O ácido alfa-lipoico costuma ser encontrado em vegetais (espinafre, brócolis, tomate) e carnes, sobretudo de órgãos como coração, rim e fígado. Embora esse tipo de carne possa parecer pouco atraente, existem pratos, como torta de rim, fígado acebolado e vários tipos de patê, que são deliciosos.

VITAMINAS

Vitamina C: Em um estudo, quarenta pacientes com SQZ apresentaram níveis mais baixos de um marcador associado à doença após receber um ciclo de vitamina C.[70] Os sintomas também melhoraram significativamente no grupo experimental, em comparação com aqueles que receberam um placebo. Outros estudos confirmaram que a vitamina C pode ser benéfica para quem sofre de SQZ.[71]

Vitaminas B: As vitaminas B desempenham um papel fundamental no metabolismo celular. Níveis reduzidos de vitaminas B no sangue são um achado relativamente constante em quem sofre de esquizofrenia. O folato tem atraído uma atenção especial, uma vez que a deficiência dele pode interferir na síntese e no reparo do DNA e no funcionamento celular do cérebro como um todo.[72]

Em um estudo com pacientes holandeses sofrendo de SQZ, pesquisadores observaram níveis mais baixos de vitamina B_{12} sérica, na comparação com um grupo de controle saudável.[73] Não houve diferenças nos níveis de folato e vitamina B_6 entre os grupos, embora um estudo anterior tenha constatado diferenças nos níveis de folato relacionadas a um risco aumentado de SQZ.[74]

Um ex-colega do Hospital Geral de Massachusetts, Donald Goff, e seu grupo de pesquisa também relataram níveis baixos de folato em 91 pacientes ambulatoriais esquizofrênicos.[75] Eles concluíram que níveis mais elevados de folato tinham correlação com uma redução da gravidade dos sintomas negativos entre pacientes não fumantes.

Diversos estudos demonstraram que a suplementação de vitamina B pode ser eficaz contra a SQZ. Em um estudo, dezessete pacientes com SQZ com baixos níveis de folato[76] receberam uma suplementação diária de metilfolato (15 mg/dia), além do tratamento farmacológico individual, por seis meses. Eles apresentaram melhora nos sintomas e nas habilidades sociais, permitindo que se reintegrassem ao convívio social.

Em um dos maiores ensaios clínicos randomizados a analisar a suplementação vitamínica, Josh Roffman, psiquiatra do Hospital Geral de Massachusetts, e sua equipe ministraram a 140 pacientes de esquizofrenia que tomavam medicação antipsicótica, escolhidos aleatoriamente, um tratamento de dezesseis semanas com uma combinação de ácido fólico (2 mg/dia) e vitamina B_{12} (400 microgramas/dia), ou um placebo. O grupo de folato mais B_{12} apresentou melhora significativa na gravidade dos sintomas negativos, mas a reação ao tratamento foi muito influenciada pela genética de cada paciente individual, que determinou quão bem absorveram o folato.[77]

Em 2017, Roffman e sua equipe concluíram que a suplementação de ácido fólico melhora, de fato, os sintomas de quem sofre de sqz.[78] Embora as variações genéticas tenham desempenhado um papel, a melhora nos sintomas negativos ocorreu independentemente dos genes.

Como abordado anteriormente, vegetais, grãos integrais fortificados e cereais com baixo teor de açúcar são ricos em folato, e carnes e laticínios são ricos em vitamina B_{12}. Vegetais de folhas verdes, vegetais verde-escuros, como brócolis e couve-de-bruxelas, feijão e outras leguminosas, contêm folato.

L-TEANINA

A L-teanina é um aminoácido singular, presente quase exclusivamente na folha do chá, a partir da qual a maioria das variedades de chá é produzida. Ela aumenta as ondas cerebrais alfa (as ondas de "relaxamento"), diminui as substâncias químicas excitatórias do cérebro e aumenta as calmantes, como o Gaba.

Um rigoroso estudo concluiu que suplementar a terapia antipsicótica com L-teanina aliviou vários sintomas em quem sofre de sqz e transtorno esquizoafetivo. Outro estudo descobriu que a L-teanina alivia os sintomas positivos e a insônia em quem sofre de sqz.[79] Embora novos estudos sejam necessários para que esses resultados possam ser considerados conclusivos, nos dão um bom motivo para beber chá.

Tipos comuns, como o chá verde, o preto e o *oolong*, contêm teanina, mas também cafeína. Por isso, tomar muito desses chás vai deixar você pilhado. Para aqueles que sofrem de sqz, o ideal é sempre procurar uma alternativa descafeinada. Os chás de ervas não são feitos com as folhas de chá tradicionais; portanto, não contêm teanina. Felizmente, chá descafeinado verde, preto e *oolong*, sim.

MELATONINA

A melatonina, o "hormônio do sono", que apresentamos no capítulo 8, revelou-se eficaz contra a insônia em quem sofre de sqz. Também pode ampliar os efeitos dos antipsicóticos, graças a seus efeitos anti-inflamatórios e antioxidantes.[80]

Ovos e peixes são boas fontes de melatonina, assim como nozes. Aspargo, tomate, azeitona, uva, cevada, aveia, nozes e semente de linhaça também são boas fontes.

DOENÇAS MENTAIS GRAVES EXIGEM MEDICAMENTOS FORTES

Fármacos como o lítio e os antipsicóticos são poderosas armas na luta contra o tb e a sqz. Mas igualmente poderosas são mudanças na dieta, que podem atuar junto com os medicamentos no auxílio aos que sofrem dessas doenças debilitantes.

Nancy, minha paciente bipolar, voltou a trocar a dieta ocidental pela cetogênica, cortando os carboidratos. Aos poucos, reduziu o consumo de café para uma xícara matinal. E acrescentamos ao café da manhã um shake de proteína, dessa vez com mais pasta de amendoim.

No almoço, ela passou a evitar o glúten, comendo uma salada com bastante cebola (por causa da cisteína) e abacate, alface, espinafre e feijão-roxo (por causa do folato). No jantar, reforçou os peixes oleosos na dieta. Ela sempre gostou muito de salmão assado, por exemplo; por isso, comia sempre, com temperos diferentes. O tempero favorito consistia em azeite de oliva, pimenta-do-reino, orégano e tomilho, com cebola refogada por cima. Durante a semana, ela parou de beber vinho. Em cerca de seis semanas, seus sintomas desapareceram e ela voltou ao ponto de partida.

Alice, minha paciente esquizofrênica, cortou o pão e o álcool. Em sete semanas, seus sintomas desapareceram e ela voltou a uma vida normal. O noivo, que no começo estava assustado com o retraimento social e as alucinações, ficou aliviado ao perceber que ela havia voltado ao normal. Ela conseguiu conversar com ele sobre seus problemas, e assim que ele percebeu a diferença que o álcool e o pão faziam, passou a ficar totalmente disposto a ajudá-la a cortar ambos da dieta. Hoje, alguns anos depois, ela está prestes a se casar.

Tanto Nancy como Alice são exemplos inspiradores, que mostram como nem sempre é fácil preservar a saúde mental. Manter-se atualizado em relação às recomendações mais recentes pode exigir dedicação. Estabilizadas sob medicação, quando um fator novo afetou suas rotinas, atirou-as num turbilhão de problemas que elas pensavam ter resolvido. Porém, com paciência e determinação e o devido apoio, foram capazes de alterar a própria dieta para ajudar a preencher as lacunas que a medicação não cobria.

DICAS CONTRA O TRANSTORNO BIPOLAR

A dieta keto tem se revelado uma boa abordagem nutricional integral para quem sofre de transtorno bipolar.

ALIMENTOS A ADOTAR:

- Ácidos graxos ômega-3: Peixes, em especial os gordurosos, como salmão, cavala, atum, arenque e sardinha.

- N-acetilcisteína: Embora a NAC propriamente dita deva ser ingerida em forma de suplemento, alimentos ricos em cisteína também podem ser eficazes. Experimente carne, grãos, ovos, ricota, queijo *cottage*, iogurte, brócolis, pimenta e cebola.

- Vitamina: B_9 (folato).

- Minerais: Magnésio, zinco.

ALIMENTOS A EVITAR:

- Aqueles que compõem a dieta ocidental: Alimentos com excesso de gorduras nocivas (carne vermelha, frituras) e carboidratos de alto IG (pão branco, arroz branco, batata, macarrão e tudo que é feito de farinha refinada).

- Cafeína: Mantenha o consumo de cafeína abaixo de 400 mg/dia.

- Sódio: Pacientes tratados com lítio devem manter constantes os níveis de sódio.

- Glúten: Caso você tenha doença celíaca ou sensibilidade não celíaca ao glúten, evite todos os produtos derivados do trigo, como pão, pizza, macarrão e diversas bebidas alcoólicas.

- Álcool: Quem sofre de TB deve se abster totalmente ou restringir muito o consumo de álcool.

- Complicações com medicamentos: O suco de toranja e os alimentos que contêm tiramina (queijo curado, carnes curadas ou envelhecidas, favas, *marmite*, chucrute, shoyu e chope) podem interferir com alguns medicamentos prescritos para TB.

DICAS CONTRA A ESQUIZOFRENIA

ALIMENTOS A ADOTAR:

- Ácidos graxos ômega-3: Peixes, em especial os gordurosos, como salmão, cavala, atum, arenque e sardinha.

- N-acetilcisteína: Embora a NAC propriamente dita deva ser ingerida em forma de suplemento, alimentos ricos em cisteína também podem ser eficazes. Experimente carne, grãos, ovos, ricota, queijo *cottage*, iogurte, brócolis, pimenta e cebola.

- Ácido alfa-lipoico: Espinafre, brócolis, tomate e carnes, especialmente carnes de órgãos como coração, rim e fígado.

- L-teanina: Chá verde, preto e *oolong*.

- Melatonina: Ovos, peixes, leite, arroz, cevada e aveia em flocos, uvas, romãs, nozes, semente de girassol, de mostarda, de linhaça, aspargo, brócolis e pepino.

- Vitaminas: B_9, B_{12} e C.

ALIMENTOS A EVITAR:

- Aqueles que compõem a dieta ocidental: Alimentos com excesso de gorduras nocivas (carne vermelha, frituras) e carboidratos de alto IG (pão branco, arroz branco, batata, macarrão e tudo que é feito de farinha refinada).

- Glúten: Caso você tenha doença celíaca ou sensibilidade não celíaca ao glúten, evite todos os produtos derivados do trigo, como pão, pizza, macarrão e diversas bebidas alcoólicas.

- Açúcar: bolos, doces, refrigerantes ou qualquer coisa adoçada com açúcar ou xarope de milho com alto teor de frutose.

- Álcool: Quem sofre de esquizofrenia deve se abster totalmente ou restringir muito o consumo de álcool.

10. A libido: Oxitocina, feno-grego e a ciência dos afrodisíacos

No mundo moderno em que vivemos, é difícil ficar longe de produtos criados para aumentar sua libido. Todos os dias somos inundados de publicidade farmacêutica de medicamentos contra a disfunção erétil, mostrando casais de meia-idade felizes a caminho de fins de semana românticos. Prateleiras de "suplementos" em drogarias e postos de gasolina fazem promessas duvidosas (e possivelmente perigosas) de propiciar potência sexual. Revistas estão cheias de dicas sobre como entrar no clima e agradar o parceiro. Pode-se afirmar que os conselhos autênticos e científicos sobre o tema se perdem em meio a fraudes e sensacionalismo apelativo, mas não há como duvidar de que as pessoas estão procurando maneiras de turbinar a vida sexual e aumentar a libido.

Mas, afinal, o que é a libido? Embora a palavra geralmente seja associada ao desejo sexual, na teoria psicológica ela tem sentidos mais amplos. Sigmund Freud, o pai da psicanálise, a descreveu como "a força motriz dos instintos sexuais", um impulso fundamental do ser humano em busca do prazer. O psiquiatra e psicanalista Carl Jung, por sua vez, acreditava que a libido podia ser separada dos instintos sexuais e era mais algo como uma força vital, que o filósofo Henri Bergson chamou de *élan vital*.[1] E o psicanalista Ronald Fairbairn descreveu a libido como "busca primordial por objetos", minimizando o ponto de vista de Freud, centrado no prazer, para pensar na libido, em vez disso, como uma forma de se relacionar e se conectar com outras pessoas.[2]

Embora não exista uma definição universalmente aceita, o fio condutor em todas essas interpretações da libido é que se trata de um impulso essencial do ser humano.[3] Na verdade, a libido tem muitas semelhanças com outro impulso humano: a fome.

Assim como a fome, a libido é um estado instintivo. Ambas podem afetar seu comportamento, levando-o a priorizá-las acima de tudo. Nenhuma delas exige muito raciocínio, mas somos programados de tal modo que tanto saciar a fome quanto saciar o desejo sexual seja recompensador, ativando circuitos cerebrais que se sobrepõem e estão focados no prazer.

A fome e a libido também envolvem substâncias químicas similares. A dopamina desempenha um papel importante em ambas, e os hormônios sexuais, como o estrogênio, a testosterona e a progesterona, influenciam a ingestão de alimentos e o apetite.[4] Os dois têm, inclusive, uma semelhança evolutiva, já que a capacidade de comer em excesso e armazenar a energia extra, como glicogênio e lipídios, conferia uma vantagem reprodutiva, ao permitir que os animais tivessem tempo de procurar parceiros, sem se preocupar com a busca constante de comida.[5]

Considerando todas essas conexões, não é surpresa que a comida possa influenciar o impulso sexual. Neste capítulo, veremos como certos alimentos afetam sua libido e como ingerir os alimentos certos pode ajudar você a otimizar suas funções sexuais.

Evidentemente, é importante lembrar que todo desafio psicológico ocorre em um contexto específico. Em algumas pessoas, a depressão, o estresse e a ansiedade podem reduzir a libido. Em outras, a causa pode ser dos antidepressivos usados para tratar dessas condições — muitos medicamentos psiquiátricos, de antidepressivos inibidores seletivos de receptação de serotonina (ISRS) a antipsicóticos, prejudicam a libido. Por mais tentador que seja acreditar que dá pra resolver os problemas sexuais ingerindo determinados alimentos, minha experiência diz que não é tão simples assim. Portanto, ao ler essas dicas, lembre-se de que elas são apenas um ingrediente da solução. Não são uma fórmula mágica, mas auxiliares para a vida e a libido.

O TESÃO E O INTESTINO

São dois os hormônios sexuais principais — o estrogênio e a testosterona. Provavelmente você os conheça como os hormônios sexuais "feminino" e "masculino". De fato, o estrogênio é produzido principalmente pelos ovários, e a testosterona, pelos testículos. Apesar disso, tanto os homens quanto as mulheres possuem estrogênio e testosterona, e ambos são importantes para as funções sexuais de cada gênero. Por exemplo, embora certamente a testosterona desempenhe um papel importante na libido masculina, demonstrou-se que o estradiol (a principal forma de estrogênio) tem uma profunda influência na libido, nas ereções e na produção de esperma.[6] E, embora haja certa controvérsia sobre o papel que a testosterona desempenha na libido feminina, é evidente que existe uma conexão.[7] Além das funções sexuais, o estrogênio e a testosterona estão envolvidos na saúde dos ossos, do cérebro e dos vasos sanguíneos.

As bactérias intestinais, de novo, estão intimamente ligadas à modulação da libido, por causa de seu papel na produção desses dois hormônios sexuais. Em 2014, o veterinário Theofilos Poutahidis e sua equipe investigaram se as bactérias intestinais podem influenciar os hormônios sexuais em camundongos.[8] Ministrou-se aos roedores um probiótico contendo a bactéria intestinal *Lactobacillus reuteri* (*L. reuteri*), que tem propriedades anti-inflamatórias. Aqueles que consumiram *L. reuteri* na água potável produziram mais esperma e apresentaram mais células produtoras de testosterona nos testículos, em comparação com o grupo de controle que não foi exposto a essa bactéria. Isto foi evidente em camundongos mais velhos; na verdade, o tratamento basicamente os transformou em camundongos mais jovens, restaurando o tamanho dos testículos a uma dimensão similar à dos mais jovens. O estudo concluiu que, já que a suplementação de probióticos pode reforçar as funções sexuais em camundongos, há uma forte possibilidade de que o mesmo se aplique aos seres humanos.

Também demonstrou-se que camundongos expostos a antibióticos na juventude sofrem de um microbioma perturbado, que leva a uma baixa de testosterona e à diminuição da qualidade do esperma.[9]

Quanto ao estrogênio, nas mulheres pós-menopausa, ao que tudo indica, a microbiota intestinal desempenha um papel fundamental na regulação dos níveis de estrogênio em circulação no sangue.[10]

Além do estrogênio e da testosterona, as bactérias intestinais controlam outras substâncias neuroquímicas que alteram a função libidinal. Por exemplo, algumas cepas de bactérias intestinais podem produzir ácido gama-aminobutírico (Gaba). Embora esse ácido seja essencial para o funcionamento saudável do cérebro, quando os receptores de Gaba são superestimulados pode ocorrer disfunção erétil (DE), perda de libido ou dificuldade em atingir o orgasmo.[11]

Quando o intestino não está funcionando bem, pode ser difícil recorrer à libido, mesmo se não se trata de sintomas expressamente relacionados às funções sexuais. Demonstrou-se, por exemplo, que a doença inflamatória intestinal acompanha a depressão, a artrite e a insatisfação com a imagem corporal, fatores que diminuem a libido.[12]

ALIMENTOS E COMPOSTOS QUE REDUZEM O DESEJO

De certo modo, uma alimentação inadequada pode ser um tipo de castração nutricional, qualquer que seja sua idade ou sexo. Vamos dar uma olhada nos padrões alimentares e nos alimentos que prejudicam a libido e, em seguida, apresentar alternativas mais saudáveis.

A DIETA OCIDENTAL

Não causa surpresa que a dieta ocidental seja, uma vez mais, uma ameaça ao seu bem-estar. Concluiu-se que dietas com excesso de gordura prejudicam a função testicular e vêm sendo associadas a prejuízos na produção e no funcionamento dos espermatozoides.[13] Isso é conhecido como teoria de GELDING, sigla em inglês para "endotoxina intestinal causadora de declínio na função gonadal" — acrônimo meio forçado, mas um trocadilho bem bolado com a palavra *gelding*, que significa "castração masculina". Segundo essa teoria, dietas com excesso de gorduras e calorias causam o mesmo tipo de "intestino poroso" que constatamos em outras condições. Em consequência, as bactérias intestinais passam para a circulação, o que permite que as endotoxinas, poderosos estimulantes imunológicos presentes nas bactérias, provoquem uma inflamação de baixa intensidade no corpo como um todo. Isso prejudica a função testicular e o desempenho reprodutivo, propiciando-nos outro exemplo de como a saúde intestinal é essencial para a saúde sexual.

Em 2017, Justin La e sua equipe revisaram estudos científicos publicados entre 1977 e 2017 sobre como a dieta afeta a saúde sexual dos homens.[14] Concluíram que a dieta ocidental estava associada a uma menor qualidade do sêmen e maior incidência de DE. Homens obesos e com sobrepeso que seguiram uma dieta pobre em calorias e gordura conseguiram melhorar as ereções e ter um ganho de testosterona.

Outro estudo demonstrou que uma dieta rica em proteínas e pobre em carboidratos e gordura melhora as funções sexuais, com ganho na função erétil e no desejo sexual, até um ano depois da mudança de dieta.[15] Uma prevalência maior da dieta ocidental está correlacionada a contagens mais baixas de espermatozoides na população em geral. A contagem de espermatozoides sofreu uma queda vertiginosa, da ordem de 59% na América do Norte, Europa, Austrália e Nova Zelândia.[16] Um novo estudo da Universidade Harvard, apresentado no encontro da Sociedade Europeia de Reprodução Humana e Embriologia em 2019, concluiu que, nos homens que costumam ingerir refeições com excesso de gordura, a contagem de espermatozoides foi 25,6 milhões inferior à dos homens que seguem dietas mais saudáveis.

Vários pacientes de minha clínica, de ambos os sexos, abandonaram a dieta ocidental e melhoraram seu desempenho sexual. Por exemplo, Joey, de 38 anos, programador fanático por futebol americano, morador do litoral norte de Massachusetts, veio consultar-se comigo por causa de uma depressão. Descobri que ela foi precipitada pelas dificuldades que ele e a mulher vinham enfrentando para ter um filho.

Eles tinham ido a um especialista em infertilidade e, para grande decepção dele, Joey foi informado de que sua contagem de esperma era baixa, e que ele tinha pouca motilidade espermática (ou seja, seus espermatozoides não se deslocavam de maneira saudável). Os especialistas não conseguiram identificar nenhuma causa médica para seus problemas, e ele e a esposa ficaram arrasados. Embora continuassem tentando, ficaram muito menos esperançosos.

Joey estava tão deprimido que tive que lhe prescrever um antidepressivo. O problema é que diversos antidepressivos comuns, como a fluoxetina, podem perturbar as funções sexuais. Optei pela bupropiona, que tem menos efeitos colaterais sexuais, mas também lhe recomendei que mudasse a dieta. Adeus, cachorro-quente, *nachos*, pizzas, asinhas de frango ou qualquer um dos pratos típicos de quem assiste futebol americano.

Além disso, orientei-o a comer mais castanhas. Em 2012, Wendie Robbins e sua equipe descobriram que acrescentar castanhas à dieta ocidental padrão melhora a qualidade, vitalidade e forma física do esperma.[17] Um estudo de 2018 confirmou que 60 g (pouco mais de um quarto de xícara) diários de um mix de castanhas, em quem ingeria uma dieta ocidental, faziam diferença na contagem e na qualidade dos espermatozoides.[18]

Pedi-lhe que tentasse adotar uma dieta mais saudável, baseada em porções diárias de frutas, vegetais, abacate, azeite e castanhas saudáveis, e fizesse um esforço intenso para evitar gorduras prejudiciais à saúde e carboidratos processados. Joey entregou-se de corpo e alma. A nova dieta não era exatamente a cara dele, mas ele estava disposto a fazer o que fosse necessário para ter um filho. Seis meses depois de iniciar a dieta, a esposa engravidou. Hoje, cinco anos depois, eles têm um lindo casal de filhos. Embora Joey tenha se permitido retomar seus rituais alimentares para assistir futebol americano no fim de semana, toma muito mais cuidado com a quantidade de alimentos não saudáveis.

Ainda que os estudos sobre contagem de espermatozoides, obviamente, estejam voltados para os homens, abandonar o hábito de comer junk food também pode ter benefícios reprodutivos para as mulheres. Um estudo recente, com mais de 5 mil mulheres, constatou que aquelas que comiam fast food mais de quatro vezes por semana (e frutas menos de três vezes por mês) demoravam mais para engravidar e tinham maior risco de infertilidade.[19] Foi exatamente o que aconteceu com minha paciente Inka, que veio a meu consultório porque ela e o marido vinham tentando, sem sucesso, ter um filho. Além disso, ela dizia estar cansada de tentar e não conseguia ficar excitada e sentir desejo sexual pelo marido. Ao levantar seu histórico alimentar, verifiquei que Inka trabalhava até tarde, depois que fora promovida no escritório de advocacia. Embora gostasse do trabalho, passava longas horas no escritório, o que a levava a exagerar no *delivery* de comida não saudável. Ela reconheceu que já não se lembrava da última vez que comera em casa, nem de quando havia comido uma fruta in natura. Mesmo quando comia salada, era coberta de bacon e encharcada de molhos cremosos, pesados e prejudiciais à saúde.

Para começar, ela reservou as tardes de domingo para a preparação de comida, o que a ajudava a planejar as refeições para aquela semana. No café da manhã, incluiu alimentos nutritivos e ricos em fibras, como aveia preparada na noite anterior, Pudim de Chia (página 263) e Caneca de Ovos Mexidos para Viagem (página 283). Também começou a levar para o trabalho almoços simples, mas saudáveis (salada picada com um misto de saborosas folhas de alface e vegetais picados com um acompanhamento de frango ou salmão assados). Como lanchinhos saudáveis, abasteceu o escritório de frutas e nozes. Embora fossem refeições simples de preparar, em pouco tempo ela começou a se sentir melhor em relação ao que comia. Também percebeu que estava mais tranquila em casa e voltou a desfrutar de um relacionamento melhor com o marido. Enquanto antes a intimidade deles era sincronizada com seu calendário de ovulação, agora ela aguardava ansiosamente as noites de namoro de sexta e sábado.

Cerca de um ano e meio depois de ter feito essas mudanças na dieta, ela e o marido anunciaram a gravidez. Depois do nascimento de uma menina saudável, ela me ligou para contar como seus hábitos alimentares saudáveis ajudaram-na a manter o nível de energia durante a gravidez e como mãe.

PROTEÍNA DE SOJA

Em 2011, o neurocientista clínico Timo Siepmann e sua equipe relataram o caso de um homem de dezenove anos que perdeu repentinamente a libido e desenvolveu DE.[20] Embora sofresse de diabetes tipo 1, o jovem era saudável. Quando a equipe de Siepmann levantou seu histórico, descobriu que ele consumia grandes quantidades de produtos à base de soja, em uma dieta vegana.

Na primeira consulta que fizeram com ele, os níveis de testosterona no sangue estavam baixos e os níveis de um precursor da testosterona, a de-hidroepiandrostenediona, altos — um indicador de que esse precursor não estava sendo devidamente transformado em testosterona. Depois de interromper por um ano a dieta vegana, todos esses parâmetros se normalizaram. À medida que a testosterona voltou a subir, seus sintomas sexuais foram desaparecendo, e um ano depois ele havia recuperado plenamente as funções sexuais.

Ainda que a pesquisa de Siepmann tenha sido um estudo de caso individual, foi um indicador de que o consumo de proteína de soja pode interromper a produção normal de hormônios sexuais e a libido. Há outros estudos compatíveis com essa conclusão, mostrando que uma maior ingestão de alimentos à base de soja e isoflavonas de soja está associada à menor concentração de espermatozoides.[21]

Como aprendido no capítulo 6, as isoflavonas são substâncias semelhantes ao estrogênio, encontradas na soja. São polifenóis, o que faz com que, na maioria das vezes, sejam de fato boas para o cérebro, devido a suas propriedades anti-inflamatórias. Mas muitos pesquisadores acreditam que o estrogênio que as isoflavonas introduzem pode afetar os hormônios sexuais, a ponto de fazer com que homens possam desenvolver seios e perder sua libido.[22] Caso tenha curiosidade para saber se a propriedade da soja de aumentar o estrogênio pode ajudar a libido feminina, os resultados não são conclusivos — um estudo relatou que a proteína de soja pode aumentar a libido em mulheres na pós-menopausa, mas sem efeito maior do que o placebo.[23]

É interessante notar que a China e a Índia são, respectivamente, os consumidores número 1 e número 4 de soja no mundo. Considerando o tamanho da população, seria surpreendente se a soja realmente tivesse um efeito maciço sobre a libido e a produção de hormônios sexuais. Mesmo assim, caso você seja um homem que consome muita proteína de soja (como tofu, edamame e carne de soja) e sofre de baixa libido, tente reduzir o consumo de soja para ver se há melhora no desejo sexual.

ÁLCOOL

Costumo passar um bom tempo em campi universitários, que muitas vezes são o centro do debate sobre a relação entre sexo e álcool. Remontam a Shakespeare as menções a esse assunto na cultura pop: em *Macbeth*, ele afirmou que o álcool "provoca o desejo, mas impede o desempenho".[24] E não é que o Bardo tinha razão?

Um estudo demonstrou que, quando os homens são dependentes de álcool, isso provoca DE, orgasmos insatisfatórios e ejaculação precoce.[25] Outro estudo mostrou que homens alcoolizados demoram mais do que os sóbrios para atingir o orgasmo, sem quaisquer outros efeitos colaterais sexuais.[26] Em 2018, Deepak Prabhakaran e sua equipe entrevistaram homens dependentes de álcool sobre suas funções sexuais.[27] Constataram que disfunções sexuais foram relatadas por 37% deles. Destes, 25% relataram DE, 20% "disfunção no orgasmo satisfatório" e 15,5% ejaculação precoce. Um pequeno percentual relatou excesso de libido. Foram resultados suficientes para convencer os pesquisadores de que o álcool desempenha um papel na disfunção sexual. Mas eles também apontam uma das dificuldades na coleta desse tipo de dados: como o álcool distorce a forma como as pessoas se lembram de suas experiências, o autorrelato pode ser inconsistente e não confiável.

O álcool também desempenha um papel complexo na libido feminina. A pesquisa mostrou que o consumo moderado de álcool aumenta o desejo e a probabilidade de atividade sexual, mas doses altas têm o efeito oposto.[28] Outro estudo descobriu que o álcool suprime o orgasmo em mulheres jovens, mas apenas em doses mais altas.[29] Além disso, as que foram vítimas de algum tipo de violência sexual — por exemplo, que sofreram abuso sexual, estupro ou tentativa de estupro na infância — são mais propensas que o normal a beber muito, o que as coloca em risco de novo abuso sexual.[30]

É claro que, seja você homem ou mulher, beber muito leva a um mau desempenho sexual ou — o que é muito pior — a um aumento do risco de se colocar em situações sexuais arriscadas. Porém, beber moderadamente — não mais do que catorze doses semanais, para os homens, e não mais do que sete doses semanais, para as mulheres — não deve ter consequências para sua vida sexual.

AÇÚCAR

Desde sempre o sexo está associado a alimentos açucarados, como morangos com cobertura de chocolate e outros doces, especialmente no Dia dos Namorados. Porém, a ciência demonstrou que o açúcar não é bom para a vida sexual de quem o ingere em excesso.

O consumo excessivo de bebidas adoçadas com açúcar, por exemplo, especialmente por parte de quem tem alto índice de massa corporal, está associado a níveis mais baixos de testosterona.[31] Outro estudo demonstrou que bebidas açucaradas também diminuem a motilidade do esperma.[32] Dietas com alto teor de açúcar também levam a níveis mais elevados de leptina. A leptina é um hormônio produzido pelas células adiposas, que ajuda a regular o equilíbrio energético. Quanto mais altos os níveis de leptina, mais baixos os de testosterona, principalmente quando já se está acima do peso.[33] Quando esse é o caso, o tecido adiposo produz tanta leptina que inibe o eixo hipotálamo-pituitária-adrenal (HPA), que por sua vez para de produzir testosterona, outro possível elo entre um consumo maior de açúcar e uma baixa da testosterona.[34]

Da mesma forma com que procedo em relação a outras doenças, recomendo a quem tem problemas de libido que corte o açúcar o quanto puder, sobretudo bebidas doces e lanches adoçados com xarope de milho com excesso de frutose. Na sobremesa, dê preferência a frutas in natura, adoçantes naturais de médio índice glicêmico (IG), como o mel, ou guloseimas com baixo teor de açúcar, como chocolate amargo (na verdade, como veremos em breve, o chocolate amargo também possui outras propriedades benéficas. O melhor é o chocolate natural, não alcalino, porque tem níveis mais elevados de antioxidantes).

ALCAÇUZ

Um tipo específico de doce que se demonstrou ter um efeito negativo sobre libido é o alcaçuz. Seu sabor vem das raízes da planta do alcaçuz, e seu ingrediente ativo é o ácido glicirrízico, que diversos estudos indicaram estar associado a níveis mais baixos de testosterona.[35]

Além dos doces feitos dele, o alcaçuz pode ser encontrado em chás e algumas gomas de mascar. É importante observar que apenas o alcaçuz preto contém substâncias químicas prejudiciais (procure "extrato de alcaçuz" no rótulo); o "alcaçuz vermelho", de alcaçuz, só tem o nome. Mas, como acabamos de ver, a coisa certa a fazer é comer menos doces, de qualquer tipo.

ÁCIDO PERFLUOROOCTANOICO

O ácido perfluorooctanoico (PFOA) é uma substância química com muitas aplicações, principalmente em certos utensílios de cozinha antiaderentes e embalagens de alimentos. Pesquisas vêm indicando que esse ácido e substâncias químicas semelhantes podem perturbar o sistema endócrino, elevando o risco de efeitos adversos à saúde.

Demonstrou-se que o PFOA desliga os receptores hormonais (por exemplo, o andrógeno), levando a uma redução da testosterona.[36] Quanto mais se consome, maior é o efeito. Também há evidências de que ele pode estar associado à infertilidade, e pesquisas com animais mostraram que ele afeta os ovários.[37] Além disso, o PFOA pode alterar as bactérias intestinais, causando processos inflamatórios.[38]

Felizmente, a indústria vem começando a reagir diante do acúmulo cada vez maior de evidências de que essas substâncias químicas são nocivas. Um estudo de 2019 mostrou que, entre 2005 e 2018, houve uma tendência de queda no uso do PFOA.[39] No entanto, alguns sacos de pipoca de micro-ondas e sacos de plástico ainda o contêm, usado também para fazer Teflon e outros materiais resistentes a manchas e aderências. Uma opção é estourar milho de pipoca natural no micro-ondas, ou na panela, à moda antiga. Use panelas de aço inoxidável ou ferro fundido, evitando revestimentos antiaderentes, e passe a embalar lanches e sanduíches em sacos de papel não branqueado.

AFRODISÍACOS E ALIMENTOS QUE AUMENTAM A LIBIDO

O conceito de que certos alimentos podem aumentar o desejo sexual é tão antigo quanto a civilização humana. A palavra "afrodisíaco" deriva de Afrodite, a deusa grega do amor, mas os gregos não foram a única cultura da Antiguidade a acreditar no poder dos alimentos para aumentar a libido, a potência ou o prazer sexual.[40] Quase todas as culturas empregam alimentos e substâncias derivadas de plantas, animais e minerais para aumentar o desejo sexual. E embora a ciência moderna não tenha investigado completamente os argumentos em relação a cada um desses alimentos, sabemos o suficiente para entender que existem conexões autênticas entre certos alimentos e a libido.

Ironicamente, entre os afrodisíacos mais conhecidos estão aqueles que foram mais desmascarados. Vamos pegar, por exemplo, o instrutivo caso das ostras. É provável que você já tenha ouvido falar que comer ostras cruas pode aumentar o desejo sexual. O lendário Casanova não abria mão delas como forma de manter o apetite sexual. Embora não seja nova a ideia de que as ostras sejam afrodisíacas, esse mito espalhou-se em meados dos anos 2000, quando os meios de comunicação noticiaram um estudo atribuindo os supostos efeitos das ostras à presença de um aminoácido chamado D-aspártico. Essas conclusões se revelaram nada além de uma invenção, resultado de um mal-entendido em uma conferência científica.[41]

O mesmo se aplica aos morangos, outro alimento costumeiramente citado como possuidor de propriedades afrodisíacas. Embora os morangos contenham fitoestrogênios, o que talvez possa ser benéfico contra os sintomas pós-menopausa, não há nenhum outro indicador de que aumentem o desempenho sexual.

Nesta seção, veremos outros alimentos e suplementos bem conhecidos, e outros mais obscuros, analisando as evidências de que podem aumentar a libido.

ALIMENTOS QUE ESTIMULAM A OXITOCINA

A oxitocina é conhecida como o "hormônio da paixão", devido à sua ampla gama de funções no sexo, no amor e na criação dos filhos.[42] Ela tem relação com a libido de diversas maneiras, provocando a excitação sexual e contribuindo para o ápice do prazer, já que é liberada durante o orgasmo tanto pelo homem quanto pela mulher. Demonstrou-se que ministrar oxitocina extra a homens e mulheres aumenta a excitação enquanto assistem a filmes eróticos.[43]

Os efeitos da oxitocina sobre o cérebro são complexos. Muitos deles ocorrem por meio da via "de recompensa" do cérebro.[44] Os receptores de oxitocina são abundantes no sistema mesolímbico, que conecta a via de recompensa ao sistema límbico do cérebro e desempenha um papel fundamental no registro e na expressão das emoções.[45] O microbioma intestinal desempenha um papel no desenvolvimento e na função dessa via, de modo que as bactérias intestinais possam influenciar o funcionamento dos neurônios que dependem da oxitocina.[46]

Embora não se possa obter oxitocina diretamente a partir dos alimentos, existem comidas que podem ajudar a aumentar os níveis de oxitocina. O chocolate é reconhecido como afrodisíaco e, com certeza, o chocolate amargo estimula a dopamina no cérebro, que, por sua vez, aumenta a produção de oxitocina.[47] No entanto, as pesquisas específicas sobre as propriedades do chocolate no aumento da libido não são irrefutáveis. Embora um estudo tenha demonstrado que o chocolate pode aumentar as funções sexuais em mulheres, quando esse efeito foi ajustado por idade, não se mostrou significativo.[48]

Concluiu-se que o magnésio promove a atividade biológica da oxitocina.[49] Embora essa conexão não tenha se mostrado robusta nem tenha sido devidamente replicada por outras pesquisas, adotar uma dieta rica em magnésio não pode ser nocivo. Como já abordamos, procure comer muitos vegetais verdes, castanhas, sementes e grãos não processados, todos ricos em magnésio.

A oxitocina é um peptídeo formado por nove aminoácidos. Dois deles, a isoleucina e a leucina, são aminoácidos essenciais, que devem ser obtidos por meio da dieta, pois não podem ser produzidos pelo corpo. Por isso, é fundamental ingerir alimentos ricos neles para garantir que o corpo possa produzir oxitocina. Eles podem ser encontrados em carnes e derivados, grãos, leite e laticínios e, em menor quantidade, em vegetais e ovos.

CAFÉ

Em 2015, David Lopez e sua equipe avaliaram dados de 3724 homens para descobrir se o café evitava a DE.[50] Concluíram que a ingestão de cafeína reduziu as chances de DE, principalmente quando os indivíduos bebiam entre duas a três xícaras de café por dia (170-375 mg de cafeína/dia). Outro estudo demonstrou que 100 mg de cafeína antes da relação sexual aumentavam a satisfação sexual.[51]

Como já comentamos, é importante não exagerar no consumo de café. Mas ele pode ser benéfico para sua vida sexual, desde que não exceda 400 mg/dia de cafeína.

VINHO TINTO

Já vimos como o consumo excessivo de álcool pode prejudicar sua libido, mas o consumo moderado de vinho tinto pode de fato aumentá-la. Em 2009, Nicola Mondaini e sua equipe investigaram se a ingestão de vinho tinto afetava as funções sexuais nas mulheres.[52] Eles dividiram uma amostra de 798 mulheres em três grupos: abstêmias, bebedoras moderadas (uma a duas taças de vinho tinto por dia) e bebedoras pesadas (mais de duas taças de vinho tinto por dia e/ou outros tipos de bebida alcoólica, entre eles o vinho branco).

Eles concluíram que as mulheres que tomaram vinho tinto em doses moderadas tiveram uma melhora significativa nas funções sexuais como um todo, assim como maior desejo sexual e lubrificação do que as participantes que beberam muito ou não beberam nada. Não foram observadas diferenças significativas entre os grupos em relação a excitação sexual, satisfação, dor e orgasmo.

Outras pesquisas demonstraram que o vinho tinto pode aumentar os níveis de testosterona nos homens.[53] Outros, ainda, constataram que os polifenóis encontrados no vinho tinto podem diminuir a DE.[54]

Embora o vinho tinto possa, é claro, ser benéfico, faço questão de ressaltar que sempre se deve beber com moderação. Peço a meus pacientes que se atenham a uma taça por dia para garantir que a libido não sofra os efeitos nocivos do excesso de álcool.

PISTACHE E OUTRAS CASTANHAS

Em 2011, Mustafa Aldemir e sua equipe estudaram dezessete homens casados,[55] a quem foram ministrados 100 g de pistache por dia, durante três semanas, e monitorou-se a função erétil. Constatou-se uma melhora nas ereções, bem como um aumento no colesterol bom (HDL) e uma diminuição no colesterol ruim (LDL).

Outra pesquisa, com mulheres iranianas, concluiu que uma combinação de pistache e amêndoas em um prato tradicional persa (feito com cenoura selvagem e açafrão) provocou aumento de desejo sexual, excitação, lubrificação, orgasmo e satisfação.[56]

Considerando que já abordamos os efeitos benéficos das nozes ao falar de meu paciente Joey, recomendo adicionar pistache, nozes e amêndoas à dieta. Abusar de castanhas não é difícil, então procure não passar de uma xícara diária.

AÇAFRÃO

Já vimos que o açafrão é um antidepressivo eficaz. Também tem efeitos positivos sobre o desejo sexual. Estudos demonstraram que ele pode aumentar a libido, melhorar a função erétil e a qualidade do sêmen. Outro estudo, uma revisão dos seus efeitos sobre as funções sexuais, também concluiu que o açafrão melhorou a DE.[57]

Recomendo acrescentar açafrão à dieta, lembrando, porém, que basta um pouquinho — açafrão é muito caro e tem um sabor que, nos pratos, pode esconder o dos outros ingredientes. Consulte a página 52 para obter instruções de como incluí-lo na cozinha.

FENO-GREGO

O feno-grego é uma erva deliciosa, mas bem forte. Quando misturo a erva fresca ou seca na massa para fazer pão indiano, o cheiro pode demorar uma semana para sair das mãos! No entanto, é um sacrifício que pode valer a pena.

Em um estudo, concluiu-se que o feno-grego eleva a testosterona nos homens.[58] Outro estudo, um duplo-cego controlado por placebo, confirmou que o feno-grego aumenta a libido em homens, melhora a excitação e o orgasmo.[59]

Um estudo com homens concluiu que tomar 600 mg diários de extrato de feno-grego levou a uma melhora significativa no desejo sexual e na excitação.[60]

O feno-grego tem um sabor profundo, que você pode reconhecer quando pede frango na manteiga (*murg makhani*) em um restaurante indiano. As sementes podem ser esmagadas, fervidas em água e consumidas como um saboroso chá, com um pingo de mel. Pode-se encontrar o extrato de feno-grego em forma de suplemento, mas, como de costume, recomendo obtê-lo a partir dos alimentos. Folhas de feno-grego frescas ou secas podem ser usadas na fabricação de um delicioso pão indiano chamado *methi tepla*, que você também pode comprar em lojas especializadas.

MAÇÃ

Em 2014, uma equipe de pesquisa de urologia realizou um estudo com 731 mulheres italianas saudáveis, jovens e sexualmente ativas, para investigar se comer uma maçã por dia afetava a vida sexual.[61] Cerca de metade delas relatou ingestão diária regular de maçã, enquanto a outra metade não consumia maçãs com regularidade. O estudo concluiu que as mulheres do primeiro grupo tiveram notas gerais significativamente melhores nas funções sexuais e na lubrificação em relação àquelas que não comiam maçãs.

É fácil incluir maçã na dieta. Além de melhorar a libido, ela é rica em vitamina C e potássio e possui propriedades antioxidantes e anti-inflamatórias.

SUCO DE ROMÃ

Em uma pesquisa, o suco de romã aumentou a qualidade do esperma em ratos.[62] Em outros estudos, com homens e mulheres, o suco de romã aumentou os níveis de testosterona em 24%.[63]

Rico em polifenóis, o suco de romã é um antioxidante eficaz. É, portanto, ótimo complemento à dieta. Sempre sugiro fazer o próprio suco, com sementes de romã, pois os sucos industrializados têm um teor extremamente alto de açúcar.

PIMENTA-MALAGUETA

Vimos como a pimenta-malagueta e a capsaicina que ela contém podem energizá-lo. Também se acredita há muito tempo que a capsaicina intensifica a libido.[64]

Em 2015, Laurent Bègue e sua equipe estudaram 114 homens, entre os dezoito e os 44 anos, para investigar uma possível correlação entre a ingestão de alimentos picantes e os níveis de testosterona.[65] Os pesquisadores concluíram que, quanto maior a quantidade de molho picante usada, maior a testosterona salivar do participante. É um estudo que sugere uma correlação entre a preferência por alimentos picantes e os níveis de testosterona.

Não esqueça que a capsaicina só pode ser obtida a partir da pimenta vermelha, e não de outros alimentos picantes, como a pimenta-do-reino ou a raiz-forte. Para adicioná-la à dieta, use na cozinha pimenta-calabresa em flocos, pimenta-caiena em pó ou pimenta *jalapeño* ou serrano fresca.

CEBOLA

Há sinais promissores de que a cebola pode ter efeitos benéficos sobre a testosterona; pode elevar certos hormônios fundamentais, reduzindo a formação de radicais livres. A cebola também aumenta a produção de óxido nítrico em determinadas células dos testículos, o que dilata os vasos sanguíneos e melhora a DE. Também reduz o açúcar no sangue, o que tem um efeito positivo na produção de testosterona.

Em 2019, Saleem Ali Banihani realizou uma revisão de todos os estudos sobre a cebola e seus efeitos sobre a testosterona.[66] A revisão confirmou essas características, mas a maioria dos estudos foi feita com animais. Apenas um estudo humano demonstrou que a cebola eleva a testosterona, e nenhum examinou em detalhes a libido.[67] Ainda assim, certamente há indicações de que a cebola faz bem à libido e, como aprendemos nos capítulos anteriores, também é um ótimo prebiótico.

ABACATE

Os astecas chamavam o abacateiro de *ahuacatl*, que quer dizer "árvore dos testículos", porque os frutos pendem em pares, como testículos. Nessa comparação, pode haver mais do que parece.[68]

O abacate é uma das fontes alimentares mais ricas de boro, elemento químico vital para a produção de hormônios sexuais. Demonstrou-se que o boro aumenta os níveis de testosterona e estradiol nas mulheres pós-menopausa. Nos homens saudáveis, o boro parece ajudar a tornar a testosterona mais disponível e útil para o corpo, o que pode ser especialmente benéfico para os mais idosos.[69]

Em estudos de suplementação de boro, porém, a dose eficaz de boro para turbinar a testosterona parece ter sido de 10 mg/dia. Uma xícara de abacate contém apenas aproximadamente 1,67 mg de boro. Você precisaria, então, de umas seis xícaras de abacate para atingir esse nível — ou seja, muita coisa. Alguns estudos demonstram que 3 mg/dia de boro podem aumentar os níveis de testosterona; isso dá cerca de duas xícaras de abacate. Mesmo em se tratando de uma gordura saudável, é um pouco demais diariamente. Mesmo assim, vale a pena ingerir abacate em pequenas quantidades.[70]

AYURVÉDICOS INTENSIFICADORES DA LIBIDO

Além dos alimentos prontos para o consumo, muitas ervas e suplementos tradicionais foram pensados para aumentar a libido. Embora diferentes culturas tenham seus próprios sistemas, vou me concentrar na tradição ayurvédica.

O ayurveda, uma concepção de saúde originária da Índia, faz uso das plantas de uma maneira intrincada.[71] É uma das mais antigas tradições de saúde, e tem muitos praticantes até hoje. O ayurveda inclui diversas abordagens para a disfunção sexual. Mais de 82 ervas já foram abordadas em revistas científicas e, sob a supervisão de especialistas ayurvédicos, são popularmente usadas para corrigir vários tipos de disfunção sexual.[72]

Caso você esteja com problemas de libido e não se sinta satisfeito com os tratamentos oferecidos pela medicina ocidental ou por alterações na dieta, vale a pena descobrir mais sobre o ayurveda.[73]

O DIA PRÓ-LIBIDO DE JACK

Para dar uma ideia de minha abordagem em relação a pacientes com problemas de libido, vamos ver o caso de Jack, 35 anos, gay e casado, que sentia ter perdido o impulso sexual. Como seria difícil incluir em sua rotina cinco xícaras de abacate com feno-grego, ajudei-o a elaborar um cardápio que o levasse a recuperar o desejo.

Durante a semana, como ele estava estressado, em geral não sentia vontade de fazer sexo. Nos fins de semana, ele e o marido queriam ter mais intimidade sexual. Era um bom ponto de partida. Brinquei que talvez pudéssemos começar com um plano de refeições para "Sábados Sexy", e ele gostou da ideia. Planejamos um cardápio para esse dia, de modo a deixá-los prontos para o carinho noturno.

No café da manhã, a escolha era torrada de abacate com um saudável pão integral, acompanhada por café e um copo de suco de romã espremida na hora — limpar e espremer romãs in natura é, em si, uma atividade divertida e sensual.

Para o almoço, uma deliciosa salada, com alface romana e peito de frango em cubos. O frango era feito com uma mistura à base de pimenta-caiena, incluindo assim uma dose de capsaicina na mesa. A salada tinha maçãs e nozes.

Na hora do jantar, preparado com todo amor, um Ensopado de Frutos do Mar de San Francisco (página 296) temperado com pimenta, deixando o caldo picante e delicioso, acompanhado de um risoto de couve-flor igualmente picante. O jantar era acompanhado por um vinho tinto escolhido a dedo.

Para a sobremesa, o bolo e o sorvete foram deixados de lado, e os Morangos com Cobertura de Chocolate foram escolhidos (página 297) — o chocolate amargo para aumentar a oxitocina. Mesmo que os morangos não sejam necessariamente afrodisíacos, não há nada de errado em apostar nos clássicos.

Embora não haja necessidade de planejar detalhadamente um dia de refeições que aumentam a libido toda vez que se queira fazer sexo, minha ideia é mostrar que a inclusão de alimentos saudáveis para o cérebro na dieta pode ser algo ao mesmo tempo divertido e fisiologicamente útil. Jack me disse que, depois do jantar, ele e o marido estavam prontos para o evento principal e, nas semanas e meses seguintes, ele descobriu que sua libido atingiu um novo ritmo com a mistura ideal de atitude e alimentação corretas.

DICAS PARA A LIBIDO

ALIMENTOS A ADOTAR:

- Alimentos que aumentam a oxitocina: Chocolate amargo, magnésio e aminoácidos essenciais (encontrados em carnes, grãos, leite, laticínios e, em menor quantidade, vegetais e ovos).

- Café: Limite o consumo total de cafeína a 400 mg/dia.

- Vinho tinto: Não mais do que uma taça/dia.

- Castanhas: Pistache, amêndoas e nozes.

- Maçã.

- Suco de romã.

- Cebola.

- Abacate.

- Ervas e especiarias: Açafrão, feno-grego.

ALIMENTOS E COMPOSTOS A EVITAR:

- Os componentes da dieta ocidental: Alimentos com excesso de gorduras ruins (carne vermelha, frituras) e carboidratos de alto IG (pão branco, arroz branco, batata, macarrão e tudo que é feito de farinha refinada).

- Proteína de soja: Para homens que sofrem de baixa libido, vale a pena reduzir o tofu e as proteínas de soja, como as encontradas em alimentos vegetarianos e veganos que imitam carne.

- Álcool: Homens não devem passar de catorze doses por semana e não mais do que quatro doses por dia. Mulheres não devem passar de sete drinques por semana e não mais que três drinques num só dia.

- Açúcar: Pães, doces, refrigerantes ou qualquer coisa adoçada com açúcar ou xarope de milho com excesso de frutose.

- Alcaçuz: Evite doces e outros produtos que contenham extrato de alcaçuz.

- PFOA: Cuidado com panelas antiaderentes e embalagens de alimentos que o contenham. Use panelas de aço inoxidável ou ferro fundido, coma pipoca de micro-ondas sem o PFOA e use sacolinhas de papel não branqueado.

11. Como cozinhar e se alimentar para o bem do cérebro

Hoje em dia, a maioria dos meus pacientes me procura em busca de conselhos alimentares. Ou ouviram falar da minha clínica e da minha prática em psiquiatria nutricional em algum lugar mundo afora, ou me foram encaminhados especificamente por um colega que conhece meu trabalho. Nem sempre foi assim, porém. Embora eu sempre tenha tido fascínio pela intersecção entre a alimentação e a saúde mental, a psiquiatria nutricional é um campo nascente, como você sabe, e não faz muito tempo que os pacientes que vinham se consultar comigo por problemas mentais provavelmente ficavam perplexos quando eu não parava de falar sobre seu intestino. No trabalho com esses pacientes, logo percebi como tanta gente tem pouca experiência com o preparo de alimentos. Não estou julgando — afinal, você deve se lembrar que eu mal cozinhava por conta própria até a idade adulta, já morando sozinha, e tenho certeza de que meus professores da escola de culinária tiveram a mesma impressão a meu respeito quando eu apareci mal sabendo como servir um missô à mesa.

Na verdade, passei a sentir prazer em orientar esses pacientes nos primeiros passos de planejamento dos ingredientes, na organização da cozinha e na imersão nas águas não tão turbulentas da alimentação por conta própria. Embora eles tenham cada vez mais a tendência a se virar um pouco melhor — o que pode ser um reflexo da obsessão por comida entre a população em geral, nessa era da internet —, ainda acho que as instruções básicas não apenas sobre o que comer, mas sobre como preparar, ainda são úteis para muitos deles.

Neste capítulo, quero proporcionar-lhe informações básicas do assunto, sobre como fazer compras no mercado e organizar a cozinha, junto com receitas que são bons pontos de partida para integrar à rotina durante sua jornada rumo a uma alimentação saudável para o cérebro.

ABASTECENDO SUA DESPENSA COM ALIMENTOS PARA O CÉREBRO

Quando a questão é fazer compras, pelo menos um clichê é verdadeiro: não compre quando estiver com fome. Nunca é o momento ideal para refletir sobre suas escolhas, e fica mais provável que você adquira comida de conforto nociva à saúde, em vez de alimentos integrais, nutritivos e satisfatórios.

No que diz respeito àquilo a ser comprado, estou certa de que você já tem uma ideia bastante concreta, a partir dos alimentos sobre os quais falamos nestas páginas. Como uma espécie de lembrete, resumi minhas recomendações principais sob o acrônimo CÉREBRO TOP:

C: Castanhas (amêndoas, nozes, castanhas-de-caju)
E: Especiarias
R: Riqueza de cores de frutas e vegetais
E: Elementos antioxidantes
B: *Berries* [frutas vermelhas] e feijão
R: Ricos em fibras, fermentados e peixes
O: Óleos
T: Tipos específicos de laticínios, como iogurte, kefir e certos queijos
O: Ômega-3
P: Proteínas magras e de origem vegetal

CASTANHAS

- As nozes contêm gordura e óleos saudáveis de que nosso cérebro necessita para funcionar direito, assim como vitaminas e minerais: por exemplo, o selênio na castanha-de-caju.

- Coma um quarto de xícara por dia (não mais — é fácil abusar de nozes!) como um lanche, adicionado à salada ou como acompanhamento de vegetais. Pode-se até fazer um mix de castanhas, ou uma granola caseira, muito menos salgada e adoçada do que as versões disponíveis no mercado.

ESPECIARIAS

- As especiarias são um jeito de aumentar o sabor de todos os alimentos, sem calorias e sem culpa, ao mesmo tempo que trazem efeitos benéficos para o cérebro.

- Especialmente temperos como cúrcuma, pimenta-do-reino, açafrão, flocos de pimenta-calabresa, orégano e alecrim devem integrar sua armadura cerebral.

RIQUEZA DE CORES DE FRUTAS E VEGETAIS

- Sempre estimulo meus pacientes a ingerir o máximo possível de vegetais de cores diferentes. De repolho roxo a endívia, passando por pimentão verde e amarelo, expanda seu paladar e maximize a gama de nutrientes benéficos para seu cérebro. Isto vale em especial para micronutrientes, como vitaminas, polifenóis, fitonutrientes e flavonoides.

- O mesmo se aplica às frutas! Frutas vermelhas, maçãs e frutas cítricas estão disponíveis em uma ampla variedade de cores. Cuide, apenas, para não exagerar com frutas doces, como uvas e cerejas.

- Embora eu queira que você vá em busca das cores, não se esqueça da mais importante: o verde. Ainda que seja ótimo ingerir uma ampla variedade de cores, certifique-se de estar obtendo folhas verde-escuras o suficiente. Minhas favoritas são rúcula, alface, alface romana, endívia e acelga chinesa. Também adoro colocar microverdes, quando consigo encontrá-los; eles adicionam um toque saboroso e rico em nutrientes às minhas refeições.

ELEMENTOS ANTIOXIDANTES

- Abordamos muitos tipos de antioxidantes ao longo deste livro, entre eles frutas e polifenóis contidos nos vegetais coloridos que acabamos de mencionar.

- O chocolate amargo é uma ótima fonte de antioxidantes, desde que você se atenha ao cacau e certifique-se de que ele não contém muito açúcar. Embora o cacau e o chocolate sejam deliciosos — e, como chef, aprendi a usar o processo holandês (alcalinizado) para dar sabor —, como psiquiatra nutricional sei que, para obter níveis mais altos de antioxidantes, é melhor que o chocolate seja natural ou não alcalinizado, e foi isso que eu especifiquei nas receitas deste capítulo.

- Muitas vitaminas são antioxidantes essenciais. Pode-se obter vitaminas de um amplo leque de fontes alimentares. É uma das razões mais importantes para adotar uma dieta diversificada. Mas peça a seu médico uma indicação de suplemento multivitamínico; é uma ótima maneira de garantir não estar perdendo nada.

BERRIES [FRUTAS VERMELHAS] E FEIJÃO

- Mirtilos, amoras, framboesas e morangos são excelentes complementos para o seu dia, servindo também como sobremesa.

- Coma frutas da estação. Ao comprar frutas frescas, não deixe de comê-las logo — as melhores, maduras, não duram muito, mesmo na geladeira. Nas épocas do ano em que não há frutas frescas maduras disponíveis, podem-se usar frutas congeladas, desde que se tenha certeza de que não contenham açúcar adicionado ou outros aditivos.

- Feijão, legumes e lentilhas são suprimentos básicos para o cérebro.

- Fontes saudáveis de nutrientes, vitaminas e fibras, feijão, legumes e lentilhas são fáceis de preparar e podem ser um prato principal ou aperitivo, adicionados à salada ou até mesmo virar sobremesa.

RICOS EM FIBRAS, FERMENTADOS E PEIXES

- Feijão, legumes, lentilhas, frutas e vegetais são ótimas fontes de fibras. As fibras são importantes como prebióticos, podem ajudar a manter baixo o peso e reduzem os processos inflamatórios em todo o corpo.

- Como abordamos anteriormente, no capítulo 2, peixes como o salmão adicionam ômega-3 saudáveis ao seu plano nutricional.

- Alimentos fermentados, como kefir, missô e kimchi são ótimos para o cérebro e o intestino, pois são uma fonte natural de bactérias de cultura ativa.

ÓLEOS

- Embora o ideal seja evitar o excesso de gorduras saturadas e outros óleos prejudiciais à saúde, como os óleos ômega-6 usados em frituras, é melhor garantir a obtenção de gorduras saudáveis suficientes a partir de fontes como azeite, abacate e peixes oleosos.

- Tome cuidado, mesmo em relação às gorduras saudáveis, com o tamanho das porções, e tente não comer demais. Todas as gorduras são densas em calorias.

TIPOS ESPECÍFICOS DE LATICÍNIOS, COMO IOGURTE, KEFIR E CERTOS QUEIJOS

- Iogurtes e kefir com culturas probióticas são ótimos para o seu intestino. Fornecem bactérias e proteínas benéficas.

- Os laticínios de bovinos alimentados no pasto são as melhores opções para você e seu cérebro.

- Não se esqueça de que certas condições, como o TDAH, podem ser agravadas pelos laticínios. Portanto, esteja ciente de seus efeitos negativos.

ÔMEGA-3

- Já tratamos extensamente dos ômega-3 ao longo do livro. Portanto, você já deve saber se os consome em grande quantidade. A fonte mais importante de ômega-3 (especialmente ácido docosa-hexaenoico e ácido eicosapentaenoico) são os peixes oleosos, como salmão, cavala e atum.

- Os ômega-3 (principalmente o ácido alfa-linolênico) também podem ser encontrados em fontes vegetais — sementes de chia, couve-de-bruxelas, nozes e linhaça, para citar alguns.

PROTEÍNAS MAGRAS E DE ORIGEM VEGETAL

- Aves magras, frutos do mar e, ocasionalmente, carne bovina alimentada no pasto, quando de fontes de qualidade, são boas escolhas para garantir a ingestão de proteínas em abundância e os aminoácidos essenciais de que seu cérebro precisa para operar.

- No que diz respeito a fontes vegetais de proteína, o tofu orgânico e o *tempeh* podem ser enriquecidos com especiarias para dar sabor.

Tirando a adesão a esses alimentos, há poucas outras regras a seguir, mas ainda assim existem algumas diretrizes úteis. O mais importante é que você nunca tenha medo de ir mais além. Tive muitos pacientes que seguiam dietas bastante restritas, por conforto ou conveniência, e, depois que lhes apresentei uma receita para diversificar, perceberam que estavam deixando de lado uma grande quantidade de nutrientes e prazeres alimentares. Se encontrar na mercearia vegetais e frutas novos e interessantes que nunca experimentou, não tenha medo de comprá-los. Certifique-se de que não estraguem, esquecidos em uma gaveta mais emperrada, e pesquise receitas em livros de culinária e na internet para encontrar um jeito de incorporá-los à dieta, mesmo que apenas uma vez. Desde que siga os princípios de alimentação saudável que discutimos ao longo do livro, você não vai errar, e pode acabar descobrindo um novo prato favorito!

MONTE SUA COZINHA COMO UM CHEF!

Da mesma forma que seu cérebro e seu intestino precisam de certas pecinhas nutricionais para operar na capacidade máxima, sua cozinha também precisa de certos equipamentos antes de você preparar a refeição ideal. Você não precisa de muitos equipamentos sofisticados — não há necessidade de utensílios de pouco uso, como um cortador de abacate ou um descaroçador de manga — mas alguns instrumentos básicos são necessários, de qualidade aceitável. Eis aqui uma lista curta dos utensílios mais recomendados antes de abordar as receitas a seguir.

Facas — *grande e pequena*

A faca grande deve ser do tipo "chef", que você se sinta confortável para usar. A faca pequena é usada em tarefas menores na cozinha. Depois de encontrar facas com as quais se sinta confortável, não deixe de mantê-las afiadas. Uma faca afiada tem menos probabilidade de escorregar, cortando você.

Afiador de facas

Dou preferência aos afiadores de bancada, onde é preciso apenas passar a lâmina por uma fenda, em vez do amolador de grande porte usado em cozinhas profissionais.

Descascador de legumes

Utilizo um descascador de legumes para remover cascas ou criar tiras finas para saladas. Experimente fazer isso com pepino, abobrinha ou cenoura — acrescenta um toque de cor e fitonutrientes a qualquer salada ou acompanhamento de legumes.

Tábua de cortar

De madeira ou sintética, uma tábua é necessária. Essa tábua pode ser usada em qualquer preparação. Use um lado para cortar os vegetais; e a vire para preparar a carne. Não deixe de mantê-la limpa e higienizada.

Termômetro de leitura instantânea

Nas receitas, farei várias referências à temperatura interna dos alimentos cozidos, principalmente da carne. Acertar o ponto de cozimento no olhômetro pode facilmente deixá-la malpassada e perigosa para a saúde, ou esturricada e seca. Com a facilidade e a precisão dos modernos termômetros digitais de leitura instantânea, não há razão para arriscar!

Ralador de cascas de lima ou limão

São um jeito fácil e barato de adicionar a saladas, acompanhamentos e até bolos os sabores vibrantes e ousados da casca dos cítricos, limões, limas, laranjas e clementinas.

Copos medidores

São usados para medir ingredientes secos e úteis na medição de porções para o planejamento de refeições.

Jarra e colheres medidoras

A jarra medidora é para líquidos, e as colheres medidoras são úteis para cozinhar e assar.

Tigelas médias e grandes de aço inoxidável ou vidro

Possuir muitas tigelas, de variados tamanhos, lhe proporciona flexibilidade e eficiência no preparo dos alimentos.

Conjunto de minitigelas

Um conjunto de minitigelas de preparo ajuda a organizar e apresentar os ingredientes — leia mais sobre a importância da *mise en place* na próxima seção.

Panos de prato e papel-toalha

São úteis para enxugar pratos e secar legumes ou frutas após a lavagem. A umidade pode permitir a proliferação de bactérias. Portanto, manter secos o espaço de trabalho e o equipamento é crucial para uma cozinha limpa.

Spray higienizador

Busque produtos sanitizadores de marcas confiáveis e que você já tenha o costume de utilizar.

Potes de vidro

São úteis para misturar molhos para salada, armazenar alimentos e misturar saladas para refeições ou lanches.

Conjunto de assadeiras e refratários para forno

Adoro refeições assadas no forno, por serem fáceis e deliciosas. Uma assadeira básica de alumínio é um faz-tudo barato para a cozinha. Ela não precisa ter revestimento antiaderente. Para receitas que necessitam de um recipiente com paredes mais altas, use um refratário.

Papel-manteiga

Facilita muito o cozimento em uma assadeira, pois faz o papel de superfície antiaderente e permite dourar. Também torna a limpeza muito mais fácil, já que basta jogar fora o papel e não será preciso esfregar a assadeira.

Panelas e frigideiras de aço inoxidável

Caso não tenha ainda um conjunto de panelas e frigideiras, recomendo procurá-lo em aço inoxidável de boa qualidade. Se o conjunto completo ficar muito caro, os itens mais importantes são uma panela grande, uma panela média e uma frigideira de 25 a 30 cm de diâmetro.

Frigideira de ferro

O ferro fundido é mais barato que o aço inoxidável e, muitas vezes, a retenção de calor e o ganho ao dourar fazem dela a escolha certa, tanto para o fogão quanto para o forno. Aconselho uma frigideira de 25 a 30 cm de diâmetro. A de ferro pode durar a vida toda, desde que devidamente limpa e curada. Na internet encontram-se instruções de como cuidar do ferro fundido.

Forno holandês

Trata-se de uma caçarola grande de ferro fundido com uma tampa hermética, usada para sopas e ensopados. O forno holandês costuma ser esmaltado (como as caçarolas clássicas da marca francesa Le Creuset).

Processador de alimentos

Os processadores de alimentos reduzem muito o trabalho de bater, picar e misturar os alimentos. Um bom tamanho básico para qualquer cozinha é um processador de onze xícaras. Miniprocessadores de alimentos (às vezes chamados de minitrituradores) são melhores para picar ervas pequenas ou pulverizar alimentos como alho ou gengibre.

Liquidificador

É semelhante ao processador de alimentos, mas se destina a produzir líquidos, em vez de alimentos sólidos. É perfeito para transformar ingredientes úmidos em purê ou para fazer vitaminas.

Mixer manual

É um liquidificador portátil que permite misturar os alimentos dentro da panela durante o cozimento — muito mais conveniente do que despejar tudo na jarra de um liquidificador tradicional. Ótimo para deixar sopas menos grossas ou conferir uma consistência mais uniforme às lentilhas.

Fôrmas de picolé

São uma ótima maneira de preparar suas próprias guloseimas congeladas saudáveis para a sobremesa. Dou preferência aos moldes de aço inoxidável, que são mais fáceis de limpar.

Centrífuga de salada

É um item muito útil quando você ingere muitas folhas verdes (como deveria!), porque permite lavá-las corretamente, sem ter que se preocupar em esperar que sequem. Uma boa ideia é preparar, a cada vez, uma grande quantidade de alface, espinafre ou couve, para alguns dias, e armazenar a sobra em um recipiente hermético.

A mise en place

É um termo da culinária francesa que significa "posicionamento". Quando sua cozinha é bem arrumada, as tarefas ficam fáceis e rápidas. A ideia básica é, antes de começar a cozinhar, deixar todos os ingredientes prontos para uso, medidos e de fácil acesso. Se você já assistiu a programas de culinária, provavelmente já viu os chefs com os ingredientes já divididos em tigelinhas, prontos para serem colocados no prato. Não é um truque para a TV! Eu o aconselho a adotar o mesmo princípio.

Além das tigelinhas de preparação com ingredientes e especiarias, também é útil ter duas tigelas maiores para restos — uma para os restos de carne, que você pode congelar e usar depois num caldo, e outra para os restos de vegetais, que você pode colocar na compostagem.

NÃO ESQUEÇA OS PRINCÍPIOS DE SEGURANÇA ALIMENTAR!

Embora ninguém vá dar uma nota à sua cozinha, avaliando sua limpeza, isso não quer dizer que a segurança alimentar seja menos importante em casa do que no restaurante. Não deixe de seguir estas regras simples:

1. Lave as mãos;
2. Use um avental (ou um jaleco de cozinheiro!);
3. Prenda o cabelo e tire anéis e joias;
4. Se estiver usando esmalte, não deixe lascas caírem na comida;
5. Use uma colher para degustar e lave-a entre os usos, se necessário;
6. Use um termômetro para verificar a temperatura das proteínas;
7. Mantenha limpa a área de preparo;
8. Troque, vire ou lave a tábua de cortar ao trabalhar com proteínas e vegetais;
9. Não descongele proteínas na pia durante a noite — sempre deixe-as na geladeira;

10. Sempre guarde aves na prateleira de baixo da geladeira, certificando-se de que não respinguem em outros alimentos ou superfícies;

11. Se parentes ou amigos estiverem com você, respeite o espaço da cozinha e tome cuidado ao abrir o forno ou manusear um prato quente. Se for absolutamente indispensável caminhar com uma faca, sempre a aponte para baixo. É por esse motivo que, em competições de culinária na TV, você pode ouvir os chefs gritarem "Atrás!" ("*Behind!*", se estiver assistindo em inglês) ao passar por trás de outro chef.

RESPEITE TODOS OS INGREDIENTES

Além de todas as considerações práticas, é importante criar o espaço mental adequado para cozinhar. Comer é um impulso humano básico, e a comida que você prepara vai alimentar a você e a seus entes queridos.

- Evite o desperdício: use todas as partes das frutas, legumes ou proteínas que tiverem segurança alimentar. Se não puder usar todos os alimentos para a receita em preparo no momento, guarde-os para mais tarde, quer isso signifique simplesmente colocá-los na geladeira ou congelá-los num caldo para uso em outras receitas;

- Respeite o seu ingrediente, seja ele uma trufa branca, um peito de frango ou uma simples folha de alface;

- Seja agradecido e concentrado quando estiver manuseando seus ingredientes e combinando-os em uma refeição. Cozinhar e se alimentar são privilégios.

PRÁTICAS DE HIGIENE

Por fim, embora eu saiba não ser o aspecto mais empolgante da culinária, é extremamente importante manter uma área de trabalho arrumada na cozinha, não apenas por razões sanitárias, mas para que você seja produtivo e permaneça motivado para cozinhar. Entre uma etapa e outra da receita, faça uma limpeza, deixando menos trabalho para depois do jantar. E não deixe de fazer um bom trabalho de limpeza pós-refeição — caso acorde com a cozinha bagunçada, é bem menos provável que sinta motivação para preparar um café da manhã saudável.

CARDÁPIOS

Agora que cobrimos o básico da seleção de ingredientes e organização da cozinha, é hora de explorar como pode ser um cardápio saudável para o cérebro. Para cada condição que abordamos no livro, vou fornecer-lhe um menu de amostra que inclui todas as três principais refeições e os lanches entre elas.

Embora esses cardápios sejam voltados para situações individuais, tenha em mente que há uma sobreposição suficiente entre os diferentes padrões alimentares que abordamos para que todas as receitas devam ser levadas em conta para a saúde geral do cérebro — desde que você coma de maneira saudável em geral, não é preciso priorizar nenhum ingrediente específico em cada refeição.

Espero que, ao ler essa amostra de cardápios e provar algumas das receitas, você se sinta mais à vontade na cozinha, fazendo a própria comida e confiando menos em alimentos prontos ou processados comprados no mercado. Isso já é quase uma garantia de um estilo de vida mais saudável; a Pesquisa Nacional de Saúde e Nutrição, estudo mais importante sobre comida caseira dos Estados Unidos, mostrou que as pessoas que consomem refeições caseiras também ingerem menos calorias.

Há momentos em que cortar custos não faz mal: quando uma receita exige vegetais como alcachofras ou couve-flor, não há problema em usar uma versão congelada saudável, sem adição de sal ou temperos. Desde que os alimentos tenham sido submetidos ao ultracongelamento, frutas e vegetais congelados são alternativas saudáveis aos frescos. Quanto às frutas congeladas, sempre verifique se não há xarope ou açúcar adicionado. Claro, se você tiver tempo e talento na cozinha, trabalhar com vegetais frescos pode ser ainda mais delicioso e gratificante. Então, não se reprima!

Da mesma forma, embora fazer seu próprio caldo seja ótimo, como já discutimos, não é estritamente necessário. Caldos comercializados resolvem muito bem, mas certifique-se de optar por versões orgânicas, com baixo teor de sódio. Assim, você pode adicionar o sal necessário, de acordo com seu gosto.

Sem mais delongas, vamos às receitas!

Receitas

CARDÁPIO CONTRA A DEPRESSÃO

Café da manhã: Mexido de Feijão Moyashi e Tofu
Lanche: 1 colher (sopa) de lascas de chocolate extra-amargo
Almoço: Sopa Saudável de Vegetais
Lanche: Mix de Nozes e Especiarias
Jantar: Salmão Assado com Pesto de Couve e Nozes
Sobremesa: Uma laranja in natura e uma taça de vinho tinto

MEXIDO DE FEIJÃO MOYASHI E TOFU
(vegetariano/vegano/sem glúten/sem lactose)

O feijão moyashi germinado é uma ótima maneira de adicionar vitamina B_{12} e ácido fólico à dieta. Alho, cebola e aspargos são ricos em prebióticos. O açafrão propicia todos os efeitos benéficos da curcumina e confere ao tofu uma vibrante cor amarela, que lembra os ovos mexidos. A fruta cítrica é um jeito fácil de adicionar vitamina C à refeição.

Porções: 4
Tempo de preparo: 10 minutos
Tempo de cozimento: 10 minutos

Ingredientes:
1 bloco (400 g) de tofu orgânico macio
1 colher (sopa) de óleo de canola
¼ de cebola média, finamente picada
½ dente de alho picado
2 talos de aspargos, limpos, descascados e cortados em pedaços de 2,5 cm
1 colher (chá) de açafrão moído

1 e ½ colher (chá) de sal kosher
¼ de colher (chá) de pimenta-do-reino
1 saco (340 g) de brotos de feijão moyashi
Suco de ½ limão

Modo de preparo:
Pique grosseiramente o bloco de tofu e, em seguida, coloque em um processador de alimentos (use o modo "pulsar" para não liquefazer o tofu). Aqueça o óleo de canola em uma panela de ferro fundido, em fogo médio. Junte a cebola, o alho, os aspargos, o açafrão, o sal e a pimenta e refogue por 2 a 3 minutos. Adicione o tofu e o feijão moyashi germinado e deixe por 3-5 minutos, até que o tofu comece a ficar com cara de ovo mexido. Esprema um pouco de suco de limão fresco antes de servir.

SOPA SAUDÁVEL DE VEGETAIS
(*vegetariano/vegano/sem glúten/sem lactose*)

Esta sopa tem o magnésio das ervilhas, o ferro do brócolis e a vitamina A da batata-doce. Possui baixo teor de gordura saturada e é rica em fibras e antioxidantes.

Porções: 4
Tempo de preparo: 15 minutos
Tempo de cozimento: 30 minutos

Ingredientes:
2 colheres (sopa) de azeite
1 alho-poró fatiado
1 dente de alho, finamente picado
1 xícara de ervilhas frescas ou congeladas
2 xícaras de brócolis frescos ou congelados
1 batata-doce, descascada, cortada em cubos de cerca de 1 cm
1 colher (sopa) de sal kosher ou mais, a gosto
1 colher (chá) de pimenta-do-reino ou mais, a gosto

½ colher (chá) de tomilho seco
½ colher (chá) de salsa seca
4 a 6 xícaras de caldo de legumes ou água filtrada quente
Salsinha fresca picada (opcional)

Modo de preparo:
Aqueça o azeite em uma caçarola de ferro fundido, em fogo médio. Junte o alho-poró e o alho e refogue por 3 a 5 minutos, até que o alho-poró fique macio e quase translúcido.

Acrescente as ervilhas, os brócolis, a batata-doce, o sal, a pimenta, o tomilho e a salsa seca e deixe cozinhar, mexendo uma ou duas vezes, por 3 a 5 minutos. Quando os vegetais parecerem parcialmente cozidos, junte o caldo de legumes. Tampe um pouco e deixe em fogo médio por cerca de 20 minutos.

Tempere a gosto com mais sal e pimenta e decore com salsa fresca, se desejar.

MIX DE NOZES E ESPECIARIAS
(*vegetariano/vegano/sem glúten/sem lactose*)

Esta mistura de nozes inclui o ferro das sementes de abóbora, o selênio das castanhas-de-caju, da pimenta-caiena e do açafrão.

Porções: 8
Tempo de preparo: 10 minutos
Tempo de cozimento: 10 minutos

Ingredientes:
1 colher (chá) de açafrão em pó
¼ de colher (chá) de pimenta-do-reino
¼ de colher (chá) de alho em pó
¼ de colher (chá) de pimenta-caiena
2 colheres (chá) de sal kosher
1 colher (sopa) de azeite

1 e ½ xícara de sementes de abóbora comuns torradas
1 xícara de castanhas-de-caju

Modo de preparo:

Preaqueça o forno a 150°C e forre metade da assadeira com papel-manteiga. Misture o açafrão, a pimenta-do-reino, o alho em pó, a pimenta-caiena, o sal e o azeite em um recipiente médio de aço inoxidável. Adicione as sementes de abóbora e as castanhas. Espalhe-as sobre a assadeira forrada em uma única camada. Asse por cerca de 10 minutos. Deixe esfriar e sirva. Guarde em um vidro hermético, à temperatura ambiente, por até duas semanas.

SALMÃO ASSADO COM PESTO DE COUVE E NOZES
(*sem glúten*)

Esta é uma ótima maneira de obter ômega-3. Também fornece o folato da couve e os benefícios das nozes para o humor.

Porções: 1 (8 porções de pesto)
Tempo de preparo: 5 minutos
Tempo de cozimento: 15 minutos

Ingredientes:
PARA O PEIXE:
1 (100 a 150 g) de filé de salmão, sem espinhas e sem pele
2 colheres (sopa) de azeite
½ colher (chá) de sal kosher
¼ de colher (chá) de pimenta-do-reino

PARA O PESTO:
¼ de xícara de azeite
¼ de xícara de queijo parmesão ralado
1 dente de alho, descascado e aquecido no micro-ondas por 30 segundos

2 xícaras de couve baby kale, lavada e picada
¼ de xícara de nozes diversas
1 colher (chá) de suco de limão
½ colher (chá) de sal

Preparo do peixe:
Preaqueça o forno a 180°C e forre uma assadeira com papel-manteiga. Pincele o salmão com o azeite e tempere com sal e pimenta. Ponha na assadeira e leve ao forno por 8 a 12 minutos, ou até que fique cozido. Um termômetro deve indicar uma temperatura interna de 60°C.

Preparo do pesto:
Misture os ingredientes do pesto em um liquidificador ou processador de alimentos, em velocidade média. Junte água fria para soltar a mistura, se necessário. Prove o sal, pois pode ser preciso adicionar mais. Sirva o salmão assado com 1 a 2 colheres de sopa de pesto.

Dicas da chef:

- O pesto dura até uma semana na geladeira, guardado em um pote de conserva.

- Experimente o pesto em uma salada de macarrão integral, ou uma salada de macarrão tipo *lámen* de trigo sarraceno sem glúten, com legumes.

- O pesto também pode ser usado em um peito de frango assado no forno.

CARDÁPIO CONTRA A ANSIEDADE

Café da manhã: Homus de Abacate
Lanche: Chá verde
Almoço: Fritada de Cogumelos e Espinafre
Lanche: Kimchi com palitos de aipo
Jantar: Gombô de Peru com Arroz Integral
Sobremesa: Picolé de Melancia e Mirtilo

HOMUS DE ABACATE
(*vegetariano, vegano, sem glúten, sem lactose*)

O grão-de-bico é uma fonte de triptofano, e o abacate e o azeite são ótimas fontes de gorduras saudáveis, entre elas ômega-3 (abacates são ricos em fibras e diversas vitaminas). Você pode comer esta pasta saborosa em uma torrada de baixo índice glicêmico, como o pão de centeio, ou como molho para legumes cortados na hora.

Porções: 6
Tempo de preparo: 10 minutos

Ingredientes:
½ abacate grande e maduro, sem casca e sem o caroço
2 xícaras de grão-de-bico cozido ou enlatado
⅓ de xícara de pasta de tahine
¼ de xícara de suco de limão fresco
1 dente de alho
1 colher (chá) de sal kosher ou mais, a gosto
¼ de colher (chá) de pimenta-do-reino
½ colher (chá) de cominho em pó
¼ de colher (chá) de páprica defumada
½ xícara de coentro fresco
3 colheres (sopa) de azeite, mais um pouco para regar depois
1 colher (sopa) de amêndoas torradas e fatiadas
¼ de xícara de salsinha picada

Modo de preparo:
Misture todos os ingredientes no processador, exceto o azeite, as amêndoas e a salsinha, por cerca de 1 minuto. Em velocidade média, adicione o azeite e continue a processar, por cerca de mais 1 minuto, até que o homus fique bem leve e cremoso. Se precisar, tempere com mais sal. Transfira o homus para uma tigela rasa. Cubra com amêndoas torradas e salsinha picada e regue com mais azeite. Se não for comer na hora, cubra-o com papel-filme, para que o abacate não escureça. O homus pode ser guardado na geladeira por até um dia.

FRITADA DE COGUMELOS E ESPINAFRE
(*vegetariano, sem glúten, sem lactose*)

Esta fritada fácil de fazer tem a vitamina D dos cogumelos e o magnésio do espinafre. Você pode guardar um pouco para o almoço dos dois dias seguintes ou guardar por até um mês no freezer.

Porções: 6
Tempo de preparo: 10 minutos
Tempo de cozimento: 18 minutos

Ingredientes:
5 ovos inteiros
1 xícara de leite de amêndoas
½ colher (chá) de sal kosher
¼ de colher (chá) de pimenta-do-reino
1 e ½ colher (chá) de salsinha seca
1 colher (sopa) de azeite
1 xícara de espinafre (fresco ou descongelado)
1 xícara de cogumelos picados

Modo de preparo:
Preaqueça o forno a 150°C. Forre uma caçarola redonda de 23 cm com papel-manteiga. Numa tigela média, bata os ovos com o leite, o

sal, a pimenta e a salsinha e reserve. Aqueça o azeite em uma panela média de ferro fundido, em fogo médio. Caso use espinafre congelado, embrulhe-o em gaze de algodão (ou um pano de prato limpo ou um papel-toalha) e aperte para escorrer. Refogue o espinafre e os cogumelos no azeite até os cogumelos dourarem ligeiramente, por cerca de 3 minutos. Deixe esfriar.

Ponha na caçarola a mistura de cogumelos e espinafre. Despeje sobre ela a mistura de ovos, cubra com papel alumínio e deixe assar até que os ovos fiquem firmes, por 15 a 18 minutos. Os fornos variam, então certifique-se de que os ovos estejam firmes antes de retirar a fritada do forno. Corte em 6 pedaços iguais e sirva.

GOMBÔ DE PERU COM ARROZ INTEGRAL
(*sem glúten, sem lactose*)

Embora já tenhamos mencionado a dificuldade de absorção do triptofano na dieta, o peru é ainda assim uma boa fonte de triptofano. Em vez de um carboidrato de alto índice glicêmico, como o purê de batata, sirva com arroz integral, de IG mais baixo, para ajudar a chegar o máximo possível de triptofano ao cérebro, sem se exceder com calorias menos nutritivas.

Porções: 4
Tempo de preparo: 20 minutos
Tempo de cozimento: 25 minutos

Ingredientes:
1 colher (sopa) de óleo de canola
¼ de xícara de alho-poró picado
¾ de xícara de aipo em cubos
1 cenoura ralada
2 dentes de alho picados
450 g de peru moído
1 e ½ colher (chá) de sal kosher

½ xícara de quiabo descascado e picado (em pedaços de 2,5 cm)
3 xícaras de caldo de galinha com baixo teor de sódio ou água
1 colher (chá) de molho de pimenta
2 xícaras de arroz integral cozido

Modo de preparo:
Aqueça o óleo em um forno holandês em fogo de médio a alto. Junte o alho-poró, o aipo, a cenoura e o alho e refogue por cerca de 6 minutos, ou até amolecer.

Inclua o peru e o sal e ferva por cerca de 5 minutos, ou até o peru ficar levemente dourado. Mexa o peru enquanto cozinha. Acrescente o quiabo e o caldo. Deixe ferver. Em seguida, baixe o fogo e cozinhe sem tampa por cerca de 10 minutos. Adicione o molho de pimenta e sirva por cima do arroz integral.

PICOLÉ DE MELANCIA E MIRTILO
(*vegetariano, sem glúten, sem lactose*)

Esses picolés simples caseiros são calmantes graças ao sabor fresco e levemente adocicado. A melancia é rica em antioxidantes e vitaminas A, B_6 e C. Essa guloseima pode ser feita com leite de amêndoas para uma textura mais cremosa ou leite de coco para adicionar sabor.

Porções: 6 a 8 picolés
Tempo de preparo: 10 minutos

Ingredientes:
2 xícaras de melancia picada, sem sementes
1 xícara de leite de amêndoas ou de coco (opcional)
½ colher (chá) de suco de limão fresco
1 colher (sopa) de raspas de limão
¼ de colher (chá) de mel
½ xícara de mirtilos frescos ou congelados

Modo de preparo:

Bata a melancia com o leite (se estiver usando) no liquidificador. Acrescente, mexendo, o suco de limão, as raspas de limão e o mel. Despeje em fôrmas de sorvete de aço inoxidável, enchendo até dois terços, para deixar espaço para o mirtilo. Coloque dois ou três mirtilos por forma. Sele os moldes e deixe no congelador por 3 horas, ou durante a noite.

CARDÁPIO PARA CURAR TRAUMAS

Café da Manhã: Pudim de Chia com Cobertura de Nozes e Frutas Vermelhas
Lanche: Canapé de Sardinha
Almoço: Peito de Frango Assado com Especiarias; Brócolis ao Vapor com Limão
Lanche: Palitos de aipo com pasta de amêndoas
Jantar: Filé-Mignon com Crosta de Pimenta e Chimichurri de Espinafre Baby
Sobremesa: Mirtilos com raspas de limão, um pouco de limão fresco e avelãs picadas

PUDIM DE CHIA COM COBERTURA DE NOZES E FRUTAS VERMELHAS
(*vegetariano, sem glúten, sem lactose*)

O pudim de chia é uma ótima maneira de começar o dia e não exige nenhum esforço matinal. Como precisa passar a noite na geladeira, pode ser preparado na noite anterior e ser consumido no caminho.

Porções: 2
Tempo de preparo: 10 minutos

Ingredientes:
½ xícara de leite de coco light, orgânico
½ colher (chá) de mel
½ colher (chá) de extrato de baunilha
¼ de colher (chá) de canela em pó
2 colheres (sopa) de sementes de chia
Framboesas, mirtilos, nozes diversas ou outras frutas ou castanhas para polvilhar

Modo de preparo:
Despeje o leite de coco em um pote de vidro com tampa e misture o mel, a baunilha e a canela. Acrescente as sementes de chia. Tampe o vidro e agite bem para que as sementes se misturem com o leite. Refrigere durante a noite. Sirva com nozes diversas e frutas vermelhas.

CANAPÉ DE SARDINHA
(*sem glúten, sem lactose*)

As sardinhas são uma ótima fonte de nutrientes, em especial de ômega-3. Sempre compre sardinhas conservadas em azeite de oliva e não coma mais do que meia lata por lanche (o resto pode ser guardado em um pote de vidro e comido no dia seguinte).

Porções: 2
Tempo de preparo: 10 minutos

Ingredientes:
1 lata de sardinha em azeite de oliva
½ tomate picado
¼ de colher (chá) de sal kosher
½ colher (chá) de pimenta-do-reino
Suco de ½ limão
1 folha grande de alface romana cortada ao meio

Modo de preparo:
Escorra um pouco do óleo das sardinhas. Numa tigela pequena, misture as sardinhas com o tomate, o sal, a pimenta e o suco de limão. Sirva em uma folha de alface romana, usando a folha como um pires comestível.

PEITO DE FRANGO ASSADO COM ESPECIARIAS
(sem glúten, sem lactose)

Embora o peito de frango seja uma proteína magra saudável, peca por falta de sabor. Aqui, o acréscimo de especiarias ajuda o cérebro e o sabor. As sobras podem ser usadas para acompanhar uma saudável salada verde.

Porções: 2
Tempo de preparo: 5 minutos
Tempo de cozimento: 40 minutos

Ingredientes:
1 colher (chá) de pimenta-caiena
1 colher (chá) de açafrão em pó
¼ de colher (chá) de pimenta-do-reino moída
½ colher (chá) de coentro em pó
½ colher (chá) de cominho em pó
1 colher (chá) de sal kosher
½ colher (chá) de alho em pó
¼ de xícara de azeite
2 peitos de frango (170 g) desossados e sem pele

Modo de preparo:
Misture os temperos em uma tigela pequena e passe-os, com o azeite, para uma tigela grande. Deixe as especiarias se misturarem ao óleo por alguns minutos. Coloque os peitos de frango para marinar nessa mistura. O frango pode ser marinado por 30 minutos ou durante a noite inteira na geladeira. Estando pronto para cozinhar, preaqueça o forno a 200°C e coloque uma grelha no meio do forno. Forre uma assadeira com papel-manteiga. Coloque os peitos de frango na assadeira e leve ao forno por cerca de 30 minutos, ou até a temperatura interna na parte mais espessa do peito ser de aproximadamente 75°C. Deixe o frango assado descansar por 10 minutos antes de servir.

BRÓCOLIS AO VAPOR COM LIMÃO
(*vegetariano, vegano, sem glúten, sem lactose*)

Seja usando floretes de brócolis frescos ou congelados, esta é uma maneira extremamente fácil e descomplicada de preparar um ótimo acompanhamento vegetal. Você pode adaptar a mesma receita para vagem, floretes de couve-flor, ervilha-torta, cenouras, aspargos e vagem de ervilha.

Porções: 2
Tempo de preparo: 2 minutos
Tempo de cozimento: 5 a 8 minutos

Ingredientes:
2 xícaras de brócolis frescos ou congelados
1 limão
½ a 1 colher (chá) de sal kosher

Modo de preparo:
Coloque os brócolis em uma assadeira de vidro, adicionando algumas colheres de sopa de água. Cozinhe sem tampa no micro-ondas por até 4 minutos. Os brócolis devem ficar cozidos por inteiro, sem partes frias ou congeladas. Drene o excesso de água.

Rale as raspas de limão por cima dos brócolis e junte um pouco de suco fresco de limão. Tempere com sal antes de servir.

FILÉ-MIGNON COM CROSTA DE PIMENTA E CHIMICHURRI DE ESPINAFRE BABY
(*sem glúten, sem lactose*)

Considerando que não é bom ingerir muita carne, um filé é uma ótima maneira de obter o máximo de sabor em um pequeno corte. Ao tostar a carne primeiro e depois finalizá-la no forno, ela fica dourada por fora e lisa e com uma tonalidade uniforme por dentro. Sirva o bife com uma salada simples de folhas verdes, para ter um jantar digno de uma comemoração especial.

Porções: 1 (6 porções de molho)
Tempo de preparo: 20 minutos
Tempo de cozimento: 40 minutos

Ingredientes:
PARA A CARNE:
1 bife de filé-mignon (150 g, 5 cm de espessura)
1 colher (chá) de sal kosher
1 colher (chá) de pimenta-do-reino
1 colher (sopa) de óleo de canola

PARA O MOLHO:
1 xícara de salsinha fresca
1 xícara de espinafre baby fresco embalado a vácuo
½ xícara de orégano fresco
2 dentes de alho
Raspas de 1 limão
1 colher (sopa) de suco de limão fresco
1 colher (sopa) de vinagre de vinho branco
½ xícara de azeite
¾ de colher (chá) de sal kosher, ou mais, a gosto
¼ de colher (chá) de pimenta-do-reino, ou mais, a gosto

Preparo do bife:
Deixe a carne atingir a temperatura ambiente, tampada, por 30 minutos. Passe o sal e a pimenta dos dois lados. Preaqueça o forno a 220°C.

Aqueça o óleo em uma frigideira média, de ferro fundido, em fogo médio. Ponha o bife na frigideira quente, selando de cada lado por cerca de 2 minutos.

Leve a frigideira ao forno. Para ao ponto para malpassado, asse por cerca de 7 minutos, até que a temperatura interna alcance 55°C. Para ficar ao ponto, asse por cerca de 10 minutos, até que a temperatura interna alcance 65°C.

Preparo do molho:

Junte a salsinha, o espinafre, o orégano, o alho, as raspas e o suco de limão e o vinagre no liquidificador. Bata em velocidade baixa a média até adquirir uma consistência robusta. Regue com o azeite e bata em velocidade média. Tempere com sal e pimenta, a gosto.

Assim que o bife atingir a temperatura desejada, retire-o do forno e deixe descansar por 10 a 15 minutos. Cubra com 2 colheres de sopa de molho e sirva.

Dicas da chef:

- O molho chimichurri dura pelo menos uma semana na geladeira, se armazenado em um pote de vidro hermético.

- Use o molho chimichurri no frango grelhado ou na costeleta de porco.

- O molho também pode ser usado em legumes assados no forno.

CARDÁPIO PARA AUMENTAR A CONCENTRAÇÃO

Café da manhã: Vitamina de Chocolate Proteica
Lanche: Um pedacinho de chocolate extra-amargo
Almoço: Sopa Cremosa de Alcachofra e Alho-Poró
Lanche: ¼ de xícara de mirtilo com 1 colher (sopa) de manteiga de castanha-de-caju
Jantar: Coxas de Frango ao Forno; Salada de Cogumelos

VITAMINA DE CHOCOLATE PROTEICA
(*vegetariano, sem glúten*)

No capítulo 5, mencionamos uma pesquisa que testou uma barrinha de café da manhã formulada especialmente para melhorar os sintomas de TDAH. Aqui, eu adaptei essa fórmula para uma vitamina deliciosa, que propicia muitos dos mesmos benefícios.

Porções: 1
Tempo de preparo: 10 minutos

Ingredientes:
1 xícara de leite de amêndoas sem açúcar
1 colher (sopa) de nozes diversas
1 concha de *whey protein* sabor baunilha
1 colher (sopa) de linhaça em pó
1 colher (chá) de café em pó solúvel orgânico
1 colher (chá) de cacau em pó natural (não alcalinizado)
1 colher (sopa) de coco ralado
½ colher (chá) de mel
¼ de abacate maduro

Modo de preparo:
Coloque os ingredientes em um liquidificador com ¼ de xícara de cubos de gelo e bata. Junte mais água ou gelo se a vitamina ficar muito grossa para seu gosto. Beba e aproveite!

SOPA CREMOSA DE ALCACHOFRA E ALHO-PORÓ
(*vegetariano, vegano, sem glúten, sem lactose*)

Esta sopa sem glúten e sem lactose é naturalmente rica em fibras saudáveis e prebióticos do alho-poró. O acréscimo do leite de amêndoas a deixa cremosa de um jeito muito mais saudável do que se usar creme de leite.

Porções: 4
Tempo de preparo: 10 minutos
Tempo de cozimento: 20 minutos

Ingredientes:
1 colher (sopa) de azeite
½ xícara de alho-poró picado
1 e ½ colher (chá) de sal kosher ou mais, a gosto
½ colher (chá) de pimenta-do-reino ou mais, a gosto
1 colher (sopa) de páprica defumada
1 colher (chá) de alho em pó
½ colher (chá) de tomilho fresco
½ colher (chá) de salsa fresca picada
1 e ½ xícara de corações de alcachofra congelados
2 xícaras de caldo de legumes de baixo teor de sódio
2 xícaras de leite de amêndoas ou leite de castanha-de-caju
Suco de ½ limão
1 colher (sopa) de salsinha picada
1 colher (sopa) de sementes de abóbora torradas

Modo de preparo:
Aqueça o azeite em uma panela grande de aço inoxidável, em fogo médio, e refogue o alho-poró com o sal, a pimenta-do-reino, a páprica, o alho em pó, o tomilho e a salsinha fresca picada por cerca de 5 minutos, ou até que o alho-poró amoleça. Junte os corações de alcachofra e deixe-os amolecer por mais 3 minutos.

Adicione o caldo e tampe, levando à fervura em fogo médio. Acrescente o leite de amêndoas e baixe o fogo. Deixe ferver, destampado, até amaciar as alcachofras, por cerca de 10 minutos.

Deixe a sopa esfriar por alguns minutos. Usando um mixer manual, bata a sopa até obter uma textura uniforme (você também pode deixá-la com pedaços, se preferir).

Tempere a gosto com mais sal e pimenta, se necessário. Junte o suco de limão e sirva quente, guarnecido com a salsinha e as sementes de abóbora torradas.

COXAS DE FRANGO AO FORNO
(*sem glúten, sem lactose*)

Esta é uma refeição da assadeira direto para a mesa, que economiza tempo e pode ser facilmente aumentada para servir mais pessoas: basta acrescentar mais coxas e adaptar a mistura de temperos.

Porções: 1
Tempo de preparo: 10 minutos
Tempo de cozimento: 40 minutos

Ingredientes:
1 colher (sopa) de azeite
1 colher (sopa) de páprica defumada
½ colher (chá) de açafrão em pó
¼ de colher (chá) de pimenta-do-reino
½ colher (chá) de sal kosher
2 coxas de frango sem pele

Modo de preparo:
Preaqueça o forno a 200°C. Forre uma assadeira com papel-manteiga. Em uma tigela média, misture o azeite, a páprica, o açafrão, a pimenta-do-reino e o sal. Cubra o frango com a marinada. Com as mãos limpas, massageie a marinada nas coxas.

Transfira o frango para a assadeira e leve ao forno por 30 minutos, ou até que a temperatura interna alcance 75°C. Ao cortar o frango, ele não pode ter partes rosadas. Se isso acontecer, devolva ao forno por pelo menos mais 10 minutos e verifique novamente a temperatura. Deixe o frango repousar por 10 minutos na assadeira antes de servir.

SALADA DE COGUMELOS
(*vegetariano, sem glúten, sem lactose*)

Em receitas que incluem shoyu, você pode não pôr sal, se preferir. Às vezes o cogumelo precisa de mais tempero; por isso, se achar necessário uma pitada de sal depois, você pode polvilhar um pouco no final.

Porções: 4
Tempo de preparo: 15 minutos
Tempo de cozimento: 5 minutos

Ingredientes:
1 colher (sopa) de sementes de gergelim (opcional)
1 colher (sopa) mais 1 e ½ colher (chá) de vinagre de arroz
1 e ½ colher (chá) de pasta de amêndoas
¼ de colher (chá) de gengibre em pó
1 pitada de pimenta-calabresa em pó
¼ de colher (chá) de alho em pó
¼ de colher (chá) de mel
¾ de colher (chá) de shoyu sem glúten
¾ de colher (chá) de óleo de gergelim
2 xícaras de cogumelos brancos, cortados em pedacinhos

Modo de preparo:
Torre as sementes de gergelim, se estiver usando, em uma frigideira média, em fogo baixo, até dourar levemente. Reserve as sementes torradas em uma tigela de vidro para resfriar.

Usando a mesma panela, misture o vinagre, a pasta de amêndoas, o gengibre, a pimenta-calabresa, o alho em pó, o mel e o shoyu, e cozinhe em fogo médio-alto. Mexa até ficar bem aquecido. Junte o óleo de gergelim. Despeje o molho quente sobre os cogumelos cortados em uma tigela média e misture. Polvilhe com as sementes de gergelim torradas. Deixe esfriar e sirva.

CARDÁPIO PARA TURBINAR A MEMÓRIA

Café da manhã: 1 xícara de café; 1 xícara de mingau de aveia sem glúten com canela e ½ xícara de morangos frescos picados
Lanche: 1 ovo cozido com sal e pimenta-do-reino, servido com 5 biscoitos integrais médios
Almoço: Mexido de Couve-flor e Grão-de-Bico, com microverdes
Lanche: edamame cozido no vapor com sal marinho em flocos
Jantar: Vieiras à Moda do Sul da França; Arroz de Couve-Flor com Cúrcuma
Sobremesa: Chocolate Quente com Canela e Pimenta-do-Reino

MEXIDO DE COUVE-FLOR E GRÃO-DE-BICO
(*vegetariano, vegano, sem glúten, sem lactose*)

Este mexido simples segue os princípios da dieta MIND.

Porções: 8
Tempo de preparo: 10 minutos
Tempo de cozimento: 10 minutos

Ingredientes:
2 colheres (sopa) de azeite
1 colher (chá) de pimenta-caiena
1 colher (chá) de coentro em pó
1 colher (chá) de açafrão em pó
¼ de colher (chá) de pimenta-do-reino
4 xícaras de floretes de couve-flor congelados
2 xícaras de grão-de-bico cozido
1 e ½ colher (chá) de sal kosher ou mais, a gosto
1 colher (sopa) de suco de limão fresco
1 colher (sopa) de coentro fresco picado (opcional)
½ xícara de microverdes (por exemplo, brotos de ervilha ou rabanete)

Modo de preparo:

Aqueça o azeite em uma panela de ferro fundido, em fogo médio. Adicione a pimenta-caiena, o coentro, o açafrão e a pimenta-do-reino e deixe-os incorporar por alguns segundos. Junte a couve-flor e o grão-de-bico e mexa para misturar com os temperos. Refogue por cerca de 1 minuto e tampe, deixando cozinhar por mais 3 minutos. Se os legumes grudarem na panela, inclua ¼ de xícara de água. Tempere com sal a gosto. Acrescente o suco de limão e guarneça com o coentro, a gosto. Polvilhe os microverdes e sirva quente.

Dicas da chef:

- Este prato também pode ser servido frio, como salada.
- Pode-se usar grão-de-bico em lata, orgânico, devidamente enxaguado e escorrido.

VIEIRAS À MODA DO SUL DA FRANÇA
(*sem glúten, sem lactose*)

Vieiras são deliciosas e fáceis de cozinhar. São uma ótima maneira de impressionar os amigos com suas habilidades de chef. Esta receita sem glúten valoriza os benefícios para a memória do alecrim e dos ômega-3.

Porções: 6
Tempo de preparo: 10 minutos
Tempo de cozimento: 15 minutos

Ingredientes:
450 g de vieiras
1 e ½ colher (chá) de sal kosher, a gosto
1 colher (chá) de pimenta-do-reino, a gosto
2 colheres (sopa) de farinha de trigo orgânica, sem glúten
2 colheres (sopa) de azeite

2 chalotas médias, finamente cortadas
1 dente de alho picado
1 e ½ colher (chá) de alecrim fresco (ou ¾ de colher de chá seco)
2 colheres (sopa) de salsinha picada
⅓ de xícara de vinho branco
1 limão

Modo de preparo:

Polvilhe as vieiras com sal e pimenta e jogue-as na farinha, sacudindo para tirar o excesso. Aqueça o azeite em uma frigideira grande, de aço inoxidável, em fogo alto. Coloque as vieiras separadas. Baixe o fogo para médio e deixe as vieiras dourarem levemente de um lado. Elas se soltarão da frigideira quando estiverem prontas; vire-as e deixe-as dourar ligeiramente do outro lado. Cozinhe por cerca de 4 minutos ao todo. Retire as vieiras e reserve em uma tigela média.

Junte as chalotas, o alho, o alecrim e 1 colher (sopa) de salsinha na frigideira e refogue por alguns minutos. Devolva as vieiras à frigideira, junte o vinho e deixe por 1 minuto. Raspe o limão em cima e polvilhe com a colher (sopa) restante de salsinha. Tempere com mais sal e pimenta-do-reino. Sirva quente com um fio de suco de limão.

ARROZ DE COUVE-FLOR COM CÚRCUMA
(*vegetariano, vegano, sem glúten, sem lactose*)

O arroz de couve-flor é uma ótima maneira de aproveitar a textura do arroz sem sua alta carga glicêmica, acrescentando ainda uma porção de vegetais, assim como a fibra e os nutrientes da couve-flor.

Porções: 4
Tempo de preparo: 10 minutos
Tempo de cozimento: 5 a 8 minutos

Ingredientes:
1 colher (sopa) de azeite

2 xícaras de arroz de couve-flor (consulte as Dicas da chef para saber como fazer arroz de couve-flor)
1 colher (sopa) de sal kosher
1 colher (chá) de açafrão em pó
½ colher (chá) de pimenta-do-reino
1 colher (chá) de alho em pó
Raspas de 1 limão

Modo de preparo:
Aqueça o azeite em uma panela média de ferro fundido, em fogo médio. Adicione o restante dos ingredientes, exceto as raspas de limão, e mexa para misturar. Cozinhe por 5 a 8 minutos, até que a couve-flor fique levemente dourada. Polvilhe com as raspas de limão e sirva.

Dicas da chef:
Se quiser usar couve-flor fresca, remova as folhas externas de uma cabeça de couve-flor. Lave a cabeça e seque. Quebre os floretes da couve-flor e, trabalhando em pequenas quantidades, vá colocando em um processador de alimentos grande com lâmina de aço. Pulse até a couve-flor ficar do tamanho de grãos de arroz. Se sobrarem pedaços grandes, você pode retirá-los para usar em outra receita.

CHOCOLATE QUENTE COM CANELA E PIMENTA-DO-REINO
(*vegetariano, vegano, sem lactose*)

Esta iguaria de chocolate, deliciosa e nutritiva, não precisa ser muito doce. A complexidade do chocolate amargo (use o tipo natural, não alcalinizado) se destaca e a pimenta-do-reino provoca um leve contraste. Canela e pimenta-do-reino também ajudam a melhorar a memória.

Porções: 2
Tempo de preparo: 5 minutos
Tempo de cozimento: 10 minutos

Ingredientes:
¼ de xícara de gotas de chocolate amargo (65% ou mais de cacau)
2 xícaras de leite de coco, de amêndoas, de aveia ou de castanha-
 -de-caju
1 colher (chá) de extrato de baunilha
½ colher (chá) de canela em pó
1 pitada de pimenta-do-reino

Modo de preparo:
Coloque as gotas de chocolate em uma tigela refratária média e reserve. Aqueça o leite, a baunilha, a canela e a pimenta-do-reino em uma panela, em fogo médio. Quando formar bolhas nas bordas da panela do leite, retire do fogo e despeje em cima das gotas de chocolate.

Deixe o leite quente começar a derreter o chocolate. Espere 2 minutos e, em seguida, use um *fouet* para misturar delicadamente o leite e o chocolate. Se a mistura ficar grossa demais, jogue um pouco mais de leite aquecido.

CARDÁPIO CONTRA O TOC

Café da Manhã: Cereais Caseiros
Lanche: Queijo cottage com mirtilos
Almoço: Sopa de Lentilha com Espinafre (*Dal*)
Lanche: 1 kiwi pequeno ou médio
Jantar: Peito de Peru Assado com Páprica, Cebola Roxa e Tomate-
-Cereja
Sobremesa: "Sorvete" de Banana

CEREAIS CASEIROS
(*vegetariano, vegano, sem glúten, sem lactose*)

Até mesmo os cereais "saudáveis" comprados em armazéns cerealistas podem ter um teor elevado de açúcar. Fazer um cereal delicioso com grãos integrais e outros ingredientes bons para o cérebro é fácil.

Porções: 2
Tempo de preparo: 10 minutos

Ingredientes:
2 xícaras de aveia em flocos
¼ de xícara de farelo de aveia
¼ de xícara de coco ralado sem açúcar
1 colher (sopa) de nozes diversas picadas
½ colher (chá) de linhaça
1 pitada de canela
1 pitada de noz-moscada moída

Modo de preparo:
Misture todos os ingredientes em uma tigela média. Armazene em um recipiente hermético por até duas semanas.
Você pode servir o cereal de várias maneiras — com leite de amêndoas ou outro leite de sua preferência, com 1 colher (sopa) de gotas

de chocolate amargo orgânico, para mudar o sabor, coberto com frutas vermelhas frescas, ou tudo isso junto! Se sentir falta de um sabor adocicado, ponha um fio de mel.

SOPA DE LENTILHA COM ESPINAFRE (DAL)
(*vegetariano, vegano, sem glúten, sem lactose*)

O *dal* é uma das minhas comidas de conforto, mas mesmo que você não tenha crescido comendo-o, tenho certeza de que vai achá-lo calmante e reconfortante. O açafrão é um bônus. O pó de assa-fétida é usado na culinária indiana como um digestivo, ajudando a diminuir os efeitos dos gases e inchaço de alimentos como o feijão e a lentilha. Embora tenha um cheiro forte, é muito saboroso quando adicionado aos pratos.

Porções: 8
Tempo de preparo: 30 minutos (além do tempo de demolho à noite)
Tempo de cozimento: 20 minutos

Ingredientes:
2 xícaras de lentilhas amarelas
2 colheres (sopa) de óleo de canola
1 colher (chá) de sementes de mostarda preta (opcional)
1 colher (chá) de sementes de cominho
2 dentes de alho, descascados e cortados ao meio no sentido do comprimento
1 pimenta-malagueta inteira seca (opcional)
1 cebola média picadinha
1 tomate médio picadinho
1 colher (chá) de açafrão em pó
¼ de colher (chá) de pimenta-do-reino
2 xícaras de folhas de espinafre
1 colher (sopa) de sal kosher
½ limão

1 colher (chá) de pó de assa-fétida (opcional)
Coentro fresco picado para enfeitar

Modo de preparo:

Lave e deixe de molho as lentilhas em uma tigela de vidro tampada, na geladeira, a noite inteira. Certifique-se de que a água cubra as lentilhas e sobre um dedo. Enxágue as lentilhas no dia seguinte, transfira-as para uma panela grande, e junte 4 xícaras de água. Cozinhe as lentilhas por cerca de 30 minutos, até ficarem macias. A textura deve ser lisa, como uma pasta. Outra possibilidade é cozinhar as lentilhas em uma panela de pressão — siga o manual de instruções.

Aqueça o óleo em uma panela de aço inoxidável média, em fogo médio. Junte as sementes de mostarda preta, se estiver usando, e cozinhe até que estourem. Adicione as sementes de cominho, o alho, a pimenta-malagueta seca, se estiver usando, e a cebola picada. Cozinhe por 3 a 5 minutos, ou até que a cebola fique translúcida. Acrescente o tomate, o açafrão e a pimenta-do-reino e misture bem. Inclua o espinafre e deixe murchar por apenas 1 minuto.

Junte as lentilhas, abaixe o fogo e deixe cozinhar por cerca de 20 minutos. Despeje 2 xícaras de água, pois a mistura ficará grossa e o ideal é evitar que as lentilhas grudem. Tempere com o sal, um pouco de limão fresco e a assa-fétida em pó, se estiver usando. Sirva quente, guarnecido com coentro picado.

PEITO DE PERU ASSADO COM PÁPRICA, CEBOLA ROXA E TOMATE-CEREJA
(*sem glúten, sem lactose*)

Para a versão vegetariana desta receita, use 1 bloco de tofu bem firme cortado em fatias ou cubos. O peito de frango é outra opção. O peru é uma fonte rica em vitaminas B, e a vitamina B_{12} pode ter um efeito positivo contra o TOC.

Porções: 4
Tempo de preparo: 10 minutos
Tempo de cozimento: 20 minutos

Ingredientes:
2 colheres (sopa) de azeite
2 colheres (sopa) de páprica
1 colher (chá) de açafrão em pó
1 e ½ colher (chá) de sal kosher
¼ de colher (chá) de pimenta-do-reino
4 peitos de peru sem pele e desossados (120 g)
2 xícaras de tomates-cereja picados
½ cebola roxa em fatias grossas

Modo de preparo:
Preaqueça o forno a 200°C e forre uma assadeira com papel-manteiga. Em uma tigela média misture o azeite, a páprica, o açafrão, o sal e a pimenta-do-reino. Acrescente os peitos de peru, os tomates e a cebola na tigela, mexa até misturar bem e o peru ficar coberto.

Transfira o conteúdo da tigela para a assadeira e asse por 15 minutos, ou até que o peru atinja uma temperatura interna de 75°C. Se quiser dourar o peru, grelhe por 3 minutos, ou até dourar. É bom tirar os tomates e a cebola antes de grelhar, pois podem queimar.

"SORVETE" DE BANANA
(*vegetariano, sem glúten, sem lactose*)

Esta é outra maneira de obter a sua dose de doce, leve e gelado, sem abusar da lactose e do açúcar.

Porções: 6
Tempo de preparo: 12 horas

Ingredientes:

8 bananas bem maduras, descascadas e fatiadas

1 colher (sopa) de mel

½ xícara de leite de amêndoas, de castanha-de-caju, de aveia ou de coco, sem açúcar, ou a quantidade necessária para dar consistência

Modo de preparo:

Coloque os pedaços de banana numa assadeira e deixe no freezer a noite inteira. No dia seguinte, coloque-os em um liquidificador ou processador de alimentos, com o mel. Vá adicionando leite aos poucos, enquanto bate, para diluir. Preste atenção, pois pode ser necessário mais ou menos que ½ xícara de leite. O ideal é ficar com a textura de um sorvete cremoso. Obtida essa textura, transfira para uma tigela e coloque no freezer por pelo menos 3 horas ou a noite inteira.

Antes de servir, junte as coberturas que quiser, como nozes diversas picadas, gotas de chocolate amargo, pasta de amendoim ou frutas frescas.

Dica da chef:

- Para transformar em sorvete de chocolate, junte 2 colheres (sopa) de cacau em pó natural (não alcalinizado) no final, antes de congelar o "sorvete". Ao bater a mistura, certifique-se de que não sobrem pedaços. Talvez seja preciso peneirar o cacau antes, para que se misture uniformemente ao bater.

CARDÁPIO PARA MENOS CANSAÇO E UM SONO IDEAL

Café da manhã: Caneca de Ovos Mexidos para Viagem
Lanche: Banana e pasta de amêndoas sobre queijo cottage
Almoço: Camarão Picante; salada verde mista
Lanche: Quiabo em Conserva
Jantar: Peito de Peru Assado no Forno; Batata-Doce Assada Glaceada no Missô
Sobremesa: Leite Dourado

CANECA DE OVOS MEXIDOS PARA VIAGEM
(*vegetariano, sem glúten, sem lactose*)

Uma alimentação nutritiva e plena de energia para começar o dia é importante quando se luta contra o cansaço. Esta versão dos ovos mexidos clássicos é uma excelente forma de desfrutar de uma refeição rica em ômega-3, sem precisar perder tempo sentando-se para comer. Para obter uma dose extra de vitamina, pode-se adicionar aos ovos espinafre ou couve, que se misturam fácil.

Porções: 1
Tempo de preparo: 2 minutos
Tempo de cozimento: 3 a 5 minutos

Ingredientes:
1 fio de azeite orgânico
2 ovos grandes fortificados com ômega-3
1 colher (sopa) de leite sem lactose, de sua preferência
¼ de colher (chá) de sal kosher
1 pitada de pimenta-do-reino
¼ de xícara de espinafre ou couve picada

Modo de preparo:
Unte uma caneca de café com o fio de azeite. Quebre os ovos na caneca e use um garfo para bater junto com o leite, o sal e a pimenta.

Aqueça no micro-ondas por 30 segundos a 1 minuto. Mexa a mistura com um garfo. Retorne ao micro-ondas e cozinhe até ficar com cara de ovo mexido, por cerca de um minuto a mais. Use o garfo para afofar os ovos. Junte o espinafre ou a couve e deixe murchar.

CAMARÃO PICANTE
(*sem glúten, sem lactose*)

Este camarão é uma ótima maneira de colocar um pouco de frutos do mar e capsaicina em sua dieta. Se preferir mais picante, pode adicionar mais pimenta-caiena.

Porções: 1
Tempo de preparo: 20 minutos
Tempo de cozimento: 5 minutos

Ingredientes:
8 camarões médios, descascados e sem casca, com a cauda
½ colher (chá) de cominho em pó
½ colher (chá) de pimenta-caiena
½ colher (chá) de açafrão em pó
¼ de colher (chá) de pimenta-do-reino
¼ de colher (chá) de alho em pó
1 colher (chá) de sal kosher
2 colheres (sopa) de azeite

Modo de preparo:
Em uma tigela média, misture os camarões com o cominho, a pimenta-caiena, o açafrão, a pimenta-do-reino, o alho em pó e o sal.
Aqueça o azeite em uma frigideira de ferro fundido, em fogo médio. Junte os camarões e refogue até ficarem rosados por fora e cozidos por dentro, por cerca de 3 minutos.

QUIABO EM CONSERVA
(*vegetariano, vegano, sem glúten, sem lactose*)

Como a maioria dos vegetais em conserva, este quiabo deve ser preparado com antecedência, mas, uma vez feito, ele dura muito bem na geladeira por pelo menos um mês, se armazenado em um frasco de vidro com tampa hermética. É outra ótima maneira de colocar sementes de cominho-preto (nigella), capsaicina e outros temperos na dieta.

Porções: 8
Tempo de preparo: 15 minutos
Tempo de cozimento: 10 minutos

Ingredientes:
2 xícaras de quiabo fresco
Suco de ½ limão
¾ de colher (chá) de açúcar
2 xícaras de vinagre branco
2 xícaras de água filtrada
2 colheres (sopa) de sal kosher
2 colheres (sopa) de sementes de cominho-preto (nigella)
1 colher (sopa) de sementes de coentro
1 colher (sopa) de pimenta em flocos
1 colher (chá) de sementes de aipo
1 colher (chá) de pimenta-do-reino
3 dentes de alho grandes, descascados e fatiados
4 fatias grossas de limão

Modo de preparo:
Coloque o quiabo em um jarro de vidro extragrande. Em uma panela média de aço inoxidável, aqueça o suco de limão, o açúcar, o vinagre, a água e o sal, em fogo médio. Quando o líquido ficar aquecido, junte os temperos restantes, o alho e o limão. Depois que levantar fervura deixe em fogo baixo por 3 minutos. Retire do fogo e esfrie um pouco antes de despejar sobre o quiabo. Feche hermeticamente e mantenha na geladeira por pelo menos 3 horas ou a noite inteira.

PEITO DE PERU ASSADO NO FORNO
(*sem glúten, sem lactose*)

Como mencionamos ao falar do Peito de Peru Assado com Páprica (página 280), caso prefira uma opção de origem vegetal, esta receita funciona com 1 bloco de tofu firme cortado em fatias ou cubos. Um peito de frango é outra opção. O peru é uma fonte rica em vitaminas B, entre elas a vitamina B_{12}.

Porções: 4
Tempo de preparo: 10 minutos
Tempo de cozimento: 20 minutos

Ingredientes:
2 colheres (sopa) de azeite
1 colher (chá) de alho em pó
1 e ½ colher (chá) de orégano seco
1 colher (chá) de tomilho fresco picado fino
1 e ½ colher (chá) de sal kosher
¼ de colher (chá) de pimenta-do-reino
4 peitos de peru sem pele e desossados (120 g)
1 colher (sopa) de raspas de limão

Modo de preparo:
Preaqueça o forno a 200°C e forre uma assadeira com papel-manteiga. Em uma tigela média, misture o azeite, o alho em pó, o orégano, o tomilho, o sal e a pimenta. Coloque os peitos de peru na tigela e mexa até que misture bem e o peru fique coberto. Transfira para a assadeira e leve ao forno por 15 minutos, ou até que o peru atinja a temperatura interna de 75°C. Se quiser dourá-lo, grelhe por 3 minutos ou até dourar. Polvilhe com as raspas de limão e sirva.

BATATA-DOCE ASSADA GLACEADA NO MISSÔ
(*vegetariano, vegano, sem glúten, sem lactose*)

É uma das receitas que mais gosto de compartilhar e ensinar. A pasta de missô, fermentada, proporciona grandes benefícios probióticos e confere uma maravilhosa profundidade de sabor à já rica batata-doce. Depois de sentir o sabor umami da pasta de missô, talvez você queira usá-la para abrilhantar outros pratos de legumes assados.

Porções: 8
Tempo de preparo: 20 minutos
Tempo de cozimento: 25 minutos

Ingredientes:
½ xícara de pasta de missô branco
¼ de xícara de azeite
¼ de colher (sopa) de sal kosher
¼ de colher (chá) de pimenta-do-reino
4 batatas-doces médias, com casca, fatiadas em discos

Modo de preparo:
Preaqueça o forno a 220°C e forre uma assadeira com papel-manteiga. Misture a pasta de missô, o azeite, o sal e a pimenta em uma tigela grande. Junte as batatas-doces e misture. Coloque as batatas-doces em uma assadeira, cuidando para que fiquem arrumadas em uma única camada. Asse no forno por 20 a 25 minutos, até que as batatas fiquem macias (uma faca afiada deve entrar facilmente).

LEITE DOURADO
(*vegetariano, sem glúten, sem lactose*)

Esta bebida à base de açafrão é um deleite após o jantar. Esquenta e acalma especialmente para ajudar você a dormir.

Porções: 1
Tempo de preparo: 5 minutos
Tempo de cozimento: 5 minutos

Ingredientes:
1 xícara de leite de amêndoas
1 colher (chá) de açafrão em pó
¼ de colher (chá) de pimenta-do-reino
½ colher (chá) de mel
¼ de colher (chá) de noz-moscada moída

Modo de preparo:
Aqueça em fogo médio todos os ingredientes, exceto a noz-moscada, em uma panela média, por cerca de 5 minutos. Despeje em uma caneca, polvilhe com noz-moscada e sirva.

CARDÁPIO CONTRA TRANSTORNO BIPOLAR E ESQUIZOFRENIA

Café da manhã: Vitamina de Matcha e Pasta de Amendoim
Lanche: Edamame no Vapor com Sal Marinho em Flocos
Almoço: Peito de Frango Assado com Alecrim; Salada de Alface Romana com Vinagrete de Mostarda; chá verde
Lanche: Morangos Macerados com Pimenta-do-Reino
Jantar: Hambúrguer de Salmão com Molho de Gengibre e Cebolinha
Sobremesa: Clementinas e laranjas servidas com lascas de chocolate amargo

VITAMINA DE MATCHA E PASTA DE AMENDOIM
(sem lactose)

O pó de matcha é um chá verde fácil de adicionar a vitaminas ou outros alimentos e bebidas — não há necessidade de infusão, como com as folhas de chá tradicionais.

Porções: 1
Tempo de preparo: 10 minutos

Ingredientes:
½ xícara de leite de amêndoas ou outro leite sem lactose
1 concha pequena de proteína orgânica em pó
1 tâmara sem caroço
1 colher (chá) de matcha em pó
1 colher (sopa) de pasta de amendoim
½ banana

Modo de preparo:
Junte todos os ingredientes em um liquidificador com ½ xícara de cubos de gelo; bata até ficar homogêneo e espumante. Sirva imediatamente.

EDAMAME NO VAPOR COM SAL MARINHO EM FLOCOS
(*vegetariano, vegano, sem glúten, sem lactose*)

Neste lanche, eu prefiro o edamame com a casca, porque assim leva mais tempo para comer e a tendência é nos sentirmos mais saciados. É delicioso colocar o edamame com casca na salada ou na sopa, ou até mesmo cozido no vapor, como um acompanhamento vegetal.

Porções: 2
Tempo de preparo: 5 minutos
Tempo de cozimento: 2 minutos

Ingredientes:
1 xícara de edamame congelado com casca
¼ de colher (chá) de sal marinho em flocos

Modo de preparo:
Coloque o edamame em uma tigela de vidro. Aqueça no micro-ondas em potência média, por cerca de 2 minutos. Se ainda estiver congelado ou duro, aqueça por mais um minuto. Polvilhe com sal e coma quente.

PEITO DE FRANGO ASSADO COM ALECRIM
(*sem glúten, sem lactose*)

Esta receita é com o peito do frango, mas você também pode usar o frango inteiro, esfregando na pele a mistura de temperos. Isso aumenta o tempo de cozimento, mas asse até a parte mais profunda da coxa registrar 75°C.

Porções: 4
Tempo de preparo: 10 minutos
Tempo de cozimento: 20 minutos

Ingredientes:
2 colheres (sopa) de azeite
1 colher (chá) de alho em pó
2 colheres (sopa) de alecrim fresco picado
1 e ½ colher (chá) de sal kosher
¼ de colher (chá) de pimenta-do-reino
4 peitos de frango sem pele e desossados

Modo de preparo:
Preaqueça o forno a 200°C e forre uma assadeira com papel-manteiga. Em uma tigela média, misture o azeite, o alho em pó, o alecrim, o sal e a pimenta. Coloque os peitos de frango na tigela e misture bem, até o frango ficar coberto. Transfira para a assadeira e leve ao forno por 15 minutos, ou até que o frango atinja uma temperatura interna de 75°C. Ao cortar o peito de frango, ele não pode ter nenhuma parte rosada. Se isso acontecer, devolva ao forno por mais 5 minutos e verifique a cor novamente.

SALADA DE ALFACE ROMANA COM VINAGRETE DE MOSTARDA
(*vegetariano, vegano, sem glúten, sem lactose*)

A alface romana é deliciosa, crocante e nutritiva. É muito melhor você fazer seu molho, em vez de comprar, já que os comercializados tendem a ter alto teor de açúcar, sódio e conservantes. O molho clássico é o vinagrete. Trata-se de uma emulsão, ou seja, um ácido junto com uma gordura. Uma boa proporção é uma parte de ácido para três partes de gordura.

Porções: 4
Tempo de preparo: 10 minutos

Ingredientes:
PARA A SALADA:
1 pé de alface romana

PARA O MOLHO:
2 colheres (sopa) de vinagre de vinho tinto
½ colher (chá) de sal kosher
¼ de colher (chá) de pimenta-do-reino
1 colher (chá) de mostarda Dijon ou de seus grãos
6 colheres (sopa) de azeite

Preparo da salada:
Prepare o pé de alface cortando a ponta e separando as folhas. Enxágue em água fria e coloque em uma secadora manual de salada para drenar o excesso. Se não tiver secadora manual de salada, basta secar as folhas com papel-toalha. Uma vez seca a alface, rasgue ou corte as folhas em pedacinhos.

Preparo do vinagrete:
Misture todos os ingredientes em um pote de vidro com tampa. Tampe-o e agite até que emulsifique.
Coloque a alface em uma tigela e junte o vinagrete. Misture.

Dicas da chef:

- Dá para preparar um pé inteiro de alface e usá-lo como salada por dois ou três dias, desde que não se acrescente o molho (o que deixaria a alface empapada). Guarde o que sobrar da alface em um recipiente hermético na geladeira, por até quatro dias.

- Guarde o vinagrete no vidro hermético usado para misturar. Se tiver feito um pouco mais de molho, ele dura até duas semanas na geladeira. Agite antes de usar de novo.

- Para obter sabores diferentes, você pode usar diversos tipos de vinagre e adicionar chalotas picadas, alho ou ervas frescas.

MORANGOS MACERADOS COM PIMENTA-DO-REINO
(vegetariano, sem glúten, sem lactose)

Descobri essa combinação incomum na escola de culinária. Os benefícios da pimenta-do-reino e do morango, com seus antioxidantes, vitamina C e folato, compõem um lanche perfeito.

Porções: 2
Tempo de preparo: 10 minutos

Ingredientes:
Suco de ½ limão
½ colher (chá) de mel
1 xícara de morangos frescos fatiados
1 pitada de pimenta-do-reino

Modo de preparo:
Em uma tigela pequena, junte o suco de limão e o mel. Adicione os morangos e misture bem. Polvilhe com pimenta-do-reino. Deixe os morangos macerarem por 10 minutos antes de servir.

HAMBÚRGUER DE SALMÃO COM MOLHO DE GENGIBRE E CEBOLINHA
(sem glúten, sem lactose)

O salmão, como já dissemos, é uma ótima fonte de ômega-3, e esses hambúrgueres são uma excelente maneira de comê-los. O molho de gengibre e cebolinha dá um sabor maravilhoso, e ao mesmo tempo propicia um estímulo nutritivo. O hambúrguer de salmão é um jeito fácil de ingerir uma refeição rica em proteínas, sem carboidratos adicionais.

Porções: 2
Tempo de preparo: 10 minutos
Tempo de cozimento: 10 minutos

Ingredientes:
PARA O MOLHO:
1 colher (chá) de azeite
½ xícara de cebolinha em fatias finas
2 colheres (chá) de gengibre fresco ralado
1 dente de alho ralado
1 colher (sopa) de shoyu sem glúten

PARA OS HAMBÚRGUERES:
2 colheres (sopa) de azeite
Salmão fresco processado
1 colher (chá) de sal kosher
½ colher (chá) de pimenta-do-reino
2 folhas grandes de alface romana

Preparo do molho:
Aqueça o azeite em uma panela pequena, em fogo médio. Junte a cebolinha e deixe-a refogar por 1 minuto. Acrescente o gengibre, o alho e o shoyu e deixe cozinhar por 5 a 10 minutos. Se parecer muito grosso, junte até ¼ de xícara de água.

Preparo dos hambúrgueres de salmão:
Em uma frigideira de aço inoxidável, aqueça o azeite. Tempere os hambúrgueres de salmão com sal e pimenta.
Frite-os no óleo por 3 a 5 minutos de cada lado, até o miolo ficar cozido e a temperatura interna atingir 65°C. Sirva cada hambúrguer de salmão sobre uma folha de alface romana e regue com o molho de cebolinha e gengibre.

CARDÁPIO PARA MELHORAR A LIBIDO

Café da manhã: Salmão defumado, cebola roxa em fatias, alcaparras com suco de limão numa torrada de pão integral
Lanche: suco fresco de romã
Almoço: Frango *Cajun* Assado
Lanche: abacate fatiado com ¼ de xícara de pistache sem sal
Jantar: Ensopado de Frutos do Mar de San Francisco
Sobremesa: Morangos com Cobertura de Chocolate

FRANGO *CAJUN* ASSADO
(*sem glúten, sem lactose*)

O tempero *cajun* é uma maneira fácil e excelente de obter os benefícios da capsaicina e do alho para a libido. São temperos que maravilham os sentidos.

Porções: 2
Tempo de preparo: 10 minutos
Tempo de cozimento: 25 minutos

Ingredientes:
2 colheres (sopa) de azeite
2 colheres (sopa) de tempero *cajun* sem sal
2 peitos de frango desossados e sem pele (100 a 150 g)
1 colher (sopa) de sal kosher
½ colher (chá) de pimenta-do-reino moída

Modo de preparo:
Preaqueça o forno a 220°C e forre uma assadeira com papel-manteiga. Misture o azeite e o molho *cajun* em uma tigela pequena. Tempere o frango com sal e pimenta, e depois pincele-o com a marinada *cajun*.

Coloque o frango na assadeira e asse até ficar bem dourado e cozido por igual, por 20 a 25 minutos, ou até a parte mais espessa do frango atingir a temperatura interna de 75°C.

ENSOPADO DE FRUTOS DO MAR DE SAN FRANCISCO
(*sem glúten, sem lactose*)

Salmão assado no forno ou cozido pode ficar repetitivo. Este ensopado usa salmão e mariscos. Ambos são alimentos ricos e saudáveis para o cérebro.

Porções: 8
Tempo de preparo: 15 minutos
Tempo de cozimento: 20 minutos

Ingredientes:
¼ de colher (chá) de estigmas de açafrão
2 colheres (sopa) de azeite
1 bulbo de erva-doce médio, em fatias finas
1 cebola média picada
½ colher (chá) de tempero italiano
2 colheres (sopa) de sal kosher
2 dentes de alho ralados
¾ de colher (chá) de pimenta-caiena em pó ou flocos de pimenta-malagueta
2 colheres (sopa) de extrato de tomate
1 e ½ xícara de tomate picado
1 xícara de vinho branco seco
4 xícaras de caldo de frutos do mar com baixo teor de sódio
8 mexilhões esfregados e descascados
2 fatias de salmão (120 g) sem pele e sem espinha, com espessura de 5 cm
1 limão

Modo de preparo:
Coloque os estigmas de açafrão em ¼ de xícara de água fervente, deixe por cerca de 5 minutos para incorporar. Aqueça o azeite em uma panela de sopa grande, de ferro fundido, em fogo médio. Junte a erva-doce, a cebola e o tempero italiano e salteie até a cebola ficar translú-

cida, cerca de 10 minutos. Adicione o alho e a pimenta-caiena e deixe cozinhar por 3 minutos. Inclua o extrato de tomate e mexa levemente, colocando em seguida o tomate picado, o vinho e o caldo de frutos do mar. Acrescente os mexilhões, tampe e deixe cozinhar por 3 minutos. Junte os pedaços de salmão, tampe, reduza o fogo e deixe o marisco cozinhar por cerca de 3 minutos. O salmão não pode estar rosado, e os mexilhões precisam abrir. Descarte os mexilhões que não abrirem, pois não são considerados seguros para comer.

Misture o açafrão ao caldo. Deixe o ensopado de peixe ferver durante pelo menos 10 minutos para os sabores se fundirem. Certifique-se de que os frutos do mar estejam cozidos; os tempos de cozimento dependem do fogão.

Esprema o suco de limão fresco sobre o guisado e sirva em tigelas de sopa.

Dicas da chef:

- No mercado ou na seção de frutos do mar podem lhe explicar como preparar os pedaços de salmão e os mexilhões, caso não se sinta seguro quanto à forma de trabalhar com eles.

- O tempero italiano é uma mistura de especiarias, sem sal, encontrada na maioria dos supermercados.

- O açafrão é um tempero caro e deve ser usado com moderação.

MORANGOS COM COBERTURA DE CHOCOLATE
(*vegetariano, vegano*)

Para obter níveis ideais de antioxidantes, use gotas de chocolate extra-amargo natural, não alcalinizado.

Porções: 15
Tempo de preparo: 5 minutos
Tempo de cozimento: 20 minutos

Ingredientes:
1 xícara de gotas de chocolate extra-amargo
2 colheres (sopa) de óleo de coco
400 g de morangos inteiros frescos, com o cabinho

Modo de preparo:
Forre uma assadeira com papel-manteiga e leve ao freezer por até ½ hora. Em banho-maria, derreta as gotas de chocolate com o óleo de coco (veja as Dicas da chef) e retire do fogo.

Mergulhe rapidamente os morangos no chocolate derretido e deixe secar na assadeira fria.

Deixe descansar na geladeira por 5 a 10 minutos.

Dicas da chef:

- Para derreter o chocolate em banho-maria, encha de água uma panela de aço inoxidável até um terço. Coloque o chocolate em um refratário que possa ser esquentado e encaixe-o na panela, de modo que o fundo não encoste na água. Aqueça a água em fogo médio. Quando o chocolate começar a derreter, retire o refratário com luvas antitérmicas; em seguida, mexa devagar até o chocolate derreter completamente.

- Pode-se ainda colocar o chocolate no micro-ondas, 30 segundos por vez, até derreter. O tempo vai depender da potência do seu micro-ondas.

Apêndice A
Carga glicêmica dos carboidratos

BAIXA CARGA GLICÊMICA (10 OU MENOS)

Cereal de farelo de aveia
Laranja
Feijão (preto e roxo) e lentilhas
Amendoim, caju e cenoura
Maçã
Trigo e *tortillas*
Leite desnatado

MÉDIA CARGA GLICÊMICA (11-19)

Cevada perolada (1 xícara cozida)
Triguilho (¾ de xícara cozido)
Arroz (¾ de xícara cozido, integral)
Bolinho de arroz (3)
Aveia não processada (1 xícara cozida)
Grãos integrais: macarrão (1 e ¼ de xícara cozido) ou 1 fatia de pão

ALTA CARGA GLICÊMICA (20 OU MAIS):

Batatas fritas e batata assada
Refrigerante e outras bebidas açucaradas
Doces e barras de chocolate
Cereais matinais açucarados
Cuscuz
Arroz branco *basmati* e massa (farinha branca)

Apêndice B
Fontes comuns de vitaminas e minerais selecionados

Vitamina e minerais	Condição mental	Fontes alimentares
Vitamina A	Transtorno de humor, ansiedade	Fígado: de boi, de cordeiro, óleo de fígado de bacalhau. Peixes: atum-rabilho, cavala, salmão, truta. Queijos: azuis, camembert, cheddar, feta, de cabra, roquefort. Caviar; ovos cozidos
Vitamina B_1 (tiamina)	Transtorno de humor, ansiedade, concentração, sono	Abóbora-bolota, aspargo, cevada, carne de boi, feijão-preto, couve-flor, ovos, couve, lentilha, nozes, aveia, laranja, carne de porco, salmão, semente de girassol, atum, grãos integrais
Vitamina B_6 (piridoxina)	Transtorno de humor, ansiedade, memória, sono	Ovos, peixe, leite, amendoim, carne de porco, aves (frango e peru), cereais integrais (aveia e gérmen de trigo)

Vitamina e minerais	Condição mental	Fontes alimentares
Vitamina B_9 (folato)	Transtorno de humor, memória, sono, transtorno bipolar, depressão, esquizofrenia	Aspargo, feijão, beterraba, couve-flor, frutas cítricas, vegetais de folhas verdes, alface, grãos integrais
Vitamina B_{12} (cobalamina)	Transtorno de humor, TOC, sono, esquizofrenia	Carne de boi, mexilhão, cereais fortificados, leite, iogurte, queijo suíço, levedura nutricional, vísceras, salmão, sardinha, truta, atum
Vitamina C	Transtorno de humor, ansiedade, concentração, memória, sono, esquizofrenia	Cassis, brócolis, couve-de-bruxelas, pimenta-malagueta, goiaba, couve, kiwi, limão, lichia, laranja, mamão, salsinha, caqui, morango, pimentão amarelo, tomilho
Vitamina D	Ansiedade, sono	Atum em lata light, óleo de fígado de bacalhau, gema de ovo, arenque, cogumelo, ostras, salmão, sardinha, camarão
Vitamina E (alfa-tocoferol)	Ansiedade, cicatrização, memória, sono, esquizofrenia (moderada)	Amêndoas, abacate, folhas de beterraba, abóbora-manteiga, amendoim, espinafre, sementes de girassol, acelga, truta
Vitamina K	Memória	Abacate, fígado de boi, brócolis, couve-de-bruxelas, frango, couve-galega cozida, vagem cozida, ervilha cozida, couve cozida, folha de mostarda cozida, queijos duros, kiwi, natto, costeletas de porco, ameixas, espinafre cru, acelga, queijos moles

Ferro	Humor, TDAH	Brócolis, chocolate amargo, carne vermelha magra, legumes, sementes de abóbora, frutos do mar
Magnésio	Humor, ansiedade, TDAH, cansaço, transtorno bipolar	Abacate, peixes como salmão e cavala, legumes, castanhas, grãos integrais
Potássio	Humor, ansiedade, TDAH	Banana, pepino, cogumelo, laranja, ervilha, batata-doce
Selênio	Humor, ansiedade	Castanha-de-caju
Zinco	Humor, TDAH, cansaço, transtorno bipolar	Feijão, castanhas, aves, peixes e frutos do mar, grãos integrais

Apêndice C
Antioxidantes e capacidade de absorção de radicais de oxigênio

Algumas especiarias propiciam benefícios cognitivos palpáveis, graças a seu potencial antioxidante, conforme resumido nesta tabela.

Orac é a sigla em inglês para "capacidade de absorção de radicais de oxigênio". É usada para medir a capacidade antioxidante de alimentos ou suplementos alimentares. Embora a Orac seja aplicada a componentes de alimentos específicos, seu verdadeiro valor vem de diferentes componentes para atuar em sinergia. Consequentemente, o valor Orac apresentado pode ser inferior ao valor real. Na próxima vez que escolher uma receita, anote a Orac para começar a pensar nisso enquanto cozinha.

Especiaria	Medida	Orac
Orégano seco	1 colher de chá	3602
Açafrão em pó	1 colher de chá	3504
Semente de cominho	1 colher de chá	1613
Pó de *curry*	1 colher de chá	970
Pimenta-calabresa em pó	1 colher de chá	615
Pimenta-do-reino	1 colher de chá	580
Tomilho	1 colher de chá	407
Páprica	1 colher de chá	376

Agradecimentos

Kuthatha emzaneni. Este provérbio africano, que, traduzido do zulu, significa "É preciso uma aldeia para criar uma criança", vem à mente quando penso na minha jornada até escrever este livro.

Embora tenha havido muitos momentos solitários com meu fiel computador, houve muitos outros compartilhados com família, colegas e conselheiros de confiança, a respeito da evolução de minha voz e de minha mensagem.

Agradeço a meus pacientes por me confiarem sua saúde e pelo apoio ao meu trabalho e minha missão na clínica. Meu agradecimento sincero aos veteranos do programa MGH Home Base, para quem projetei este programa culinário em 2017, e no qual testei pela primeira vez algumas das receitas deste livro.

À minha equipe de oncologia e cirurgia: o dr. Eric Winer, pela força e compaixão, e por ser um ponto de apoio; Tari King e Adrienne Gropper Waks (médicas), Jennifer Lowell e Angela Kigathi (enfermeiras), Kathryn Anderson (assistente médica), Jennifer McKenna (técnica de enfermagem) e os inúmeros profissionais do centro oncológico Dana-Farber que me ajudaram.

A minhas amigas Denise, Irina e Kathy, sem as quais eu não teria chegado lá.

A meus agentes, Celeste Fine e John Maas, com sua equipe (Anna Petkovich, Emily Sweet, Jaidree Braddix, Amanda Orozco) e o restante do time da Park Fine Literary and Media. Celeste e John tomaram de maneira inigualável a inspiração no direcionamento desta obra. À minha editora, Tracy Behar, pela visão e pela brilhante orientação, e a toda a equipe da Little Brown, Spark/Hachette, incluindo Jessica Chun, Juliana Horbachevsky e Ian Straus. Juntos, as competências dos três me ajudaram a atravessar o processo editorial. Tracy, minha gratidão eterna por você ter acreditado em mim.

Um enorme agradecimento a William Boggess, pela sinceridade e competência para me ajudar a transformar meu estilo acadêmico num livro muito mais interessante — obrigada por ter feito parte da minha jornada!

A meus mentores e colegas das artes culinárias: o chef David Bouley, a falecida chef Roberta Dowling, a "Chef D." do Culinary Institute of America (em Hyde Park), que me inspirou a detonar na cozinha, sem pedir desculpas por buscar a perfeição; e meu mentor e inspirador como chef, Jan Isaac, que sempre me faz lembrar de ir em busca do degrau mais acima e da melhor versão de mim mesma.

A meus mentores nas ciências, na medicina e na nutrição: com muito carinho, orientação e paciência, vocês me incentivaram a seguir este caminho. Ao mesmo tempo em que compartilharam seu vasto conhecimento, me levaram adiante com atos e palavras de motivação. Obrigada, Maurizio Fava, Walter Willett, David Eisenberg, John Matthews, Donald Goff, Isaac Schiff, Philip Muskin, Jerry Rosenbaum, Carl Salzman, Carol Nadelson, Jonathan Borus, David Mischoulon, Jonathan Alpert, David Rubin e John Herman.

Por fim, eu não poderia ter escrito este livro sem Srini e Rajiv, integrantes do famoso trio que sempre consegue me fazer sorrir... obrigada por serem o que são na minha vida. Um enorme agradecimento a meus irmãos, os drs. Vahini Naidoo, Maheshwar Naidoo e Vishal Naidoo, por ajudarem a manter meu equilíbrio ao longo de todos estes anos; e também a Kamil, Laura, Namitha, Nag, Sashen e Sayuri. A Oisín, o mais delicioso lembrete de que comida é sinônimo de alegria, mesmo quando é saudável.

A Raj e Roshnee Kaul; a Shyam Akula, à falecida sra. Raz Pillay (minha linda sogra, que também me ensinou a cozinhar), titia Vimala e tio Shunna; e a Mano, Babes, Jaya e Shan — pelo amor duradouro, pelos sábios conselhos e pelo incentivo de sempre.

Notas

1. O CASO DE AMOR ENTRE O INTESTINO E O CÉREBRO [pp. 17-33]

1. Caso queira saber mais sobre como a saúde mental era vista antes de 1800, recomendo a leitura de *História da loucura: na idade clássica* (São Paulo: Perspectiva, 2020), de Michel Foucault.

2. MILLER, I. "The gut-brain axis: historical reflections". *Microbial Ecology in Health and Disease*, v. 29, n. 2, p. 1542921. doi:10.1080/16512235.2018.1542921, 2018.

3. Ibid.

4. CARABOTTI, M.; SCIROCCO, A.; MASELLI, M.A.; SEVERI, C. "The gut-brain axis: interactions between enteric microbiota, central and enteric nervous systems". *Annals of Gastroenterology*, v. 28, n. 2, pp. 203-9, 2015.

5. SIMREN, M.; BARBARA, G.; FLINT, H.J. et al. "Intestinal microbiota in functional bowel disorders: a Rome foundation report". *Gut*, v. 62, n. 1, pp. 159-76, 2012. doi:10.1136/gutjnl-2012-302167.

6. GIAU, V.; WU, S.; JAMERLAN, A.; AN, S.; KIM, S.; HULME, J. "Gut microbiota and their neuroinflammatory implications in Alzheimer's disease". *Nutrients*, v. 10, n. 11, p. 1765, 2018. doi:10.3390/nu10111765; SHISHOV, V.A.; KIROVSKAIA, T.A.; KUDRIN, V.S.; OLESKIN, A.V. "Amine neuromediators, their precursors, and oxidation products in the culture of Escherichia coli K12" [em russo]. *Prikladnaia Biokhimiia i Mikrobiologiia*, v. 45, n. 5, pp. 550-4, 2009.

7. GALLEY, J.D.; NELSON, M.C.; YU, Z. et al. "Exposure to a social stressor disrupts the community structure of the colonic mucosa-associated microbiota". *BMC Microbiology*, v. 14, n. 1, p. 189, 2014. doi:10.1186/1471-2180-14-189.

8. VALLES-COLOMER, M.; FALONY, G.; DARZI, Y. et al. "The neuroactive potential of the human gut microbiota in quality of life and depression". *Nature Microbiology*, v. 4, n. 4, pp. 623-32, 2019. doi:10.1038/s41564-018-0337-x.

9. ERCOLINI, D.; FOGLIANO, V. "Food design to feed the human gut microbiota". *Journal of Agricultural and Food Chemistry*, v. 66, n. 15, pp. 3754-8, 2018. doi:10.1021/acs.jafc.8b00456.

10. "New State Rankings Shines Light on Mental Health Crisis, Show Differences in Blue, Red States". Site do Mental Health America, 18 out. 2016. Disponível em: <https://www.mhanational.org/new-state-rankings-shines-light-mental-health-crisis-show-differences-blue-red-states>. Acesso em: 29 set. 2019.

11. "Mental Health and Mental Disorders". Site HealthyPeople.gov. Disponível em: <https://www.healthypeople.gov/2020/topics-objectives/topic/mental-health-and-mental-disorders>. Acesso em: 29 set. 2019.

12. LIANG S.; WU X.; JIN F. "Gut-brain psychology: rethinking psychology from the microbiota-gut-brain axis". *Frontiers in Integrative Neuroscience*, v. 12, 2018. doi:10.3389/fnint.2018.00033.

13. SARRIS J.; LOGAN A. C., AKBARALY T. N., et al. "Nutritional medicine as mainstream in psychiatry. *Lancet Psychiatry*, v. 2, n. 3, pp. 271-4, 2015. doi:10.1016/s2215-0366(14)00051-0.

2. DEPRESSÃO: PROBIÓTICOS, ÔMEGA-3 E O PADRÃO ALIMENTAR MEDITERRÂNEO [pp. 34-62]

1. LAZAREVICH, I.; IRIGOYEN CAMACHO, M.E.; VELAZQUEZ-ALVA, M.C.; FLORES, N.L.; NAJERA MEDINA, O.; ZEPEDA ZEPEDA, M.A. "Depression and food consumption in Mexican college students". *Nutrición Hospitalaria*, v. 35, n. 3, pp. 620-2, 2018.

2. RAO, T.S.; ASHA, M.R.; RAMESH, B.N.; RAO, K.S. "Understanding nutrition, depression and mental illnesses". *Indian Journal of Psychiatry*, v. 50, n. 2, pp. 77-82, 2008.

3. CHEUNG, S.G.; GOLDENTHAL, A.R.; UHLEMANN, A.C.; MANN, J.J.; MILLER, J.M.; SUBLETTE, M.E. "Systematic review of gut microbiota and major depression". *Frontiers in Psychiatry*, v. 10, p. 34, 2019. doi:10.3389/fpsyt.2019.00034.

4. MESSAOUDI, M.; LALONDE, R.; VIOLLE, N. et al. "Assessment of psychotropic-like properties of a probiotic formulation (*Lactobacillus helveticus* R0052 and *Bifidobacterium longum* R0175) in rats and human subjects". *British Journal of Nutrition*, v. 105, n. 5, pp. 755-64, 2010. doi:10.1017/s0007114510004319.

5. CLAPP, M.; AURORA, N.; HERRERA, L.; BHATIA, M.; WILEN, E.; WAKEFIELD, S. "Gut microbiota's effect on mental health: the gut-brain axis". *Clinical Practice*, v. 7, n. 4, p. 987, 2017.

6. FRANCIS, H.M.; STEVENSON, R.J.; CHAMBERS, J.R.; GUPTA, D.; NEWEY, B.; LIM, C.K. "A brief diet intervention can reduce symptoms of depression in young adults: a randomised controlled trial". *PLoS One*, v. 14, n. 10, p. e0222768, 2019.

7. WESTOVER, A.N.; MARANGELL, L.B. "A cross-national relationship between sugar consumption and major depression?" *Depression and Anxiety*, v. 16, pp. 118-20, 2002. doi:10.1002/da.10054.

8. HU, D.; CHENG, L.; JIANG, W. "Sugar-sweetened beverages consumption and the risk of depression: a meta-analysis of observational studies". *Journal of Affective Disorders*, v. 245, pp. 348-55, 2019. doi:10.1016/j.jad.2018.11.015.

9. MAROSI, K.; MATTSON, M.P. "BDNF mediates adaptive brain and body responses to energetic challenges". *Trends in Endocrinology and Metabolism*, v. 25, n. 2, pp. 89-98, 2014.

10. AYDEMIR, C.; YALCIN, E.S.; AKSARAY, S. et al. "Brain-derived neurotrophic factor (BDNF) changes in the serum of depressed women". *Progress in Neuro-Psychopharmacology and Biological Psychiatry*, v. 30, n. 7, pp. 1256-60, 2006. doi:10.1016/j.pnpbp.2006.03.025.

11. ARUMUGAM, V.; JOHN, V.; AUGUSTINE, N. et al. "The impact of antidepressant treatment on brain-derived neurotrophic factor level: an evidence-based approach through systematic review and meta-analysis". *Indian Journal of Pharmacology*, v. 49, n. 3, p. 236, 2017. doi:10.4103/ijp.ijp_700_16.

12. SANCHEZ-VILLEGAS, A.; ZAZPE, I.; SANTIAGO, S.; PEREZ-CORNAGO, A.; MARTINEZ-GONZALEZ, M.A.; LAHORTIGA-RAMOS F. "Added sugars and sugar-sweetened beverage consumption, dietary carbohydrate index and depression risk in the Seguimiento Universidad de Navarra (SUN) Project". *British Journal of Nutrition*, v. 119, n. 2, pp. 211-21, 2017. doi:10.1017/s0007114517003361.

13. GANGWISCH, J.E.; HALE, L.; GARCIA, L. et al. "High glycemic index diet as a risk factor for depression: analyses from the Women's Health Initiative". *American Journal of Clinical Nutrition*, v. 102, n. 2, pp. 454-63, 2015. doi:10.3945/ajcn.114.103846; SALARI-MOGHADDAM, A.; SANEEI, P.; LARIJANI, B.; ESMAILLZADEH, A. "Glycemic index, glycemic load, and depression: a systematic review and meta-analysis". *European Journal of Clinical Nutrition*, v. 73, n. 3, pp. 356-65, 2018. doi:10.1038/s41430-018-0258-z.

14. GUO, X.; PARK, Y.; FREEDMAN, N.D. et al. "Sweetened beverages, coffee, and tea and depression risk among older US adults" (Org. Y. Matsuoka). *PLoS One*, v. 9, n. 4, p. e94715, 2014. doi:10.1371/journal.pone.0094715.

15. WHITEHOUSE, C.R.; BOULLATA, J.; MCCAULEY, L.A. "The potential toxicity of artificial sweeteners". *AAOHN Journal*, v. 56, n. 6, pp. 251-9, 2008; questionário, pp. 260-1; HUMPHRIES, P.; PRETORIUS, E.; NAUDE, H. "Direct and indirect cellular effects of aspartame on the brain". *European Journal of Clinical Nutrition*, v. 62, n. 4, pp. 451-62, 2007. doi:10.1038/sj.ejcn.1602866.

16. CHOUDHARY, A.K.; LEE, Y.Y. "Neurophysiological symptoms and aspartame: what is the connection?" *Nutritional Neuroscience*, v. 21, n. 5, pp. 306-16, 2017. doi:10.1080/1028415x.2017.1288340.

17. LOBO, V.; PATIL, A.; PHATAK, A.; CHANDRA, N. "Free radicals, antioxidants and functional foods: impact on human health". *Pharmacognosy Reviews*, v. 4, n. 8, p. 118, 2010. doi:10.4103/0973-7847.70902.

18. RODRIGUEZ-PALACIOS, A.; HARDING, A.; MENGHINI, P. et al. "The artificial sweetener Splenda promotes gut proteobacteria, dysbiosis, and myeloperoxidase reactivity in Crohn's disease-like ileitis". *Inflammatory Bowel Diseases*, v. 24, n. 5, pp. 1005--20, 2018. doi:10.1093/ibd/izy060; JIANG, H.; LING, Z.; ZHANG, Y. et al. "Altered fecal microbiota composition in patients with major depressive disorder". *Brain, Behavior, and Immunity*, v. 48, pp. 186-94, 2015. doi:10.1016/j.bbi.2015.03.016.

19. VACCARINO, V.; BRENNAN, M.-L.; MILLER, A.H. et al. "Association of major depressive disorder with serum myeloperoxidase and other markers of inflammation: a twin study". *Biological Psychiatry*, v. 64, n. 6, pp. 476-83, 2008. doi:10.1016/j.biopsych.2008.04.023.

20. YOSHIKAWA, E.; NISHI, D.; MATSUOKA, Y.J. "Association between frequency of fried food consumption and resilience to depression in Japanese company workers: a cross-sectional study". *Lipids in Health and Disease*, v. 15, n. 1, 2016. doi:10.1186/s12944-016-0331-3.

21. SANCHEZ-VILLEGAS, A.; VERBERNE, L.; DE IRALA, J. et al. "Dietary fat intake and the risk of depression: the SUN Project". *PLoS One*, v. 6, n. 1, p. e16268, 2011.

22. FORD, P.A.; JACELDO-SIEGL, K.; LEE, J.W.; TONSTAD, S. "Trans fatty acid intake is related to emotional affect in the Adventist Health Study2". *Nutrition Research*, v. 36, n. 6, pp. 509-17, 2016. doi:10.1016/j.nutres.2016.01.005; APPLETON, K.M.; ROGERS, P.J.; NESS, A.R. "Is there a role for n3 long-chain polyunsaturated fatty acids in the regulation of mood and behaviour? A review of the evidence to date from epidemiological studies, clinical studies and intervention trials". *Nutrition Research Reviews*, v. 21, n. 1, pp. 13-41, 2008. doi:10.1017/s0954422408998620.

23. SUZUKI, E.; YAGI, G.; NAKAKI, T.; KANBA, S.; ASAI, M. "Elevated plasma nitrate levels in depressive states". *Journal of Affective Disorders*, v. 63, n. 1-3, pp. 221-4, 2001. doi:10.1016/s0165-0327(00)00164-6.

24. KHAMBADKONE, S.G.; CORDNER, Z.A.; DICKERSON, F. et al. "Nitrated meat products are associated with mania in humans and altered behavior and brain gene expression in rats". *Molecular Psychiatry*, jul. 2018. doi:10.1038/s41380-018-0105-6.

25. PARK, W.; KIM, J.H.; JU, M.G. et al. "Enhancing quality characteristics of salami sausages formulated with whole buckwheat flour during storage". *Journal of Food Science and Technology*, v. 54, n. 2, pp. 326-32, 2016. doi:10.1007/s13197-016-2465-8.

26. MOCKING, R.J.T.; HARMSEN, I.; ASSIES, J.; KOETER, M.W.J.; RUHE, H.G.; SCHENE, A.H. "Meta-analysis and meta-regression of omega3 polyunsaturated fatty acid supplementation for major depressive disorder." *Translational Psychiatry*, v. 6, n. 3, p. e756, 2016. doi:10.1038/tp.2016.29.

27. SIMOPOULOS, A. "The importance of the ratio of omega6/omega3 essential fatty acids". *Biomedicine and Pharmacotherapy*, v. 56, n. 8, pp. 365-79, 2002. doi:10.1016/s0753-3322(02)00253-6.

28. ALPERT, J.E.; FAVA, M. "Nutrition and depression: the role of folate". *Nutrition Reviews*, v. 55, n. 5, pp. 145-9, 2009. doi:10.1111/j.1753-4887.1997.tb06468.x.

29. BEYDOUN, M.A.; SHROFF, M.R.; BEYDOUN, H.A.; ZONDERMAN, A.B. "Serum folate, vitamin B12, and homocysteine and their association with depressive symptoms among, U.S. adults". *Psychosomatic Medicine*, v. 72, n. 9, pp. 862-73, 2010. doi:10.1097/psy.0b013e3181f61863.

30. ALBERT, P.R.; BENKELFAT, C.; DESCARRIES, L. "The neurobiology of depression — revisiting the serotonin hypothesis., I. Cellular and molecular mechanisms". *Philosophical Transactions of the Royal Society B: Biological Sciences*, v. 367, n. 1601, pp. 2378-81, 2012. doi:10.1098/rstb.2012.0190.

31. OLSON, C.R.; MELLO, C.V. "Significance of vitamin A to brain function, behavior and learning". *Molecular Nutrition and Food Research*, v. 54, n. 4, pp. 489-95, 2010. doi:10.1002/mnfr.200900246.

32. MISNER, D.L.; JACOBS, S.; SHIMIZU, Y. et al. "Vitamin A deprivation results in reversible loss of hippocampal long-term synaptic plasticity". *Proceedings of the National Academy of Sciences*, v. 98, n. 20, pp. 11714-9, 2001. doi:10.1073/pnas.191369798.

33. BITARAFAN, S.; SABOOR-YARAGHI, A.; SAHRAIAN, M.A. et al. "Effect of vitamin A supplementation on fatigue and depression in multiple sclerosis patients: a double--blind placebo-controlled clinical trial". *Iranian Journal of Allergy, Asthma, and Immunology*, v. 15, n. 1, pp. 13-9, 2016.

34. BREMNER, J.D.; MCCAFFERY, P. "The neurobiology of retinoic acid in affective disorders". *Progress in Neuro-Psychopharmacology and Biological Psychiatry*, v. 32, n. 2, pp. 315-31, 2008. doi:10.1016/j.pnpbp.2007.07.001.

35. PULLAR, J.; CARR, A.; BOZONET, S.; VISSERS, M. "High vitamin C status is associated with elevated mood in male tertiary students". *Antioxidants*, v. 7, n. 7, p. 91, 2018. doi:10.3390/antiox7070091.

36. GARIBALLA, S. "Poor vitamin C status is associated with increased depression symptoms following acute illness in older people". *International Journal for Vitamin and Nutrition Research*, v. 84, n. 1-2, pp. 12-7, 2014. doi:10.1024/0300-9831/a000188.

37. KIM, J.; WESSLING-RESNICK, M. "Iron and mechanisms of emotional behavior". *Journal of Nutritional Biochemistry*, v. 25, n. 11, pp. 1101-7, 2014. doi:10.1016/j.jnutbio.2014.07.003.

38. PILLAY, S. "A quantitative magnetic resonance imaging study of caudate and lenticular nucleus gray matter volume in primary unipolar major depression: relationship to treatment response and clinical severity". *Psychiatry Research: Neuroimaging*, v. 84, n. 2-3, pp. 61-74, 1998. doi:10.1016/s0925-4927(98)00048-1.

39. HIDESE, S.; SAITO, K.; ASANO, S.; KUNUGI, H. "Association between iron-deficiency anemia and depression: a web-based Japanese investigation". *Psychiatry and Clinical Neurosciences*, v. 72, n. 7, pp. 513-21, 2018. doi:10.1111/pcn.12656.

40. EBY, G.A.; EBY, K.L.; MURK, H. "Magnesium and major depression". In: Vink,

R.; Nechifor, M. (Orgs.). *Magnesium in the Central Nervous System* [internet]. Adelaide, Australia: University of Adelaide Press; 2011. Disponível em <https://www.ncbi.nlm.nih.gov/books/NBK507265/>.

41. WIDMER, J.; MOUTHON, D.; RAFFIN, Y. et al. "Weak association between blood sodium, potassium, and calcium and intensity of symptoms in major depressed patients". *Neuropsychobiology*, v. 36, n. 4, pp. 164-71, 1997. doi:10.1159/000119378; TORRES, S.J.; NOWSON, C.A.; WORSLEY, A. "Dietary electrolytes are related to mood". *British Journal of Nutrition*, v. 100, n. 5, pp. 1038-45, 2008. doi:10.1017/s0007114508959201.

42. WANG, J.; UM, P.; DICKERMAN, B.; LIU, J. "Zinc, magnesium, selenium and depression: a review of the evidence, potential mechanisms and implications". *Nutrients*, v. 10, n. 5, p. 584, 2018. doi:10.3390/nu10050584.

43. SWARDFAGER, W.; HERRMANN, N.; MAZEREEUW, G.; GOLDBERGER, K.; HARIMOTO, T.; LANCTÔT, K.L. "Zinc in depression: a meta-analysis". *Biological Psychiatry*, v. 74, n. 12, pp. 872-8, 2013. doi:10.1016/j.biopsych.2013.05.008.

44. SZEWCZYK, B.; KUBERA, M.; NOWAK, G. "The role of zinc in neurodegenerative inflammatory pathways in depression". *Progress in Neuro-Psychopharmacology and Biological Psychiatry*, v. 35, n. 3, pp. 693-701, 2011. doi:10.1016/j.pnpbp.2010.02.010.

45. FINLEY, J.W.; PENLAND, J.G. "Adequacy or deprivation of dietary selenium in healthy men: clinical and psychological findings". *Journal of Trace Elements in Experimental Medicine*, v. 11, n. 1, pp. 11-27, 1998. doi:10.1002/(sici)1520-670x(1998)11:1<11::aid-jtra3>3.0.co;26.

46. HAUSENBLAS, H.A.; SAHA, D.; DUBYAK, P.J.; ANTON, S.D. "Saffron (*Crocus sativus* L.) and major depressive disorder: a meta-analysis of randomized clinical trials". *Journal of Integrative Medicine*, v. 11, n. 6, pp. 377-83, 2013. doi:10.3736/jintegrmed2013056.

47. Site Saffron. Uses of Herbs. Disponível em: <https://usesofherbs.com/saffron>. Acesso em: 18 nov. 2019.

48. KHAZDAIR, M.R.; BOSKABADY, M.H.; HOSSEINI, M.; REZAEE, R.; TSATSAKIS, A.M. "The effects of *Crocus sativus* (saffron) and its constituents on nervous system: a review". *Avicenna Journal of Phytomedicine*, v. 5, n. 5, pp. 376-91, 2015.

49. NG, Q.X.; KOH, S.S.H.; CHAN, H.W.; HO, C.Y.X. "Clinical use of curcumin in depression: a meta-analysis". *Journal of the American Medical Directors Association*, v. 18, n. 6, pp. 503-8, 2017. doi:10.1016/j.jamda.2016.12.071.

50. HEWLINGS, S.; KALMAN, D. "Curcumin: a review of its effects on human health". *Foods*, v. 6, n. 10, p. 92, 2017. doi:10.3390/foods6100092.

51. MELO, F.H.C.; MOURA, B.A.; SOUSA, D.P. et al. "Antidepressant-like effect of carvacrol (5isopropyl2methylphenol) in mice: involvement of dopaminergic system". *Fundamental and Clinical Pharmacology*, v. 25, n. 3, pp. 362-7, 2011. doi:10.1111/j.1472-8206.2010.00850.x.

52. YEUNG, K.S., HERNANDEZ, M.; MAO, J.J.; HAVILAND, I.; GUBILI, J. "Herbal medicine for depression and anxiety: a systematic review with assessment of potential psycho-oncologic relevance". *Phytotherapy Research*, v. 32, n. 5, pp. 865-91, 2018. doi:10.1002/ptr.6033.

53. KEYS, A.; GRANDE F. "Role of dietary fat in human nutrition. III. Diet and the epidemiology of coronary heart disease". *American Journal of Public Health and the Nation's Health*, v. 47, n. 12, pp. 1520-30, 1957.

54. BOUCHER, J.L. "Mediterranean eating pattern". *Diabetes Spectrum*, v. 30, n. 2, pp. 72-6, 2017. doi:10.2337/ds16-0074.

55. HOFFMAN, R.; GERBER, M. "Evaluating and adapting the Mediterranean diet for non-Mediterranean populations: a critical appraisal". *Nutrition Reviews*, v. 71, n. 9, pp. 573-84, 2013. doi:10.1111/nure.12040.

56. HARASYM, J.; OLEDZKI, R. "Effect of fruit and vegetable antioxidants on total antioxidant capacity of blood plasma". *Nutrition*, v. 30, n. 5, pp. 511-7, 2014. doi:10.1016/j.nut.2013.08.019; BATTINO, M.; FERREIRO, M.S. "Ageing and the Mediterranean diet: a review of the role of dietary fats". *Public Health Nutrition*, v. 7, n. 7, pp. 953-8, 2004.

57. FRESAN, U.; BES-RASTROLLO, M.; SEGOVIA-SIAPCO, G. et al. "Does the MIND diet decrease depression risk? A comparison with Mediterranean diet in the SUN cohort". *European Journal of Nutrition*, v. 58, n. 3, pp. 1271-82, 2018. doi:10.1007/s00394-018-1653-x.

58. SÁNCHEZ-VILLEGAS, A.; CABRERA-SUAREZ, B.; MOLERO, P. et al. "Preventing the recurrence of depression with a Mediterranean diet supplemented with extra-virgin olive oil. The PREDI-DEP trial: study protocol". *BMC Psychiatry*, v. 19, 2019. doi:10.1186/s12888-019-20364.

59. MITHRIL, C.; DRAGSTED, L.O.; MEYER, C.; BLAUERT, E.; HOLT, M.K.; ASTRUP, A. "Guidelines for the new Nordic diet". *Public Health Nutrition*, v. 15, n. 10, pp. 1941-7, 2012. doi:10.1017/s136898001100351x.

60. QUIRK, S.E.; WILLIAMS, L.J.; O'NEIL, A. et al. "The association between diet quality, dietary patterns and depression in adults: a systematic review". *BMC Psychiatry*, v. 13, n. 1, 2013. doi:10.1186/1471-244x-13-175.

3. ANSIEDADE: ALIMENTOS FERMENTADOS, FIBRAS ALIMENTARES E O MITO DO TRIPTOFANO [pp. 63-87]

1. BANDELOW, B.; MICHAELIS, S. "Epidemiology of anxiety disorders in the 21st century". *Dialogues in Clinical Neuroscience*, v. 17, n. 3, pp. 327-35, 2015.

2. LACH, G.; SCHELLEKENS, H.; DINAN, T.G.; CRYAN, J.F. "Anxiety, depression, and the microbiome: a role for gut peptides". *Neurotherapeutics*, v. 15, n. 1, pp. 36-59, 2017. doi:10.1007/s13311-017-0585-0.

3. DOCKRAY, G.J. "Gastrointestinal hormones and the dialogue between gut and brain". *Journal of Physiology*, v. 592, n. 14, pp. 2927-41, 2014. doi:10.1113/jphysiol.2014.270850.

4. LIBERZON, I.; DUVAL, E.; JAVANBAKHT, A. "Neural circuits in anxiety and stress

disorders: a focused review". *Therapeutics and Clinical Risk Management*, p. 115, jan. 2015. doi:10.2147/tcrm.s48528.

5. LUCZYNSKI, P.; WHELAN, S.O.; O'SULLIVAN, C. et al. "Adult microbiota-deficient mice have distinct dendritic morphological changes: differential effects in the amygdala and hippocampus" (Org. P. Gaspar). *European Journal of Neuroscience*, v. 44, n. 9, pp. 2654-66, 2016. doi:10.1111/ejn.13291.

6. HOBAN, A.E.; STILLING, R.M.; MOLONEY, G. et al. "The microbiome regulates amygdala-dependent fear recall". *Molecular Psychiatry*, v. 23, n. 5, pp. 1134-44, 2017. doi:10.1038/mp.2017.100.

7. COWAN, C.S.M.; HOBAN, A.E.; VENTURA-SILVA, A.P.; DINAN, T.G.; CLARKE, G.; CRYAN, J.F. "Gutsy moves: the amygdala as a critical node in microbiota to brain signaling". *BioEssays*, v. 40, n. 1, pp. 170-2, 2017. doi:10.1002/bies.201700172.

8. SUDO, N.; CHIDA, Y.; AIBA, Y. et al. "Postnatal microbial colonization programs the hypothalamic-pituitary-adrenal system for stress response in mice". *Journal of Physiology*, v. 558, n. 1, pp. 263-75, 2004. doi:10.1113/jphysiol.2004.063388.

9. JIANG, H.; ZHANG, X.; YU, Z. et al. "Altered gut microbiota profile in patients with generalized anxiety disorder". *Journal of Psychiatric Research*, v. 104, pp. 130-6, 2018. doi:10.1016/j.jpsychires.2018.07.007.

10. CLAPP, M.; AURORA, N.; HERRERA, L.; BHATIA, M.; WILEN, E.; WAKEFIELD, S. "Gut microbiota's effect on mental health: the gut-brain axis". *Clinics and Practice*, v. 7, n. 4, 2017. doi:10.4081/cp.2017.987.

11. PERNA, G.; IANNONE, G.; ALCIATI, A.; CALDIROLA, D. "Are anxiety disorders associated with accelerated aging? A focus on neuroprogression". *Neural Plasticity*, v. 2016, pp. 1-19, 2016. doi:10.1155/2016/8457612.

12. LIU, L.; ZHU, G. "Gut-brain axis and mood disorder". *Frontiers in Psychiatry*, v. 9, 2018. doi:10.3389/fpsyt.2018.00223.

13. SARKHEL, S.; BANERJEE, A.; SARKAR, R.; DHALI, G. "Anxiety and depression in irritable bowel syndrome". *Indian Journal of Psychological Medicine*, v. 39, n. 6, p. 741, 2017. doi:10.4103/ijpsym.ijpsym_46_17.

14. FADGYAS-STANCULETE, M.; BUGA, A.M.; POPA-WAGNER, A.; DUMITRASCU, D.L. "The relationship between irritable bowel syndrome and psychiatric disorders: from molecular changes to clinical manifestations". *Journal of Molecular Psychiatry*, v. 2, n. 1, p. 4, 2014. doi:10.1186/2049-9256-2-4.

15. DUTHEIL, S.; OTA, K.T.; WOHLEB, E.S.; RASMUSSEN, K.; DUMAN, R.S. "High-fat diet induced anxiety and anhedonia: impact on brain homeostasis and inflammation". *Neuropsychopharmacology*, v. 41, n. 7, pp. 1874-87, 2015. doi:10.1038/npp.2015.357.

16. GANCHEVA, S.; GALUNSKA, B.; ZHELYAZKOVA-SAVOVA, M. "Diets rich in saturated fat and fructose induce anxiety and depression-like behaviours in the rat: is there a role for lipid peroxidation?" *International Journal of Experimental Pathology*, v. 98, n. 5, pp. 296-306, 2017. doi:10.1111/iep.12254.

17. PARIKH, I.; GUO, J.; CHUANG K.H. et al. "Caloric restriction preserves memory and reduces anxiety of aging mice with early enhancement of neurovascular functions". *Aging*, v. 8, n. 11, pp. 2814-26, 2016.

18. BRAY, G.A.; POPKIN, B.M. "Dietary sugar and body weight: have we reached a crisis in the epidemic of obesity and diabetes?" *Diabetes Care*, v. 37, n. 4, pp. 950-6, 2014. doi:10.2337/dc13-2085.

19. HALEEM, D.J.; MAHMOOD, K. "Brain serotonin in high-fat diet-induced weight gain, anxiety and spatial memory in rats". *Nutritional Neuroscience*, pp. 1-10, maio 2019. doi:10.1080/1028415x.2019.1619983.

20. XU, L.; XU, S.; LIN, L. et al. "High-fat diet mediates anxiolytic-like behaviors in a time-dependent manner through the regulation of SIRT1 in the brain". *Neuroscience*, v. 372, pp. 237-45, 2018. doi:10.1016/j.neuroscience.2018.01.001; GAINEY, S.J.; KWAKWA, K.A.; BRAY, J.K.; et al. "Short-term high-fat diet (HFD) induced anxietylike behaviors and cognitive impairment are improved with treatment by glyburide". *Frontiers in Behavioral Neuroscience*, v. 10, 2016. doi:10.3389/fnbeh.2016.00156.

21. SIMON, G.E.; Von KORFF, M.; SAUNDERS, K. et al. "Association between obesity and psychiatric disorders in the US adult population". *Archives of General Psychiatry*, v. 63, n. 7, p. 824, 2006. doi:10.1001/archpsyc.63.7.824.

22. KYROU, I.; TSIGOS, C. "Stress hormones: physiological stress and regulation of metabolism". *Current Opinion in Pharmacology*, v. 9, n. 6, pp. 787-93, 2009. doi:10.1016/j.coph.2009.08.007.

23. BRUCE-KELLER, A.J.; SALBAUM, J.M.; LUO, M. et al. "Obese-type gut microbiota induce neurobehavioral changes in the absence of obesity". *Biological Psychiatry*, v. 77, n. 7, pp. 607-15, 2015. doi:10.1016/j.biopsych.2014.07.012.

24. PELEG-RAIBSTEIN, D.; LUCA, E.; WOLFRUM, C. "Maternal high-fat diet in mice programs emotional behavior in adulthood". *Behavioural Brain Research*, v. 233, n. 2, pp. 398-404, 1 ago. 2012. doi:10.1016/j.bbr.2012.05.027.

25. SMITH, J.E.; LAWRENCE, A.D.; DIUKOVA, A.; WISE, R.G.; ROGERS, P.J. "Storm in a coffee cup: caffeine modifies brain activation to social signals of threat". *Social Cognitive and Affective Neuroscience*, v. 7, n. 7, pp. 831-40, 2011. doi:10.1093/scan/nsr058.

26. MOBBS, D.; PETROVIC, P.; MARCHANT, J.L. et al. "When fear is near: threat imminence elicits prefrontal-periaqueductal gray shifts in humans". *Science*, v. 317, n. 5841, pp. 1079-83, 2007. doi:10.1126/science.1144298.

27. WIKOFF, D.; WELSH, B.T.; HENDERSON, R. et al. "Systematic review of the potential adverse effects of caffeine consumption in healthy adults, pregnant women, adolescents, and children". *Food and Chemical Toxicology*, v. 109, pp. 585-648, 2017. doi:10.1016/j.fct.2017.04.002.

28. Para uma tabela ampliada das quantidades de cafeína em diversas bebidas populares, visite a página Caffeine Chart, do site do Center for Science in the Public Interest. Disponível em: <https://cspinet.org/eating-healthy/ingredientsofconcern/caffeine-chart>. Acesso em: 25 fev. 2016.

29. BECKER, H.C. "Effects of alcohol dependence and withdrawal on stress responsiveness and alcohol consumption". *Alcohol Research*, v. 34, n. 4, pp. 448- 58, 2012; CHUEH, K.H.; GUILLEMINAULT, C.; LIN, C.M. "Alcohol consumption as a moderator of anxiety and sleep quality". *Journal of Nursing Research*, v. 27, n. 3, p. e23, 2019. doi:10.1097/jnr.0000000000000300.

30. DANAEI, G.; DING, E.L.; MOZAFFARIAN, D. et al. "The preventable causes of death in the United States: comparative risk assessment of dietary, lifestyle, and metabolic risk factors" (Org. S. Hales). *PLoS Medicine*, v. 6, n. 4, pp. e1000058, 2009. doi:10.1371/journal.pmed.1000058; CHIKRITZHS, T.N., JONAS, H.A.; STOCKWELL T.R.; HEALE, P.F.; DIETZE, P.M. "Mortality and life-years lost due to alcohol: a comparison of acute and chronic causes". *Medical Journal of Australia*, v. 174, n. 6, pp. 281-4, 2001.

31. TERLECKI, M.A.; ECKER, A.H.; BUCKNER, J. D. "College drinking problems and social anxiety: the importance of drinking context". *Psychology of Addictive Behaviors*, v. 28, n. 2, pp. 545-52, 2014. doi:10.1037/a0035770.

32. DAWSON, D.A. "Defining risk drinking". *Alcohol Research and Health*, v. 34, n. 2, pp. 144-56, 2011.

33. SMITH, D.F.; GERDES, L.U. "Meta-analysis on anxiety and depression in adult celiac disease". *Acta Psychiatrica Scandinavica*, v. 125, n. 3, pp. 189-93, 2011. doi:10.1111/j.1600-0447.2011.01795.

34. ADDOLORATO, G. "Anxiety but not depression decreases in coeliac patients after one-year gluten-free diet: a longitudinal study". *Scandinavian Journal of Gastroenterology*, v. 36, n. 5, pp. 502-6, 2001. doi:10.1080/00365520119754.

35. HAUSER, W. "Anxiety and depression in adult patients with celiac disease on a gluten-free diet". *World Journal of Gastroenterology*, v. 16, n. 22, p. 2780, 2010. doi:10.3748/wjg.v16.i22.2780.

36. PENNISI, M.; BRAMANTI, A.; CANTONE, M.; PENNISI, G.; BELLA, R.; LANZA, G. "Neurophysiology of the 'celiac brain': disentangling gut-brain connections". *Frontiers in Neuroscience*, v. 11, 2017. doi:10.3389/fnins.2017.00498.

37. CHOUDHARY, A.K.; LEE, Y.Y. "Neurophysiological symptoms and aspartame: what is the connection?" *Nutritional Neuroscience*, v. 21, n. 5, pp. 306-16, 2017. doi:10.1080/1028415x.2017.1288340.

38. TAYLOR, A.M.; HOLSCHER, H.D. "A review of dietary and microbial connections to depression, anxiety, and stress." *Nutritional Neuroscience*, jul. 2018, pp. 1-14. doi:10.1080/1028415x.2018.1493808.

39. FOSTER, J.A.; MCVEY NEUFELD, K.-A. "Gut-brain axis: how the microbiome influences anxiety and depression". *Trends in Neurosciences*, v. 36, n. 5, pp. 305-12, 2013. doi:10.1016/j.tins.2013.01.005.

40. HOWARTH, N.C.; SALTZMAN, E.; ROBERTS, S.B. "Dietary fiber and weight regulation". *Nutrition Reviews*, v. 59, n. 5, pp. 129-39, 2009. doi:10.1111/j.1753-4887.2001.tb07001.x.

41. SALIM, S.; CHUGH, G.; ASGHAR, M. "Inflammation in anxiety". In: *Advances in Protein Chemistry and Structural Biology*, v. 88, pp. 1-25. Oxford: Elsevier; 2012, doi:10.1016/b978-0-12-398314-5.00001-5.

42. MICHOPOULOS, V.; POWERS, A.; GILLESPIE, C.F.; RESSLER, K.J.; JOVANOVIC, T. "Inflammation in fear-and anxiety-based disorders: PTSD, GAD, and beyond". *Neuropsychopharmacology*, v. 42, n. 1, pp. 254-70, 2016. doi:10.1038/npp.2016.146.

43. FELGER, J.C. "Imaging the role of inflammation in mood and anxiety-related disorders". *Current Neuropharmacology*, v. 16, n. 5, pp. 533-58, 2018. doi:10.2174/1570159x15666171123201142.

44. KIECOLT-GLASER, J.K.; BELURY, M.A.; ANDRIDGE, R.; MALARKEY, W.B.; GLASER, R. "Omega3 supplementation lowers inflammation and anxiety in medical students: a randomized controlled trial". *Brain, Behavior, and Immunity*, v. 25, n. 8, pp. 1725-34, 2011. doi:10.1016/j.bbi.2011.07.229.

45. SU, K.P.; TSENG, P.T.; LIN, P.Y. et al. "Association of use of omega3 polyunsaturated fatty acids with changes in severity of anxiety symptoms". *JAMA Network Open*, v. 1, n. 5, p. e182327, 2018. doi:10.1001/jamanetworkopen.2018.2327.

46. SU, K.P.; MATSUOKA, Y.; PAE C.U. "Omega3 polyunsaturated fatty acids in prevention of mood and anxiety disorders". *Clinical Psychopharmacology and Neuroscience*, v. 13, n. 2, pp. 129-37, 2015. doi:10.9758/cpn.2015.13.2.129.

47. SONG, C.; Li, X.; KANG, Z.; KADOTOMI, Y. "Omega3 fatty acid ethyl-eicosapentaenoate attenuates IL-1-βinduced changes in dopamine and metabolites in the shell of the nucleus accumbens: involved with PLA2 activity and corticosterone secretion". *Neuropsychopharmacology*, v. 32, n. 3, pp. 736-44, 2006. doi:10.1038/sj.npp.1301117; HEALY-STOFFEL, M.; LEVANT, B. "N-3 (omega3) fatty acids: effects on brain dopamine systems and potential role in the etiology and treatment of neuropsychiatric disorders". *CNS and Neurological Disorders — Drug Targets*, v. 17, n. 3, pp. 216-32, 2018. doi:10.2174/1871527317666180412153612.

48. SELHUB, E.M.; LOGAN, A.C.; BESTED, A.C. "Fermented foods, microbiota, and mental health: ancient practice meets nutritional psychiatry". *Journal of Physiological Anthropology*, v. 33, n. 1, 2014. doi:10.1186/1880-6805-33-2.

49. SIVAMARUTHI, B.; KESIKA, P.; CHAIYASUT, C. "Impact of fermented foods on human cognitive function — a review of outcome of clinical trials". *Scientia Pharmaceutica*, v. 86, n. 2, p. 22, 2018. doi:10.3390/scipharm86020022.

50. KIM, B.; HONG, V.M.; YANG, J. et al. "A review of fermented foods with beneficial effects on brain and cognitive function". *Preventive Nutrition and Food Science*, v. 21, n. 4, pp. 297-309, 2016. doi:10.3746/pnf.2016.21.4.297.

51. HILIMIRE, M.R.; DEVYLDER, J.E.; FORESTELL, C.A. "Fermented foods, neuroticism, and social anxiety: an interaction model". *Psychiatry Research*, v. 228, n. 2, pp. 203-8, 2015. doi:10.1016/j.psychres.2015.04.023.

52. WIDIGER T.A.; OLTMANNS, J.R. "Neuroticism is a fundamental domain of per-

sonality with enormous public health implications". *World Psychiatry*, v. 16, n. 2, pp. 144-5, 2017. doi:10.1002/wps.20411.

53. SILVA, L.C.A.; VIANA, M.B.; ANDRADE, J.S.; SOUZA, M.A.; CÉSPEDES, I.C.; D'ALMEIDA, V. "Tryptophan overloading activates brain regions involved with cognition, mood and anxiety". *Anais da Academia Brasileira de Ciências*, v. 89, n. 1, pp. 273-83, 2017. doi:10.1590/0001-3765201720160177.

54. YOUNG, S.N. "How to increase serotonin in the human brain without drugs". *Journal of Psychiatry and Neuroscience*, v. 32, n. 6, pp. 394-9, 2007.

55. LINDSETH, G.; HELLAND, B.; CASPERS, J. "The effects of dietary tryptophan on affective disorders". *Archives of Psychiatric Nursing*, v. 29, n. 2, pp. 102-7, 2015. doi:10.1016/j.apnu.2014.11.008.

56. WURTMAN, R.J.; HEFTI, F.; MELAMED, E. "Precursor control of neurotransmitter synthesis". *Pharmacological Reviews*, v. 32, n. 4, pp. 315-35, 1980.

57. SPRING, B. "Recent research on the behavioral effects of tryptophan and carbohydrate". *Nutrition and Health*, v. 3, n. 1-2, pp. 55-67, 1984. doi:10.1177/026010608400300204.

58. AAN HET ROT, M.; MOSKOWITZ, D.S.; PINARD, G.; YOUNG, S.N. "Social behaviour and mood in everyday life: the effects of tryptophan in quarrelsome individuals". *Journal of Psychiatry and Neuroscience*, v. 31, n. 4, pp. 253-62, 2006.

59. FAZELIAN, S.; AMANI, R.; PAKNAHAD, Z.; KHEIRI, S.; KHAJEHALI, L. "Effect of vitamin D supplement on mood status and inflammation in vitamin D deficient type 2 diabetic women with anxiety: a randomized clinical trial". *International Journal of Preventive Medicine*, n. 10, p. 17, 2019.

60. ANJUM, I.; JAFFERY S.S.; FAYYAZ, M.; SAMOO, Z.; ANJUM, S. "The role of vitamin D in brain health: a mini literature review". *Cureus*, jul. 2018. doi:10.7759/cureus.2960.

61. MARTIN, E.I.; RESSLER, K.J.; BINDER, E.; NEMEROFF, C.B. "The neurobiology of anxiety disorders: brain imaging, genetics, and psychoneuroendocrinology". *Psychiatric Clinics of North America*, v. 32, n. 3, pp. 549-75, 2009. doi:10.1016/j.psc.2009.05.004; SHIN, L.M.; LIBERZON, I. "The neurocircuitry of fear, stress, and anxiety disorders". *Neuropsychopharmacology*, v. 35, n. 1, pp. 169-91, 2009. doi:10.1038/npp.2009.83.

62. NAEEM, Z. "Vitamin D deficiency — an ignored epidemic". *International Journal of Health Sciences*, v. 4, n. 1, pp. v-vi, 2010.

63. KENNEDY, D. "B vitamins and the brain: mechanisms, dose and efficacy — a review". *Nutrients*, v. 8, n. 2, p. 68, 2016. doi:10.3390/nu8020068.

64. CORNISH, S.; MEHL-MADRONA, L. "The role of vitamins and minerals in psychiatry". *Integrative Medicine Insights*, n. 3, pp. 33-42, 2008.

65. MARKOVA, N.; BAZHENOVA, N.; ANTHONY, D.C. et al. "Thiamine and benfotiamine improve cognition and ameliorate GSK3βassociated stress-induced behaviours in mice". *Progress in Neuro-Psychopharmacology and Biological Psychiatry*, n. 75, pp. 148--56, 2017. doi:10.1016/j.pnpbp.2016.11.001; VIGNISSE, J.; SAMBON, M.; GORLOVA, A. et al.

"Thiamine and benfotiamine prevent stress-induced suppression of hippocampal neurogenesis in mice exposed to predation without affecting brain thiamine diphosphate levels". *Molecular and Cellular Neuroscience*, n. 82, pp. 126-36, 2017. doi:10.1016/j.mcn.2017.05.005.

66. MCCABE, D.; LISY, K.; LOCKWOOD, C.; COLBECK, M. "The impact of essential fatty acid, B vitamins, vitamin C, magnesium and zinc supplementation on stress levels in women: a systematic review". *JBI Database of Systematic Reviews and Implementation Reports*, v. 15, n. 2, pp. 402-53, 2017.

67. LEWIS, J.E.; TIOZZO, E.; MELILLO, A.B. et al. "The effect of methylated vitamin B complex on depressive and anxiety symptoms and quality of life in adults with depression". *ISRN Psychiatry*, v. 2013, pp. 1-7, 2013. doi:10.1155/2013/621453.

68. GAUTAM, M.; AGRAWAL, M.; GAUTAM, M.; SHARMA, P.; GAUTAM, A.; GAUTAM, S. "Role of antioxidants in generalised anxiety disorder and depression". *Indian Journal of Psychiatry*, v. 54, n. 3, p. 244, 2012. doi:10.4103/0019-5545.102424.

69. CARROLL, D.; RING, C.; SUTER, M.; WILLEMSEN, G. "The effects of an oral multivitamin combination with calcium, magnesium, and zinc on psychological wellbeing in healthy young male volunteers: a double-blind placebo-controlled trial". *Psychopharmacology*, v. 150, n. 2, pp. 220-5, 2000. doi:10.1007/s002130000406; SCHLEBUSCH, L.; BOSCH, B.A.; POLGLASE, G.; KLEINSCHMIDT, I.; PILLAY, B.J.; CASSIMJEE, M.H. "A double-blind, placebo-controlled, double-centre study of the effects of an oral multivitamin-mineral combination on stress". *South African Medical Journal*, v. 90, n. 12, pp. 1216-23, 2000.

70. LONG, S.J.; BENTON, D. "Effects of vitamin and mineral supplementation on stress, mild psychiatric symptoms, and mood in nonclinical samples". *Psychosomatic Medicine*, v. 75, n. 2, pp. 144-53, 2013. doi:10.1097/psy.0b013e31827d5fbd.

71. GRASES, G.; PEREZ-CASTELLO, J.A.; SANCHIS, P. et al. "Anxiety and stress among science students. Study of calcium and magnesium alterations". *Magnesium Research*, v. 19, n. 2, pp. 102-6, 2006.

72. BOYLE, N.B.; LAWTON, C.; DYE, L. "The effects of magnesium supplementation on subjective anxiety and stress — a systematic review". *Nutrients*, v. 9, n. 5, p. 429, 2017. doi:10.3390/nu9050429.

73. MURCK, H.; STEIGER, A. "Mg 2+ reduces ACTH secretion and enhances spindle power without changing delta power during sleep in men — possible therapeutic implications". *Psychopharmacology*, v. 137, n. 3, pp. 247-52, 1998. doi:10.1007/s002130050617.

74. BOYLE, N.B.; LAWTON, C.; DYE, L. "The effects of magnesium supplementation on subjective anxiety and stress — a systematic review". *Nutrients*, v. 9, n. 5, p. 429, 2017. doi:10.3390/nu9050429.

75. LAKHAN, S.E.; VIEIRA, K.F. "Nutritional and herbal supplements for anxiety and anxiety-related disorders: systematic review". *Nutrition Journal*, v. 9, n. 1, 2010. doi:10.1186/1475-2891-9-42.

76. CRICHTON-STUART, C. "What are some foods to ease your anxiety?" *Medical News Today*, 1 ago. 2018. Disponível em: <https://www.medicalnewstoday.com/articles/322652.php>.

77. NOORAFSHAN, A.; VAFABIN, M.; KARBALAY-DOUST, S.; ASADI-GOLSHAN, R. "Efficacy of curcumin in the modulation of anxiety provoked by sulfite, a food preservative, in rats". *Preventive Nutrition and Food Science*, v. 22, n. 2, pp. 144-8, 2017; NG, Q.X.; KOH, S.S.H.; CHAN, H.W.; HO, C.Y.X. "Clinical use of curcumin in depression: a meta-analysis". *Journal of the American Medical Directors Association*, v. 18, n. 6, pp. 503-8, 2017. doi:10.1016/j.jamda.2016.12.071.

78. MAO, J.J.; XIE, S.X.; KEEFE, J.R.; SOELLER, I.; LI, Q.S., Amsterdam, J.D. "Long-term chamomile (*Matricaria chamomilla* L.) treatment for generalized anxiety disorder: a randomized clinical trial". *Phytomedicine*, v. 23, n. 14, pp. 1735-42, 2016. doi:10.1016/j.phymed.2016.10.012.

79. KOULIVAND, P.H.; KHALEGHI GHADIRI, M.; GORJI, A. "Lavender and the nervous system". *Evidence-Based Complementary and Alternative Medicine*, v. 2013, pp. 1-10, 2013. doi:10.1155/2013/681304.

4. TEPT: GLUTAMATOS, MIRTILOS E AS BACTÉRIAS "AMIGAS DE LONGA DATA" [pp. 88-106]

1. BISSON, J.I.; COSGROVE, S.; LEWIS, C.; ROBERTS, N.P. "Post-traumatic stress disorder". *BMJ*, p.h6161, nov. 2015. doi:10.1136/bmj.h6161.

2. LANCASTER, C.; TEETERS, J.; GROS, D.; BACK, S. "Posttraumatic stress disorder: overview of evidence-based assessment and treatment". *Journal of Clinical Medicine*, v. 5, n. 11, p. 105, 2016. doi:10.3390/jcm5110105.

3. CHAPMAN, C.; MILLS, K.; SLADE, T. et al. "Remission from post-traumatic stress disorder in the general population". *Psychological Medicine*, v. 42, n. 8, pp. 1695-703, 2011. doi:10.1017/s0033291711002856.

4. RAUCH, S.L.; SHIN, L.M.; PHELPS, E.A. "Neurocircuitry models of posttraumatic stress disorder and extinction: human neuroimaging research — past, present, and future". *Biological Psychiatry*, v. 60, n. 4, pp. 376-82, 2006. doi:10.1016/j.biopsych.2006.06.004.

5. SHERIN, J.E.; NEMEROFF, C.B. "Post-traumatic stress disorder: the neurobiological impact of psychological trauma". *Dialogues in Clinical Neuroscience*, v. 13, n. 3, pp. 263-78, 2011.

6. ANDRESKI, P.; CHILCOAT, H.; BRESLAU, N. "Post-traumatic stress disorder and somatization symptoms: a prospective study". *Psychiatry Research*, v. 79, n. 2, pp. 131-8, 1998. doi:10.1016/s0165-1781(98)00026-2.

7. NG, Q.X.; SOH, A.Y.S., LOKE, W.; VENKATANARAYANAN, N.; LIM, D.Y.; YEO W.S.

"Systematic review with meta-analysis: the association between post-traumatic stress disorder and irritable bowel syndrome". *Journal of Gastroenterology and Hepatology*, v. 34, n. 1, pp. 68-73, 2018. doi:10.1111/jgh.14446.

8. BRAVO, J.A.; FORSYTHE, P.; CHEW, M.V. et al. "Ingestion of *Lactobacillus* strain regulates emotional behavior and central GABA receptor expression in a mouse via the vagus nerve". *Proceedings of the National Academy of Sciences*, v. 108, n. 38, pp. 16050-5, 2011. doi:10.1073/pnas.1102999108; BERCIK, P.; PARK, A.J.; SINCLAIR, D. et al. "The anxiolytic effect of *Bifidobacterium longum* NCC3001 involves vagal pathways for gut-brain communication". *Neurogastroenterology and Motility*, v. 23, n. 12, pp. 1132-9, 2011. doi:10.1111/j.1365-2982.2011.01796.x.

9. HEMMINGS, S.M.J.; MALAN-MULLER, S.; van den HEUVEL, L.L. et al. "The microbiome in posttraumatic stress disorder and trauma-exposed controls". *Psychosomatic Medicine*, v. 79, n. 8, pp. 936-46, 2017. doi:10.1097/psy.0000000000000512.

10. LOWRY, C.A.; SMITH, D.G.; SIEBLER, P.H.; et al. "The microbiota, immunoregulation, and mental health: implications for public health". *Current Environmental Health Reports*, v. 3, n. 3, pp. 270-86, 2016. doi:10.1007/s40572-016-0100-5.

11. STIEMSMA, L.; REYNOLDS, L.; TURVEY, S.; FINLAY, B. "The hygiene hypothesis: current perspectives and future therapies". *ImmunoTargets and Therapy*, p. 143, jul. 2015. doi:10.2147/itt.s61528.

12. ERALY, S.A.; NIEVERGELT, C.M.; MAIHOFER, A.X. et al. "Assessment of plasma Creactive protein as a biomarker of posttraumatic stress disorder risk". *JAMA Psychiatry*, v. 71, n. 4, p. 423, 2014. doi:10.1001/jamapsychiatry.2013.4374.

13. KARL, J.P.; MARGOLIS, L.M.; MADSLIEN, E.H. et al. "Changes in intestinal microbiota composition and metabolism coincide with increased intestinal permeability in young adults under prolonged physiological stress". *American Journal of Physiology-Gastrointestinal and Liver Physiology*, v. 312, n. 6, pp. G559-G571, 2017. doi:10.1152/ajpgi.00066.2017.

14. KALYAN-MASIH, P.; VEGA-TORRES, J.D.; MILES, C. et al. "Western high-fat diet consumption during adolescence increases susceptibility to traumatic stress while selectively disrupting hippocampal and ventricular volumes". *eNeuro*, v. 3, n. 5, p. ENEURO.012516.2016, 2016. doi:10.1523/eneuro.012516.2016.

15. LOGUE, M.W.; van ROOIJ, S.J.H.; DENNIS, E.L. et al. "Smaller hippocampal volume in posttraumatic stress disorder: a multisite ENIGMA-PGC study: subcortical volumetry results from posttraumatic stress disorder consortia". *Biological Psychiatry*, v. 83, n. 3, pp. 244-53, 2018. doi:10.1016/j.biopsych.2017.09.006.

16. MASODKAR, K.; JOHNSON, J.; PETERSON, M.J. "A review of posttraumatic stress disorder and obesity". *Primary Care Companion for CNS Disorders*, jan. 2016. doi:10.4088/pcc.15r01848.

17. MICHOPOULOS, V.; VESTER, A.; NEIGH, G. "Posttraumatic stress disorder: a metabolic disorder in disguise?" *Experimental Neurology*, v. 284, pp. 220-9, 2016. doi:10.1016/j.expneurol.2016.05.038.

18. VIEWEG, W.V.; FERNANDEZ, A.; JULIUS, D.A. et al. "Body mass index relates to males with posttraumatic stress disorder". *Journal of the National Medical Association*, v. 98, n. 4, pp. 580-6, 2006.

19. VIOLANTI, J.M.; FEKEDULEGN, D.; HARTLEY, T.A. et al. "Police trauma and cardiovascular disease: association between PTSD symptoms and metabolic syndrome". *International Journal of Emergency Mental Health*, v. 8, n. 4, pp. 227-37, 2006.

20. VIEWEG, W.V.R.; JULIUS, D.A.; BATES, J.; QUINN III, J.F.; FERNANDEZ, A.; HASNAIN, M.; PANDURANGI, A.K. "Posttraumatic stress disorder as a risk factor for obesity among male military veterans". *Acta Psychiatrica Scandinavica*, v. 116, n. 6, pp. 483-7, 2007. doi:10.1111/j.1600-0447.2007.01071.x.

21. WOLF, E.J.; SADEH, N.; LERITZ, E.C. et al. "Posttraumatic stress disorder as a catalyst for the association between metabolic syndrome and reduced cortical thickness". *Biological Psychiatry*, v. 80, n. 5, pp. 363-71, 2016. doi:10.1016/j.biopsych.2015.11.023.

22. NOWOTNY, B.; CAVKA, M.; HERDER, C. et al. "Effects of acute psychological stress on glucose metabolism and subclinical inflammation in patients with posttraumatic stress disorder." *Hormone and Metabolic Research*, v. 42, n. 10, pp. 746-53, 2010. doi:10.1055/s0030-1261924.

23. ROBERTS, A.L.; AGNEW-BLAIS, J.C.; SPIEGELMAN, D. et al. "Posttraumatic stress disorder and incidence of type 2 diabetes mellitus in a sample of women". *JAMA Psychiatry*, v. 72, n. 3, p. 203, 2015. doi:10.1001/jamapsychiatry.2014.2632.

24. VACCARINO, V.; GOLDBERG, J.; MAGRUDER, K.M.; et al. "Posttraumatic stress disorder and incidence of type2 diabetes: a prospective twin study". *Journal of Psychiatric Research*, v. 56, pp. 158-64, 2014. doi:10.1016/j.jpsychires.2014.05.019.

25. HIRTH, J.M.; RAHMAN, M.; BERENSON, A.B. "The association of posttraumatic stress disorder with fast food and soda consumption and unhealthy weight loss behaviors among young women". *Journal of Women's Health*, v. 20, n. 8, pp. 1141-9, 2011. doi:10.1089/jwh.2010.2675.

26. HO, N.; SOMMERS, M.S.; LUCKI, I. "Effects of diabetes on hippocampal neurogenesis: links to cognition and depression". *Neuroscience and Biobehavioral Reviews*, v. 37, n. 8, pp. 1346-62, 2013. doi:10.1016/j.neubiorev.2013.03.010.

27. HETTIARATCHI, U.P.; EKANAYAKE, S.; WELIHINDA, J. "Sri Lankan rice mixed meals: effect on glycaemic index and contribution to daily dietary fibre requirement". *Malaysian Journal of Nutrition*, v. 17, n. 1, pp. 97-104, 2011.

28. SUGIYAMA, M.; TANG, A.C., WAKAKI, Y.; KOYAMA, W. "Glycemic index of single and mixed meal foods among common Japanese foods with white rice as a reference food". *European Journal of Clinical Nutrition*, v. 57, n. 6, pp. 743-52, 2003. doi:10.1038/sj.ejcn.1601606.

29. MALLICK, H.N. "Understanding safety of glutamate in food and brain". *Indian Journal of Physiology and Pharmacology*, v. 51, n. 3, pp. 216-34, 2007.

30. UNEYAMA, H.; NIIJIMA, A.; SAN GABRIEL, A.; TORII, K. "Luminal amino acid sensing in the rat gastric mucosa". *American Journal of Physiology-Gastrointestinal and*

Liver Physiology, v. 291, n. 6, pp. G1163-G1170, 2006. doi:10.1152/ajpgi.00587.2005; KONDOH, T.; MALLICK, H.N.; TORII, K. "Activation of the gut-brain axis by dietary glutamate and physiologic significance in energy homeostasis". *American Journal of Clinical Nutrition*, v. 90, n. 3, pp. 832S-837S, 2009. doi:10.3945/ajcn.2009.27462v.

31. LEE, M. "MSG: can an amino acid really be harmful?", *Clinical Correlations*, 30 abr. 2014. Disponível em: <https://www.clinicalcorrelations.org/2014/04/30/msg-cananamino-acid-reallybeharmful/>. Acesso em: 30 set. 2019.

32. AVERILL, L.A.; PUROHIT, P.; AVERILL, C.L.; BOESL, M.A.; KRYSTAL, J.H.; ABDALLAH, C.G. "Glutamate dysregulation and glutamatergic therapeutics for PTSD: evidence from human studies". *Neuroscience Letters*, v. 649, pp. 147-55, 2017. doi:10.1016/j.neulet.2016.11.064.

33. BRANDLEY, E.; KIRKLAND, A.; SARLO, G.; VANMETER, J.; BARANIUK, J.; HOLTON, K. "The effects of a low glutamate dietary intervention on anxiety and PTSD in veterans with Gulf War illness (FS150819)". *Current Developments in Nutrition*, v. 3 (supl. 1), 2019. doi:10.1093/cdn/nzz031.fs15-08-19.

34. EBENEZER, P.J.; WILSON, C.B.; WILSON, L.D.; NAIR, A.R.; J F. "The anti-inflammatory effects of blueberries in an animal model of post-traumatic stress disorder (PTSD)" (Org. C. SCAVONE). *PLoS One*, v. 11, n. 9, p. e0160923, 2016. doi:10.1371/journal.pone.0160923.

35. ALQURAAN, L.; ALZOUBI, K.H.; HAMMAD, H.; RABABA'H, S.Y.; MAYYAS, F. "Omega3 fatty acids prevent post-traumatic stress disorder-induced memory impairment". *Biomolecules*, v. 9, n. 3, p. 100, 2019. doi:10.3390/biom9030100.

36. NISHI, D.; KOIDO, Y.; NAKAYA, N. et al. "Fish oil for attenuating posttraumatic stress symptoms among rescue workers after the Great East Japan Earthquake: a randomized controlled trial". *Psychotherapy and Psychosomatics*, v. 81, n. 5, pp. 315-7, 2012. doi:10.1159/000336811.

37. MATSUOKA, Y.; NISHI, D.; HAMAZAKI, K. "Serum levels of polyunsaturated fatty acids and the risk of posttraumatic stress disorder". *Psychotherapy and Psychosomatics*, v. 82, n. 6, pp. 408-10, 2013. doi:10.1159/000351993.

38. BARTH, J.; BERMETZ, L.; HEIM, E.; TRELLE, S.; TONIA, T. "The current prevalence of child sexual abuse worldwide: a systematic review and meta-analysis". *International Journal of Public Health*, v. 58, n. 3, pp. 469-83, 2012. doi:10.1007/s 00038-012-0426-1.

39. MILLER, M.W.; SADEH, N. "Traumatic stress, oxidative stress and post-traumatic stress disorder: neurodegeneration and the accelerated-aging hypothesis". *Molecular Psychiatry*, v. 19, n. 11, pp. 1156-62, 2014. doi:10.1038/mp.2014.111.

40. DE SOUZA, C.P.; GAMBETA, E.; STERN, C.A.J.; ZANOVELI, J.M. "Posttraumatic stress disorder-type behaviors in streptozotocin-induced diabetic rats can be prevented by prolonged treatment with vitamin E". *Behavioural Brain Research*, v. 359, pp. 749-54, 2019. doi:10.1016/j.bbr.2018.09.008.

41. PARKER, R.; RICE, M.J. "Benefits of antioxidant supplementation in multitrauma patients". *Romanian Journal of Anaesthesia and Intensive Care*, v. 22, n. 2, pp. 77-8,

2015; DOBROVOLNY, J.; SMRCKA, M.; BIENERTOVA-VASKU, J. "Therapeutic potential of vitamin E and its derivatives in traumatic brain injury-associated dementia". *Neurological Sciences*, v. 39, n. 6, pp. 989-98, 2018. doi:10.1007/s10072-018-3398-y.

42. HENDERSON, T.A; MORRIES, L.; CASSANO, P. "Treatments for traumatic brain injury with emphasis on transcranial near-infrared laser phototherapy". *Neuropsychiatric Disease and Treatment*, p. 2159, ago. 2015. doi:10.2147/ndt.s65809.

43. HABIBI, L.; GHORBANI, B.; NOROUZI, A.R.; GUDARZI, S.S.; SHAMS, J.; YASAMI, M. "The efficacy and safety of addon ginko TD (ginkgo biloba) treatment for PTSD: results of a 12week double-blind placebo-controlled study". *Iranian Journal of Psychiatry*, v. 2, n. 2, pp. 58-64, 2007.

44. LEE, B.; LEE, H. "Systemic administration of curcumin affect anxiety-related behaviors in a rat model of posttraumatic stress disorder via activation of serotonergic systems". *Evidence-Based Complementary and Alternative Medicine*, v. 2018, pp. 1-12, 2018. doi:10.1155/2018/9041309; MONSEY, M.S.; GERHARD, D.M.; BOYLE, L.M.; BRIONES, M.A.; SELIGSOHN, M.; SCHAFE, G.E. "A diet enriched with curcumin impairs newly acquired and reactivated fear memories". *Neuropsychopharmacology*, v. 40, n. 5, pp. 1278-88, 2014. doi:10.1038/npp.2014.315.

5. TDAH: GLÚTEN, CASEÍNA DO LEITE E POLIFENÓIS [pp. 107-21]

1. LUO, Y.; WEIBMAN, D.; HALPERIN, J.M.; LI, X. "A review of heterogeneity in attention deficit/hyperactivity disorder (ADHD)". *Frontiers in Human Neuroscience*, v. 13, p. 42, 2019. doi:10.3390/jcm5110105.

2. REALE, L.; BARTOLI, B.; CARTABIA, M. et al. "Comorbidity prevalence and treatment outcome in children and adolescents with ADHD". *European Child and Adolescent Psychiatry*, v. 26, n. 12, pp. 1443-57, 2017. doi:10.1007/s00787-017-1005-z.

3. GEFFEN, J.; FORSTER, K. "Treatment of adult ADHD: a clinical perspective". *Therapeutic Advances in Psychopharmacology*, v. 8, n. 1, pp. 25-32, 2018. doi:10.1177/2045125317734977; CULPEPPER, L.; MATTINGLY, G. "Challenges in identifying and managing attention-deficit/hyperactivity disorder in adults in the primary care setting: a review of the literature". *Primary Care Companion to the Journal of Clinical Psychiatry*, v. 12, n. 6, 2010. doi:10.4088/PCC.10r00951pur.

4. Para mais informações sobre as diversas formas pelas quais o TDAH pode afetar negativamente os pacientes, ver FREDRIKSEN, M.; DAHL, A.A.; MARTINSEN, E.W.; KLUNGSOYR, O.; FARAONE, S.V.; PELEIKIS, D.E. "Childhood and persistent ADHD symptoms associated with educational failure and long-term occupational disability in adult ADHD". *Attention Deficit and Hyperactivity Disorders*, v. 6, n. 2, pp. 87-99, 2014.

doi:10.1007/s12402-014-01261; AGARWAL, R.; GOLDENBERG, M.; PERRY, R.; ISHAK, W.W. "The quality of life of adults with attention deficit hyperactivity disorder: a systematic review". *Innovations in Clinical Neuroscience*, v. 9, n. 5-6, pp. 10-21, 2012; MINDE, K.; EAKIN, L.; HECHTMAN, L. et al. "The psychosocial functioning of children and spouses of adults with ADHD". *Journal of Child Psychology and Psychiatry, and Allied Disciplines*, v. 44, n. 4, pp. 637-46, 2003.

5. EPSTEIN, J.N.; WEISS, M.D. "Assessing treatment outcomes in attention-deficit/hyperactivity disorder: a narrative review". *Primary Care Companion for CNS Disorders*, v. 14, n. 6, 2012. doi:10.4088/PCC.11r01336.

6. CURATOLO, P.; D'AGATI, E.; MOAVERO, R. "The neurobiological basis of ADHD". *Italian Journal of Pediatrics*, v. 36, n. 1, p. 79, 2010. doi:10.1186/1824-7288-36-79.

7. LYTE, M. "Microbial endocrinology in the microbiome-gut-brain axis: how bacterial production and utilization of neurochemicals influence behavior" (Org. V. MILLER). *PLoS Pathogens*, v. 9, n. 11, p. e1003726, 2013. doi:10.1371/journal.ppat.1003726.

8. DESBONNET, L.; GARRETT, L.; CLARKE, G.; BIENENSTOCK, J.; DINAN, T.G. "The probiotic *Bifidobacteria infantis:* An assessment of potential antidepressant properties in the rat". *Journal of Psychiatric Research*, v. 43, n. 2, pp. 164-74, 2008. doi:10.1016/j.jpsychires.2008.03.009; CLAYTON, T.A. "Metabolic differences underlying two distinct rat urinary phenotypes, a suggested role for gut microbial metabolism of phenylalanine and a possible connection to autism". *FEBS Letters*, v. 586, n. 7, pp. 956-61, 2012. doi:10.1016/j.febslet.2012.01.049; GERTSMAN, I.; GANGOITI, J.A.; NYHAN, W.L.; Barshop, B.A. "Perturbations of tyrosine metabolism promote the indolepyruvate pathway via tryptophan in host and microbiome". *Molecular Genetics and Metabolism*, v. 114, n. 3, pp. 431-7, 2015. doi:10.1016/j.ymgme.2015.01.005.

9. SANDGREN, A.M.; BRUMMER, R.J.M. "ADHD-originating in the gut? The emergence of a new explanatory model". *Medical Hypotheses*, v. 120, pp. 135-45, 2018. doi:10.1016/j.mehy.2018.08.022.

10. AARTS, E.; EDERVEEN, T.H.A; NAAIJEN, J. et al. "Gut microbiome in ADHD and its relation to neural reward anticipation" (Org. K. Hashimoto). *PLoS One*, v. 12, n. 9, p. e0183509, 2017. doi:10.1371/journal.pone.0183509.

11. VOLKOW, N.D.; WANG, G.J.; NEWCORN, J.H. et al. "Motivation deficit in ADHD is associated with dysfunction of the dopamine reward pathway". *Molecular Psychiatry*, v. 16, n. 11, pp. 1147-54, 2010. doi:10.1038/mp.2010.97.

12. MING, X.; CHEN, N.; RAY, C.; BREWER, G.; KORNITZER, J.; STEER, R.A. "A gut feeling". *Child Neurology Open*, v. 5, p. 2329048X1878679, 2018. doi:10.1177/2329048x18786799.

13. NIEDERHOFER, H.; PITTSCHIELER, K. "A preliminary investigation of ADHD symptoms in persons with celiac disease". *Journal of Attention Disorders*, v. 10, n. 2, pp. 200-4, 2006. doi:10.1177/1087054706292109.

14. CRUCHET, S.; LUCERO, Y.; CORNEJO, V. "Truths, myths and needs of special diets: attention-deficit/hyperactivity disorder, autism, non-celiac gluten sensitivity,

and vegetarianism". *Annals of Nutrition and Metabolism*, v. 68, n. 1, pp. 43-50, 2016. doi:10.1159/000445393.

15. JACKSON, J.R.; EATON, W.W.; CASCELLA, N.G.; FASANO, A.; Kelly, D.L. "Neurologic and psychiatric manifestations of celiac disease and gluten sensitivity". *Psychiatric Quarterly*, v. 83, n. 1, pp. 91-102, 2011. doi:10.1007/s11126-011-9186-y.

16. PYNNÖNEN, P.A.; ISOMETSA, E.T.; VERKASALO, M.A. et al. "Gluten-free diet may alleviate depressive and behavioural symptoms in adolescents with coeliac disease: a prospective followup case-series study". *BMC Psychiatry*, v. 5, n. 1, 2005. doi:10.1186/1471-244x-5-14.

17. LY, V.; BOTTELIER, M.; HOEKSTRA, P.J.; ARIAS VASQUEZ, A.; BUITELAAR, J.K.; ROMMELSE, N.N. "Elimination diets' efficacy and mechanisms in attention deficit hyperactivity disorder and autism spectrum disorder". *European Child and Adolescent Psychiatry*, v. 26, n. 9, pp. 1067-79, 2017. doi:10.1007/s00787-017-09591.

18. JIANQIN, S.; LEIMING, X.; LU, X.; YELLAND, G.W.; NI, J.; CLARKE, A.J. "Effects of milk containing only A2 beta casein versus milk containing both A1 and A2 beta casein proteins on gastrointestinal physiology, symptoms of discomfort, and cognitive behavior of people with self-reported intolerance to traditional cows' milk". *Nutrition Journal*, v. 15, n. 1, 2015. doi:10.1186/s12937-016-0147-z.

19. KÜLLENBERG de GAUDRY, D.; LOHNER, S.; SCHMUCKER, C. et al. "Milk A1 βcasein and health-related outcomes in humans: a systematic review". *Nutrition Reviews*, v. 77, n. 5, pp. 278-306, 2019. doi:10.1093/nutrit/nuy063.

20. TRUSWELL, A.S. "The A2 milk case: a critical review". *European Journal of Clinical Nutrition*, v. 59, n. 5, pp. 623-31, 2005. doi:10.1038/sj.ejcn.1602104; FARRELL, H.M. Jr.; JIMENEZ-FLORES, R.; BLECK, G.T. et al. "Nomenclature of the proteins of cows' milk: sixth revision". *Journal of Dairy Science*, v. 87, n. 6, pp. 1641-74, 2004. doi:10.3168/jds.s0022-0302(04)73319-6.

21. DYKMAN, K.D.; DYKMAN, R.A. "Effect of nutritional supplements on attentional-deficit hyperactivity disorder". *Integrative Physiological and Behavioral Science*, v. 33, n. 1, pp. 49-60, 1998.

22. JOHNSON, R.J.; GOLD, M.S.; JOHNSON, D.R. et al. "Attention-deficit/hyperactivity disorder: is it time to reappraise the role of sugar consumption?" *Postgraduate Medicine*, v. 123, n. 5, pp. 39-49, 2011. doi:10.3810/pgm.2011.09.2458.

23. DEL-Ponte, B.; ANSELMI, L.; ASSUNÇÃO, M.C.F. et al. "Sugar consumption and attention-deficit/hyperactivity disorder (ADHD): a birth cohort study". *Journal of Affective Disorders*, v. 243, pp. 290-6, 2019. doi:10.1016/j.jad.2018.09.051.

24. YU, C.J.; DU, J.C., CHIOU, H.C. et al. "Sugar-sweetened beverage consumption is adversely associated with childhood attention deficit/hyperactivity disorder". *International Journal of Environmental Research and Public Health*, v. 13, n. 7, p. 678, 2016. doi:10.3390/ijerph13070678.

25. FEINGOLD, B.F. "Hyperkinesis and learning disabilities linked to artificial food flavors and colors". *American Journal of Nursing*, v. 75, n. 5, pp. 797-803, 1975.

26. SPITLER, D.K. "Elimination diets and patient's allergies. A handbook of allergy". *Bulletin of the Medical Library Association*, v. 32, n. 4, p. 534, 1944.

27. KAVALE, K.A.; FORNESS, S.R. "Hyperactivity and diet treatment". *Journal of Learning Disabilities*, v. 16, n. 6, pp. 324-30, 1983. doi:10.1177/002221948301600604.

28. SCHAB, D.W.; TRINH, N.H. "Do artificial food colors promote hyperactivity in children with hyperactive syndromes? A meta-analysis of double-blind placebo-controlled trials". *Journal of Developmental and Behavioral Pediatrics*, v. 25, n. 6, pp. 423-34, 2004.

29. NIGG, J.T.; LEWIS, K.; EDINGER, T.; FALK, M. "Meta-analysis of attention-deficit/hyperactivity disorder or attention-deficit/hyperactivity disorder symptoms, restriction diet, and synthetic food color additives". *Journal of the American Academy of Child and Adolescent Psychiatry*, v. 51, n. 1, pp. 86-97.e8, 2012. doi:10.1016/j.jaac.2011.10.015; NIGG, J.T., HOLTON, K. "Restriction and elimination diets in ADHD treatment". *Child and Adolescent Psychiatric Clinics of North America*, v. 23, n. 4, pp. 937-53, 2014. doi:10.1016/j.chc.2014.05.010; PELSSER, L.M.; FRANKENA, K.; TOORMAN, J.; RODRIGUES PEREIRA, R. "Diet and ADHD, reviewing the evidence: a systematic review of meta-analyses of double-blind placebo-controlled trials evaluating the efficacy of diet interventions on the behavior of children with ADHD". *PLoS One*, v. 12, n. 1, p. e0169277, 25 jan. 2017. doi:10.1371/journal.pone.0169277.

30. GHANIZADEH, A.; HADDAD, B. "The effect of dietary education on ADHD, a randomized controlled clinical trial". *Annals of General Psychiatry*, v. 14, p. 12, 2015.

31. RÍOS-HERNÁNDEZ, A.; ALDA, J.A.; FARRAN-CODINA, A.; FERREIRA-GARCIA, E.; IZQUIERDO-PULIDO, M. "The Mediterranean diet and ADHD in children and adolescents". *Pediatrics*, v. 139, n. 2, p. e20162027, 2017. doi:10.1542/peds.2016-2027.

32. SAN MAURO MARTIN, I.; BLUMENFELD OLIVARES, J.A.; GARICANO VILAR, E. et al. "Nutritional and environmental factors in attention-deficit hyperactivity disorder (ADHD): a cross-sectional study". *Nutritional Neuroscience*, v. 21, n. 9, pp. 641-7, 2017. doi:10.1080/1028415x.2017.1331952.

33. DURA-TRAVE, T.; GALLINAS-VICTORIANO, F. "Caloric and nutrient intake in children with attention deficit hyperactivity disorder treated with extended-release methylphenidate: analysis of a cross-sectional nutrition survey". *JRSM Open*, v. 5, n. 2, p. 204253331351769, 2014. doi:10.1177/2042533313517690.

34. KENNEDY, D.O.; WIGHTMAN, E.L.; FORSTER, J.; KHAN, J.; HASKELL-RAMSAY, C.F.; JACKSON, P.A. "Cognitive and mood effects of a nutrient enriched breakfast bar in healthy adults: a randomised, double-blind, placebo-controlled, parallel groups study". *Nutrients*, v. 9, n. 12, p. 1332, 2017. doi:10.3390/nu9121332.

35. BIDWELL, L.C.; MCCLERNON, F.J.; KOLLINS, S.H. "Cognitive enhancers for the treatment of ADHD". *Pharmacology Biochemistry and Behavior*, v. 99, n. 2, pp. 262-74, 2011. doi:10.1016/j.pbb.2011.05.002; LIU, K.; LIANG, X.; KUANG, W. "Tea consumption may be an effective active treatment for adult attention deficit hyperactivity disorder (ADHD)". *Medical Hypotheses*, v. 76, n. 4, pp. 461-3, 2011. doi:10.1016/j.mehy.2010.08.049.

36. IOANNIDIS, K.; CHAMBERLAIN, S.R.; MULLER, U. "Ostracising caffeine from the pharmacological arsenal for attention-deficit hyperactivity disorder: was this a correct decision? A literature review". *Journal of Psychopharmacology*, v. 28, n. 9, pp. 830-6, 2014. doi:10.1177/0269881114541014.

37. VERLAET, A.; MAASAKKERS, C.; HERMANS, N.; SAVELKOUL, H. "Rationale for dietary antioxidant treatment of ADHD". *Nutrients*, v. 10, n. 4, p. 405, 2018. doi:10.3390/nu10040405.

38. JOSEPH, N.; ZHANG-JAMES, Y.; PERL, A.; FARAONE, S.V. "Oxidative stress and ADHD". *Journal of Attention Disorders*, v. 19, n. 11, pp. 915-24, 2013. doi:10.1177/1087054713510354.

39. GOLUB, M.S.; TAKEUCHI, P.T.; KEEN, C.L.; HENDRICK, A.G.; GERSHWIN, M.E. "Activity and attention in zinc-deprived adolescent monkeys". *American Journal of Clinical Nutrition*, v. 64, n. 6, pp. 908-15, 1996. doi:10.1093/ajcn/64.6.908.

40. GAO, Q.; LIU, L.; QIAN, Q.; WANG, Y. "Advances in molecular genetic studies of attention deficit hyperactivity disorder in China". *Shanghai Archives of Psychiatry*, v. 26, n. 4, pp. 194-206, 2014; LEPPING, P.; HUBER, M. "Role of zinc in the pathogenesis of attention-deficit hyperactivity disorder: implications for research and treatment". *CNS Drugs*, v. 24, n. 9, pp. 721-8, 2010.

41. CORTESE, S.; ANGRIMAN, M.; LECENDREUX, M.; KONOFAL, E. "Iron and attention deficit/hyperactivity disorder: what is the empirical evidence so far? A systematic review of the literature". *Expert Review of Neurotherapeutics*, v. 12, n. 10, pp. 1227-40, 2012; CURTIS, L.T.; PATEL, K. "Nutritional and environmental approaches to preventing and treating autism and attention deficit hyperactivity disorder (ADHD): a review". *Journal of Alternative and Complementary Medicine*, v. 14, n. 1, pp. 79-85, 2008.

42. KIM, J.Y.; KANG, H.L.; KIM, D.K.; KANG, S.W.; PARK, Y.K. "Eating habits and food additive intakes are associated with emotional states based on EEG and HRV in healthy Korean children and adolescents". *Journal of the American College of Nutrition*, v. 36, n. 5, pp. 335-41, 2017.

43. WEYANDT, L.L..; OSTER, D.R.; MARRACCINI, M.E. et al. "Prescription stimulant medication misuse: where are we and where do we go from here?", *Experimental and Clinical Psychopharmacology*, v. 24, n. 5, pp. 400-14, 2016.

6. DEMÊNCIA E NÉVOA MENTAL: MICROVERDES, ALECRIM E A DIETA MIND [pp. 122-45]

1. FARZI, A.; FROHLICH, E.E.; HOLZER, P. "Gut microbiota and the neuroendocrine system". *Neurotherapeutics*, v. 15, n. 1, pp. 5-22, 2018. doi:10.1007/s13311-017-0600-5.

2. ALKASIR, R.; LI, J.; LI, X.; JIN, M.; ZHU, B. "Human gut microbiota: the links with dementia development". *Protein and Cell*, v. 8, n. 2, pp. 90-102, 2017. doi:10.1007/s13238-016-0338-6.

3. TULLY, K.; BOLSHAKOV, V.Y. "Emotional enhancement of memory: how norepinephrine enables synaptic plasticity". *Molecular Brain*, v. 3, p. 15, 2010. doi:10.1186/1756-6606-3-15.

4. GHACIBEH, G.A.; SHENKER, J.I.; SHENAL, B.; UTHMAN, B.M.; HEILMAN, K.M. "The influence of vagus nerve stimulation on memory". *Cognitive and Behavioral Neurology*, v. 19, n. 3, pp. 119-22, 2006. doi:10.1097/01.wnn.0000213908.34278.7d.

5. CAWTHON, C.R.; de LA SERRE, C.B. "Gut bacteria interaction with vagal afferents". *Brain Research*, v. 1693 (Parte B), pp. 134-9, 2018. doi:10.1016/j.brainres.2018.01.012.

6. SCHEPERJANS, F.; AHO, V.; PEREIRA, P.A. et al. "Gut microbiota are related to Parkinson's disease and clinical phenotype". *Movement Disorders*, v. 30, n. 3, pp. 350-8, 2015.

7. "Evidence suggests rosacea may be linked to Parkinson's and Alzheimer's disease". *Nursing Standard*, v. 30, n. 39, p. 14, 2016. doi:10.7748/ns.30.39.14.s16.

8. PARODI, A.; PAOLINO, S.; GRECO, A. et al. "Small intestinal bacterial overgrowth in rosacea: clinical effectiveness of its eradication". *Clinical Gastroenterology Hepatology*, v. 6, n. 7, pp. 759-64, 2008. doi:10.1016/j.cgh.2008.02.054.

9. ALKASIR, R.; LI, J.; LI, X.; JIN, M.; ZHU, B. "Human gut microbiota: the links with dementia development". *Protein and Cell*, v. 8, n. 2, pp. 90-102, 2017. doi:10.1007/s13238-016-0338-6.

10. YAMASHITA, T.; KASAHARA, K.; EMOTO, T. et al. "Intestinal immunity and gut microbiota as therapeutic targets for preventing atherosclerotic cardiovascular diseases". *Circulation Journal*, v. 79, n. 9, pp. 1882-90, 2015. doi:10.1253/circj. CJ-15-0526.

11. MORRIS, M.J.; BEILHARZ, J.E.; MANIAM, J.; REICHELT, A.C.; WESTBROOK, R.F. "Why is obesity such a problem in the 21st century? The intersection of palatable food, cues and reward pathways, stress, and cognition". *Neuroscience and Biobehavorial Reviews*, v. 58, pp. 3645, 2015. doi:10.1016/j.neubiorev.2014.12.002.

12. MORIN, J.P.; RODRIGUEZ-DURAN, L.F.; GUZMAN-RAMOS, K. et al. "Palatable hyper-caloric foods impact on neuronal plasticity". *Frontiers in Behavioral Neuroscience*, v. 11, p. 19, 2017. doi:10.3389/fnbeh.2017.00019.

13. WOOLLETT, K.; MAGUIRE, E.A. "Acquiring 'the Knowledge' of London's layout drives structural brain changes." *Current Biology*, v. 21, n. 24, pp. 210914, 2011. doi:10.1016/j.cub.2011.11.018; NOBLE, K.G.; GRIEVE, S.M.; KORGAONKAR, M.S.; et al. "Hippocampal volume varies with educational attainment across the life-span". *Frontiers in Human Neuroscience*, v. 6, p. 307, 2012. doi:10.3389/fnhum.2012.00307.

14. STEVENSON, R.J.; FRANCIS, H.M. "The hippocampus and the regulation of human food intake". *Psychological Bulletin*, v. 143, n. 10, pp. 1011-32, 2017. doi:10.1037/bul0000109.

15. GOMEZ-PINILLA, F. "The combined effects of exercise and foods in preventing neurological and cognitive disorders". *Preventive Medicine*, v. 52 (supl. 1), pp. S75-80, 2011.

16. MCNAY, E.C.; ONG, C.T.; MCCRIMMON, R.J.; CRESSWELL, J.; BOGAN, J.S.; SHERWIN, R.S. "Hippocampal memory processes are modulated by insulin and high-fat-induced insulin resistance". *Neurobiology of Learning and Memory*, v. 93, n. 4, pp. 546-53, 2010. doi:10.1016/j.nlm.2010.02.002.

17. WU, A.; YING, Z.; GOMEZ-PINILLA, F. "The interplay between oxidative stress and brain-derived neurotrophic factor modulates the outcome of a saturated fat diet on synaptic plasticity and cognition". *European Journal of Neuroscience*, v. 19, n. 7, pp. 1699-707, 2004. doi:10.1111/j.1460-9568.2004.03246.x.

18. LOWE, C.J.; REICHELT, A.C., HALL, P.A. "The prefrontal cortex and obesity: a health neuroscience perspective". *Trends in Cognitive Sciences*, v. 23, n. 4, pp. 349-61, 2019. doi:10.1016/j.tics.2019.01.005.

19. HSU, T.M; KANOSKI, S.E. "Blood-brain barrier disruption: mechanistic links between Western diet consumption and dementia". *Frontiers in Aging Neuroscience*, v. 6, p. 88, 2014. doi:10.3389/fnagi.2014.00088.

20. PISTELL, P.J.; MORRISON, C.D.; GUPTA, S. et al. "Cognitive impairment following high fat diet consumption is associated with brain inflammation". *Journal of Neuroimmunology*, v. 219, n. 1-2, pp. 25-32, 2010. doi:10.1016/j.jneuroim.2009.11.010.

21. NANEIX, F.; TANTOT, F.; GLANGETAS, C. et al. "Impact of early consumption of high-fat diet on the mesolimbic dopaminergic system". *eNeuro*, v. 4, n. 3, 2017. doi:10.1523/ENEURO.012017.2017; VALLADOLID-ACEBES, I.; MERINO, B.; PRINCIPATO, A. et al. "High-fat diets induce changes in hippocampal glutamate metabolism and neurotransmission". *American Journal of Physiology, Endocrinology and Metabolism*, v. 302, n. 4, pp. E396-402, 2012. doi:10.1152/ajpendo.00343.2011.

22. BOITARD, C.; ETCHAMENDY, N.; SAUVANT, J. et al. "Juvenile, but not adult exposure to high-fat diet impairs relational memory and hippocampal neurogenesis in mice". *Hippocampus*, v. 22, n. 11, pp. 2095-100, 2012. doi:10.1002/hipo.22032.

23. NILSSON, L.G.; NILSSON, E. "Overweight and cognition". *Scandinavian Journal of Psychology*, v. 50, n. 6, pp. 660-7, 2009. doi:10.1111/j.1467-9450.2009.00777.x.

24. LOPRINZI, P.D.; PONCE, P.; ZOU, L.; LI, H. "The counteracting effects of exercise on high-fat diet-induced memory impairment: a systematic review". *Brain Sciences*, v. 9, n. 6, 2019.

25. LOSURDO, G.; PRINCIPI, M.; IANNONE, A. et al. "Extra-intestinal manifestations of non-celiac gluten sensitivity: an expanding paradigm". *World Journal of Gastroenterology*, v. 24, n. 14, pp. 1521-30, 2018. doi:10.3748/wjg.v24.i14.1521.

26. RASHTAK, S.; MURRAY J.A. "Celiac disease in the elderly". *Gastroenterology Clinics of North America*, v. 38, n. 3, pp. 433-46, 2009. doi:10.1016/j.gtc.2009.06.005.

27. LICHTWARK, I.T.; NEWNHAM, E.D.; ROBINSON, S.R. et al. "Cognitive impairment in coeliac disease improves on a gluten-free diet and correlates with histological and serological indices of disease severity". *Alimentary Pharmacology and Therapeutics*, v. 40, n. 2, pp. 160-70, 2014. doi:10.1111/apt.12809; CASELLA, S.; ZANINI, B.; LANZAROTTO,

F. et al. "Cognitive performance is impaired in coeliac patients on gluten free diet: a case-control study in patients older than 65 years of age". *Digestive and Liver Disease*, v. 44, n. 9, pp. 729-35, 2012. doi:10.1016/j.dld.2012.03.008.

28. WITTE, A.V.; FOBKER, M.; GELLNER, R.; KNECHT, S.; FLOEL, A. "Caloric restriction improves memory in elderly humans". *Proceedings of the National Academy of Sciences of the United States of America*, v. 106, n. 4, pp. 1255-60, 2009. doi:10.1073/pnas.0808587106.

29. MARTIN, B.; MATTSON, M.P.; MAUDSLEY, S. "Caloric restriction and intermittent fasting: two potential diets for successful brain aging". *Ageing Research Reviews*, v. 5, n. 3, pp. 332-53, 2006. doi:10.1016/j.arr.2006.04.002; WANG, J.; HO, L.; QIN, W. et al. "Caloric restriction attenuates beta-amyloid neuropathology in a mouse model of Alzheimer's disease". *FASEB Journal*, v. 19, n. 6, pp. 659-61, 2005. doi:10.1096/fj.043182fje; SRIVASTAVA, S.; HAIGIS, M.C. "Role of sirtuins and calorie restriction in neuroprotection: implications in Alzheimer's and Parkinson's diseases". *Current Pharmaceutical Design*, v. 17, n. 31, pp. 3418-33, 2011. doi:10.2174/138161211798072526.

30. LECLERC, E.; TREVIZOL, A.P.; GRIGOLON, R.B.; et al. "The effect of caloric restriction on working memory in healthy non-obese adults". *CNS Spectrums*, pp. 1-7, 2019. doi:10.1017/S1092852918001566.

31. GREEN, M.W.; ROGERS, P.J. "Impairments in working memory associated with spontaneous dieting behaviour". *Psychological Medicine*, v. 28, n. 5, pp. 1063-70, 1998. doi:10.1017/s0033291798007016; KEMPS, E.; TIGGEMANN, M.; MARSHALL, K. "Relationship between dieting to lose weight and the functioning of the central executive". *Appetite*, v. 45, n. 3, pp. 287-94, 2005. doi:10.1016/j.appet.2005.07.002.

32. Para mais informações sobre as isoflavonas da soja, ver a página "Soy Isoflavones" do site da Oregon State University. Disponível em: <https://lpi.oregonstate.edu/mic/dietary-factors/phytochemicals/soy-isoflavones>. Acesso em: 22 nov. 2016.

33. CHENG, P.F.; CHEN, J.J.; ZHOU, X.Y. et al. "Do soy isoflavones improve cognitive function in postmenopausal women? A meta-analysis". *Menopause*, v. 22, n. 2, pp. 198-206, 2015. doi:10.1097/GME.0000000000000290.

34. GLEASON, C.E.; FISCHER, B.L.; DOWLING, M.N. et al. "Cognitive effects of soy isoflavones in patients with Alzheimer's disease". *Journal of Alzheimer's Disease*, v. 47, n. 4, pp. 1009-19, 2015. doi:10.3233/JAD-142958.

35. SETCHELL, K.D.; CLERICI, C. "Equol: pharmacokinetics and biological actions". *Journal of Nutrition*, v. 140, n. 7, pp. 1363S-8S, 2010. doi:10.3945/jn.109.119784.

36. FISCHER, K.; MELO VAN LENT, D.; WOLFSGRUBER, S. et al. "Prospective associations between single foods, Alzheimer's dementia and memory decline in the elderly". *Nutrients*, v. 10, n. 7, p. 852, jul. 2018.

37. REHM, J.; HASAN, O.S.M.; BLACK, S.E.; SHIELD, K.D.; SCHWARZINGER, M. "Alcohol use and dementia: a systematic scoping review". *Alzheimer's Research and Therapy*, v. 11, n. 1, p. 1, 2019. doi:10.1186/s13195-018-0453-0.

38. SABIA, S.; FAYOSSE, A.; DUMURGIER, J. et al. "Alcohol consumption and risk of dementia: 23 year followup of Whitehall II cohort study". *BMJ*, v. 362, p. k2927, 2018. doi:10.1136/bmj.k2927.

39. van GELDER BM, BUIJSSE, B.; TIJHUIS, M. et al. "Coffee consumption is inversely associated with cognitive decline in elderly European men: the FINE Study". *European Journal of Clinical Nutrition*, v. 61, n. 2, pp. 226-32, 2007. doi:10.1038/sj.ejcn.1602495.

40. ESKELINEN, M.H.; NGANDU, T.; TUOMILEHTO, J.; SOININEN, H.; KIVIPELTO, M. "Midlife coffee and tea drinking and the risk of late-life dementia: a population-based CAIDE study". *Journal of Alzheimer's Disease*, v. 16, n. 1, pp. 85-91, 2009. doi:10.3233/JAD-2009-0920.

41. WIERZEJSKA, R. "Can coffee consumption lower the risk of Alzheimer's disease and Parkinson's disease? A literature review". *Archives of Medical Science*, v. 13, n. 3, pp. 507-14, 2017. doi:10.5114/aoms.2016.63599.

42. JEE, S.H.; HE, J.; APPEL, L.J.; WHELTON, P.K.; SUH, I.; KLAG, M.J. "Coffee consumption and serum lipids: a meta-analysis of randomized controlled clinical trials". *American Journal of Epidemiology*, v. 153, n. 4, pp. 353-62, 2001. doi:10.1093/aje/153.4.353.

43. WIERZEJSKA, R. "Can coffee consumption lower the risk of Alzheimer's disease and Parkinson's disease? A literature review". *Archives of Medical Science*, v. 13, n. 3, pp. 507-14, 2017. doi:10.5114/aoms.2016.63599.

44. RINALDI de ALVARENGA, J.F.; QUIFER-RADA, P.; FRANCETTO JULIANO, F. et al. "Using extra virgin olive oil to cook vegetables enhances polyphenol and carotenoid extractability: a study applying the *sofrito* technique". *Molecules*, v. 24, n. 8, p. 1555, abr. 2019. doi:10.3390/molecules24081555.

45. KANG, H.; ZHAO, F.; YOU, L. et al. "Pseudo-dementia: a neuropsychological review". *Annals of Indian Academy of Neurology*, v. 17, n. 2, pp. 147-54, 2014. doi:10.4103/0972-2327.132613.

46. DA COSTA, I.M.; FREIRE, M.A.M.; DE PAIVA CAVALCANTI, J.R.L. et al. "Supplementation with *Curcuma longa* reverses neurotoxic and behavioral damage in models of Alzheimer's disease: a systematic review". *Current Neuropharmacology*, v. 17, n. 5, pp. 406-21, 2019. doi:10.2174/0929867325666180117112610.

47. SEDDON, N.; D'CUNHA, M.N.; MELLOR, D.D.; MCKUNE, A.J.; GEORGOUSOPOULOU, E.N.; PANAGIOTAKOS, D.B. et al. "Effects of curcumin on cognitive function — a systematic review of randomized controlled trials". *Exploratory Research and Hypothesis in Medicine*, v. 4, n. 1, p. 1, 2019. doi:10.14218/ERHM.2018.00024.

48. SHOBA, G.; JOY, D.; JOSEPH, T.; MAJEED, M.; RAJENDRAN, R.; SRINIVAS, P.S. "Influence of piperine on the pharmacokinetics of curcumin in animals and human volunteers". *Planta Medica*, v. 64, n. 4, pp. 353-6, 1998. doi:10.1055/s2--z006-957450.

49. NG, T.P.; CHIAM, P.C.; LEE, T.; CHUA, H.C.; LIM, L.; KUA, E.H. "Curry consumption and cognitive function in the elderly". *American Journal of Epidemiology*, v. 164, n. 9, pp. 898-906, 2006. doi:10.1093/aje/kwj267.

50. MATHURANATH, P.S.; GEORGE, A.; RANJITH, N. et al. "Incidence of Alzheimer's disease in India: a ten years followup study". *Neurology India*, v. 60, n. 6, pp. 625-30, 2012. doi:10.4103/0028-3886.105198.

51. PANDIT, C.; SAI LATHA, S.; USHA RANI, T.; ANILAKUMAR, K.R. "Pepper and cinnamon improve cold induced cognitive impairment via increasing non-shivering thermogenesis; a study". *International Journal of Hyperthermia*, v. 35, n. 1, pp. 518-27, 2018. doi:10.1080/02656736.2018.1511835.

52. AKHONDZADEH, S.; SABET, M.S.; HARIRCHIAN, M.H. et al. "Saffron in the treatment of patients with mild to moderate Alzheimer's disease: a 16week, randomized and placebo-controlled trial". *Journal of Clinical Pharmacy and Therapeutics*, v. 35, n. 5, pp. 581-8, 2010. doi:10.1111/j.1365-2710.2009.01133.x.

53. DIEGO, M.A.; JONES, N.A.; FIELD, T. et al. "Aromatherapy positively affects mood, EEG patterns of alertness and math computations". *International Journal of Neuroscience*, v. 96, n. 3-4, pp. 217-24, 1998. doi:10.3109/00207459808986469.

54. MOSS, M.; OLIVER, L. "Plasma 1,8cineole correlates with cognitive performance following exposure to rosemary essential oil aroma". *Therapeutic Advances in Psychopharmacology*, v. 2, n. 3, pp. 103-13, 2012. doi:10.1177/2045125312436573.

55. MOSS, M.; COOK, J.; WESNES, K.; DUCKETT, P. "Aromas of rosemary and lavender essential oils differentially affect cognition and mood in healthy adults". *International Journal of Neuroscience*, v. 113, n. 1, pp. 15-38, 2003. doi:10.1080/00207450390161903.

56. SAENGHONG, N.; WATTANATHORN, J.; MUCHIMAPURA, S. et al. "*Zingiber officinale* improves cognitive function of the middle-aged healthy women". *Evidence-Based Complementary and Alternative Medicine*, v. 2012, p. 383062, 2012. doi:10.1155/2012/383062.

57. ZENG, G.F.; ZHANG, Z.Y.; LU, L.; XIAO, D.Q.; ZONG, S.H.; HE, J.M. "Protective effects of ginger root extract on Alzheimer disease-induced behavioral dysfunction in rats". *Rejuvenation Research*, v. 16, n. 2, pp. 124-33, 2013. doi:10.1089/rej.2012.1389; AZAM, F.; AMER, A.M.; ABULIFA, A.R.; ELZWAWI, M.M. "Ginger components as new leads for the design and development of novel multi-targeted anti-Alzheimer's drugs: a computational investigation". *Drug Design, Development and Therapy*, v. 8, pp. 2045-59, 2014. doi:10.2147/DDDT.S67778.

58. LOPRESTI, A.L. "*Salvia* (sage): a review of its potential cognitive-enhancing and protective effects". *Drugs in R&D*, v. 17, n. 1, pp. 53-64, 2017. doi:10.1007/s40268-016-0157-5.

59. TILDESLEY, N.T.; KENNEDY, D.O.; PERRY, E.K. et al. "*Salvia lavandulaefolia* (Spanish sage) enhances memory in healthy young volunteers". *Pharmacology, Biochemistry, and Behavior*, v. 75, n. 3, pp. 669-74, 2003; TILDESLEY, N.T.; KENNEDY, D.O.; PERRY, E.K.; BALLARD, C.G.; WESNES, K.A.; SCHOLEY, A.B. "Positive modulation of mood and cognitive performance following administration of acute doses of *Salvia lavandulaefolia* essential oil to healthy young volunteers". *Physiology and Behavior*, v. 83, n. 5, pp. 699-709, 2005.

60. KENNEDY, D.O.; PACE, S.; HASKELL, C.; OKELLO, E.J.; MILNE, A.; SCHOLEY, A.B. "Effects of cholinesterase inhibiting sage (*Salvia officinalis*) on mood, anxiety and performance on a psychological stressor battery". *Neuropsychopharmacology*, v. 31, n. 4, pp. 845-52, 2006.

61. MORRIS, M.C.; TANGNEY, C.C.; WANG, Y.; SACKS, F.M.; BENNETT, D.A.; AGGARWAL, N.T. "MIND diet associated with reduced incidence of Alzheimer's disease". *Alzheimer's and Dementia*, v. 11, n. 9, pp. 1007-14, 2015. doi:10.1016/j.jalz.2014.11.009.

62. CHALLA, H.J.; TADI, P.; UPPALURI, K.R. "*DASH Diet (Dietary Approaches to Stop Hypertension)*" [atualizado em 15 maio 2019]. In: StatPearls [internet]. Treasure Island: StatPearls Publishing, jan. 2019-. Disponível em: <https://www.ncbi.nlm.nih.gov/books/NBK482514/>.

63. MORRIS, M.C.; TANGNEY, C.C.; WANG, Y.; SACKS, F.M.; BENNETT, D.A.; Aggarwal, N.T. "MIND diet associated with reduced incidence of Alzheimer's disease". *Alzheimer's and Dementia*, v. 11, n. 9, pp. 1007-14, 2015. doi:10.1016/j.jalz.2014.11.009.

64. HOSKING, D.E.; ERAMUDUGOLLA, R.; CHERBUIN, N.; ANSTEY, K.J. "MIND not Mediterranean diet related to 12year incidence of cognitive impairment in an Australian longitudinal cohort study". *Alzheimer's and Dementia*, v. 15, n. 4, pp. 581-89, 2019. doi:10.1016/j.jalz.2018.12.011.

65. AGARWAL, P.; WANG, Y.; BUCHMAN, A.S.; HOLLAND, T.M.; BENNETT, D.A.; MORRIS, M.C. "MIND diet associated with reduced incidence and delayed progression of Parkinsonism in old age". *Journal of Nutrition, Health and Aging*, v. 22, n. 10, pp. 1211-5, 2018. doi:10.1007/s12603-018-1094-5.

66. MORRIS, M.C.; TANGNEY, C.C.; WANG, Y. et al. "MIND diet slows cognitive decline with aging". *Alzheimer's and Dementia*, v. 11, n. 9, pp. 1015-22, 2015. doi:10.1016/j.jalz.2015.04.011.

67. THEOHARIDES, T.C.; STEWART, J.M.; HATZIAGELAKI, E.; KOLAITIS, G. "BRAIN 'fog', inflammation and obesity: key aspects of neuropsychiatric disorders improved by luteolin". *Frontiers in Neuroscience*, v. 9, p. 225, 2015. doi:10.3389/fnins.2015.00225.

68. RAO, S.S.C.; REHMAN, A.; YU, S.; ANDINO, N.M. "Brain fogginess, gas and bloating: a link between SIBO, probiotics and metabolic acidosis". *Clinical and Translational Gastroenterology*, v. 9, n. 6, pp. 162, 2018.

69. HARPER, L.; BOLD, J. "An exploration into the motivation for gluten avoidance in the absence of coeliac disease". *Gastroenterology and Hepatology from Bed to Bench*, v. 11, n. 3, pp. 259-68, 2018.

70. KATO-KATAOKA, A.; SAKAI, M.; EBINA, R.; NONAKA, C.; ASANO, T.; MIYAMORI, T. "Soybean-derived phosphatidylserine improves memory function of the elderly Japanese subjects with memory complaints". *Journal of Clinical Biochemistry and Nutrition*, v. 47, n. 3, pp. 246-55, 2010. doi:10.3164/jcbn.10-62.

71. FIORAVANTI, M.; BUCKLEY, A.E. "Citicoline (Cognizin) in the treatment of cognitive impairment". *Clinical Interventions in Aging*, v. 1, n. 3, pp. 247-51, 2006. doi:10.2147/ciia.2006.1.3.247.

7. TRANSTORNO OBSESSIVO-COMPULSIVO: NAC, GLICINA E OS PERIGOS DA ORTOREXIA NERVOSA [pp. 146-66]

1. GOODWIN, G.M. "The overlap between anxiety, depression, and obsessive-compulsive disorder". *Dialogues in Clinical Neuroscience*, v. 17, n. 3, pp. 249-60, 2015.

2. PALLANTI, S.; GRASSI, G.; SARRECCHIA, E.D.; CANTISANI, A.; PELLEGRINI, M. "Obsessive-compulsive disorder comorbidity: clinical assessment and therapeutic implications". *Frontiers in Psychiatry*, v. 2, 2011. doi:10.3389/fpsyt.2011.00070.

3. KANTAK, P.A.; BOBROW, D.N.; NYBY, J.G. "Obsessive-compulsive-like behaviors in house mice are attenuated by a probiotic (*Lactobacillus rhamnosus* GG)". *Behavioural Pharmacology*, v. 25, n. 1, pp. 71-9, 2014. doi:10.1097/fbp.0000000000000013.

4. JUNG, T.D.; JUNG, P.S.; RAVEENDRAN, L. et al. "Changes in gut microbiota during development of compulsive checking and locomotor sensitization induced by chronic treatment with the dopamine agonist quinpirole". *Behavioural Pharmacology*, v. 29, n. 2-3, edição especial, pp. 211-24, 2018.

5. TURNA, J.; GROSMAN KAPLAN, K.; ANGLIN, R.; Van AMERINGEN, M. "'What's bugging the gut in OCD?' A review of the gut microbiome in obsessive-compulsive disorder". *Depression and Anxiety*, v. 33, n. 3, pp. 171-8, 2015. doi:10.1002/da.22454.

6. GUSTAFSSON, P.E.; GUSTAFSSON, P.A.; IVARSSON, T.; NELSON, N. "Diurnal cortisol levels and cortisol response in youths with obsessive-compulsive disorder". *Neuropsychobiology*, v. 57, n. 1-2, pp. 14-21, 2008. doi:10.1159/000123117.

7. REES, J.C. "Obsessive-compulsive disorder and gut microbiota dysregulation". *Medical Hypotheses*, v. 82, n. 2, pp. 163-6, 2014. doi:10.1016/j.mehy.2013.11.026.

8. REAL, E.; LABAD, J.; ALONSO, P. et al. "Stressful life events at onset of obsessive-compulsive disorder are associated with a distinct clinical pattern". *Depression and Anxiety*, v. 28, n. 5, pp. 367-76, 2011. doi:10.1002/da.20792.

9. HOLTON, K.F.; COTTER, E.W. "Could dietary glutamate be contributing to the symptoms of obsessive-compulsive disorder?" *Future Science OA*, v. 4, n. 3, p. FSO277, 2018. doi:10.4155/fsoa-2017-0105.

10. VLČEK, P.; POLÁK, J.; BRUNOVSKY, M.; HORAČEK, J. "Correction: role of glutamatergic system in obsessive-compulsive disorder with possible therapeutic implications". *Pharmacopsychiatry*, v. 51, n. 6, p. e-3, 2017. doi:10.1055/s0043-121511.

11. PITTENGER, C.; BLOCH, M.H.; WILLIAMS, K. "Glutamate abnormalities in obsessive compulsive disorder: neurobiology, pathophysiology, and treatment". *Pharmacology and Therapeutics*, v. 132, n. 3, pp. 314-32, 2011. doi:10.1016/j.pharmthera.2011.09.006.

12. LI, Y.; ZHANG, C.C.; WEIDACKER, K. et al. "Investigation of anterior cingulate cortex gamma-aminobutyric acid and glutamate-glutamine levels in obsessive-compulsive disorder using magnetic resonance spectroscopy". *BMC Psychiatry*, v. 19, n. 1, 2019. doi:10.1186/s12888-019-2160-1.

13. RODRIGO, L.; ALVAREZ, N.; FERNANDEZ-BUSTILLO, E.; SALAS-PUIG, J.; HUERTA, M.; HERNANDEZ-LAHOZ, C. "Efficacy of a gluten-free diet in the Gilles de la Tourette syndrome: a pilot study". *Nutrients*, v. 10, n. 5, p. 573, 2018. doi:10.3390/nu10050573.

14. PENNISI, M.; BRAMANTI, A.; CANTONE, M.; PENNISI, G.; BELLA, R.; LANZA, G. "Neurophysiology of the 'celiac brain': disentangling gut-brain connections". *Frontiers in Neuroscience*, v. 11, 2017. doi:10.3389/fnins.2017.00498.

15. WEISS, A.P.; JENIKE, M.A. "Late-onset obsessive-compulsive disorder". *Journal of Neuropsychiatry and Clinical Neurosciences*, v. 12, n. 2, pp. 265-8, 2000. doi:10.1176/jnp.12.2.265.

16. WRIGHT, R.A.; ARNOLD, M.B.; WHEELER, W.J.; ORNSTEIN, P.L.; SCHOEPP, D.D. "[3H] LY341495 binding to group II metabotropic glutamate receptors in rat brain". *Journal of Pharmacology and Experimental Therapeutics*, v. 298, n. 2, pp. 453-60, 2001.

17. BERK, M.; NG, F.; DEAN, O.; DODD, S.; BUSH, A.I. "Glutathione: a novel treatment target in psychiatry". *Trends in Pharmacological Sciences*, v. 29, n. 7, pp. 346-51, 2008. doi:10.1016/j.tips.2008.05.001; NG, F.; BERK, M.; DEAN, O.; BUSH, A.I. "Oxidative stress in psychiatric disorders: evidence base and therapeutic implications". *International Journal of Neuropsychopharmacology*, v. 11, n. 6, 2008. doi:10.1017/s1461145707008401.

18. GHANIZADEH, A.; MOHAMMADI, M.R.; BAHRAINI, S.; KESHAVARZI, Z.; FIROOZABADI, A.; ALAVI SHOSHTARI, A. "Efficacy of Nacetylcysteine augmentation on obsessive compulsive disorder: a multicenter randomized double blind placebo controlled clinical trial". *Iranian Journal of Psychiatry*, v. 12, n. 2, pp. 134-41, 2017.

19. LAFLEUR, D.L.; PITTENGER, C.; KELMENDI, B. et al. "Nacetylcysteine augmentation in serotonin reuptake inhibitor refractory obsessive-compulsive disorder". *Psychopharmacology*, v. 184, n. 2, pp. 254-6, 2005. doi:10.1007/s00213-005-0246-6.

20. GRANT, J.E.; ODLAUG, B.L.; WON KIM, S. "Nacetylcysteine, a glutamate modulator, in the treatment of trichotillomania". *Archives of General Psychiatry*, v. 66, n. 7, p. 756, 2009. doi:10.1001/archgenpsychiatry.2009.60.

21. BERK, M.; JEAVONS, S.; DEAN OM, et al. "Nail-biting stuff? The effect of Nacetyl cysteine on nail-biting". *CNS Spectrums*, v. 14, n. 7, pp. 357-60, 2009. doi:10.1017/s1092852900023002; ODLAUG, B.L.; GRANT, J.E. "Nacetyl cysteine in the treatment of grooming disorders". *Journal of Clinical Psychopharmacology*, v. 27, n. 2, pp. 227-9, 2007. doi:10.1097/01.jcp.0000264976.86990.00; BRAUN, T.L.; PATEL, V.; DEBORD, L.C.; ROSEN, T. "A review of Nacetylcysteine in the treatment of grooming disorders". *International Journal of Dermatology*, v. 58, n. 4, pp. 502-10, 2019. doi:10.1111/ijd.14371.

22. FREY, R.; METZLER, D.; FISCHER, P. et al. "Myo-inositol in depressive and healthy subjects determined by frontal 1Hmagnetic resonance spectroscopy at 1.5 tesla". *Journal of Psychiatric Research*, v. 32, n. 6, pp. 411-20, 1998. doi:10.1016/s0022-3956(98)00033-8.

23. FISHER, S.K.; HEACOCK, A.M.; AGRANOFF, B.W. "Inositol lipids and signal transduction in the nervous system: an update". *Journal of Neurochemistry*, v. 58, n. 1, pp. 18-38, 1992. doi:10.1111/j.1471-4159.1992.tb09273.x.

24. EINAT, H.; BELMAKER, R. "The effects of inositol treatment in animal models of psychiatric disorders". *Journal of Affective Disorders*, v. 62, n. 1-2, pp. 113-21, 2001. doi:10.1016/s0165-0327(00)00355-4.

25. FUX, M.; LEVINE, J.; AVIV, A.; BELMAKER, R.H. "Inositol treatment of obsessive-compulsive disorder". *American Journal of Psychiatry*, v. 153, n. 9, pp. 1219-21, 1996. doi:10.1176/ajp.153.9.1219.

26. FUX, M.; BENJAMIN, J.; BELMAKER, R.H. "Inositol versus placebo augmentation of serotonin reuptake inhibitors in the treatment of obsessive-compulsive disorder: a double-blind cross-over study". *International Journal of Neuropsychopharmacology*, v. 2, n. 3, pp. 193-5, 1999. doi:10.1017/s1461145799001546.

27. ALBELDA, N.; BARON, N.; JOEL, D. "The role of NMDA receptors in the signal attenuation rat model of obsessive-compulsive disorder". *Psychopharmacology*, v. 210, n. 1, pp. 13-24, 2010. doi:10.1007/s00213-010-18089; SINGER, H.S.; MORRIS, C.; GRADOS, M. "Glutamatergic modulatory therapy for Tourette syndrome". *Medical Hypotheses*, v. 74, n. 5, pp. 862-7, 2010. doi:10.1016/j.mehy.2009.11.028.

28. GREENBERG, W.M.; BENEDICT, M.M.; DOERFER, J. et al. "Adjunctive glycine in the treatment of obsessive-compulsive disorder in adults". *Journal of Psychiatric Research*, v. 43, n. 6, pp. 664-70, 2009. doi:10.1016/j.jpsychires.2008.10.007.

29. CLEVELAND, W.L.; DELAPAZ, R.L.; FAWWAZ, R.A.; CHALLOP, R.S. "High-dose glycine treatment of refractory obsessive-compulsive disorder and body dysmorphic disorder in a 5year period". *Neural Plasticity*, v. 2009, pp. 1-25, 2009. doi:10.1155/2009/768398.

30. MAZZIO, E.; HARRIS, N.; SOLIMAN, K. "Food constituents attenuate monoamine oxidase activity and peroxide levels in C6 astrocyte cells". *Planta Medica*, v. 64, n. 7, pp. 603-6, 1998. doi:10.1055/s2006-957530.

31. SAYYAH, M.; BOOSTANI, H.; PAKSERESHT, S.; MALAYERI, A. "Comparison of *Silybum marianum* (L.) Gaertn. with fluoxetine in the treatment of obsessive-compulsive disorder". *Progress in Neuro-Psychopharmacology and Biological Psychiatry*, v. 34, n. 2, pp. 362-5, 2010. doi:10.1016/j.pnpbp.2009.12.016.

32. HERMESH, H.; WEIZMAN, A.; SHAHAR, A.; MUNITZ, H. "Vitamin B12 and folic acid serum levels in obsessive compulsive disorder". *Acta Psychiatrica Scandinavica*, v. 78, n. 1, pp. 8-10, 1988. doi:10.1111/j.1600-0447.1988.tb06294.x; OZDEMIR, O.; TURKSOY, N.; BILICI, R. et al. "Vitamin B12, folate, and homocysteine levels in patients with obsessive-compulsive disorder". *Neuropsychiatric Disease and Treatment*, p. 1671, set. 2014. doi:10.2147/ndt.s67668.

33. SHARMA, V.; BISWAS, D. "Cobalamin deficiency presenting as obsessive compulsive disorder: case report". *General Hospital Psychiatry*, v. 34, n. 5, pp. 578.e7-578.e8, 2012. doi:10.1016/j.genhosppsych.2011.11.006.

34. WATANABE, F.; YABUTA, Y.; BITO, T.; TENG F. "Vitamin B12-containing plant food sources for vegetarians". *Nutrients*, v. 6, n. 5, pp. 1861-73, 2014. doi:10.3390/nu6051861.

35. WATANABE, F.; KATSURA, H.; TAKENAKA, S. et al. "Pseudovitamin B12 is the

predominant cobamide of an algal health food, spirulina tablets". *Journal of Agricultural and Food Chemistry*, v. 47, n. 11, pp. 4736-41, 1999. doi:10.1021/jf990541b.

36. CHIMAKURTHY, J.; MURTHY, T.E. "Effect of curcumin on quinpirole induced compulsive checking: an approach to determine the predictive and construct validity of the model". *North American Journal of Medical Sciences*, v. 2, n. 2, pp. 81-6, 2010.

37. DEPA, J.; BARRADA, J.; RONCERO, M. "Are the motives for food choices different in orthorexia nervosa and healthy orthorexia?" *Nutrients*, v. 11, n. 3, p. 697, 2019. doi:10.3390/nu11030697.

38. TURNER, P.G.; LEFEVRE, C.E. "Instagram use is linked to increased symptoms of orthorexia nervosa". *Eating and Weight Disorders — Studies on Anorexia, Bulimia and Obesity*, v. 22, n. 2, pp. 277-84, 2017. doi:10.1007/s40519-017-03642.

39. CONTESINI, N.; ADAMI, F.; BLAKE, M. et al. "Nutritional strategies of physically active subjects with muscle dysmorphia". *International Archives of Medicine*, v. 6, n. 1, p. 25, 2013. doi:10.1186/1755-7682625.

40. Posicionamento da American Dietetic Association, Dietitians of Canada e do American College of Sports Medicine: Nutrição e desempenho atlético. *Journal of the American Dietetic Association*. 2009, v. 109, n. 3, pp. 509-27. doi: 10.1016/j.jada.2009.01.005.

8. INSÔNIA E CANSAÇO: CAPSAICINA, CAMOMILA E AS DIETAS ANTI-INFLAMATÓRIAS [pp. 167-87]

1. BHASKAR, S.; HEMAVATHY, D.; PRASAD, S. "Prevalence of chronic insomnia in adult patients and its correlation with medical comorbidities". *Journal of Family Medicine and Primary Care*, v. 5, n. 4, p. 780, 2016. doi:10.4103/2249-4863.201153.

2. DIKEOS, D.; GEORGANTOPOULOS, G. "Medical comorbidity of sleep disorders". *Current Opinion in Psychiatry*, v. 24, n. 4, pp. 346-54, 2011. doi:10.1097/yco.0b013e3283473375.

3. LI, Y.; HAO, Y.; FAN, F.; ZHANG, B. "The role of microbiome in insomnia, circadian disturbance and depression". *Frontiers in Psychiatry*, v. 9, 2018. doi:10.3389/fpsyt.2018.00669.

4. DAVIES, S.K.; ANG, J.E.; REVELL, V.L. et al. "Effect of sleep deprivation on the human metabolome". *Proceedings of the National Academy of Sciences of the United States of America*, v. 111, n. 29, pp. 10761-6, 2014. doi:10.1073/pnas.1402663111.

5. JOHNSTON, J.D.; ORDOVAS, J.M.; SCHEER, F.A., TUREK, F.W. "Circadian rhythms, metabolism, and chrononutrition in rodents and humans". *Advances in Nutrition*, v. 7, n. 2, pp. 399-406, 2016. doi:10.3945/an.115.010777.

6. THAISS, C.A.; ZEEVI, D.; LEVY, M. et al. "Transkingdom control of microbiota diurnal oscillations promotes metabolic homeostasis". *Cell*, v. 159, n. 3, pp. 514-29, 2014. doi:10.1016/j.cell.2014.09.048.

7. THAISS, C.A.; LEVY, M.; KOREM, T. et al. "Microbiota diurnal rhythmicity programs host transcriptome oscillations". *Cell*, v. 167, n. 6, pp. 1495-1510.e12, 2016. doi:10.1016/j.cell.2016.11.003.

8. THAISS et al. "Transkingdom control of microbiota diurnal oscillations promotes metabolic homeostasis". *Cell*, v. 159, n. 3, pp. 514-29, 2014. doi:10.1016/j.cell.2014.09.048.

9. KUNZE, K.N.; HANLON, E.C.; PRACHAND, V.N.; BRADY, M.J. "Peripheral circadian misalignment: contributor to systemic insulin resistance and potential intervention to improve bariatric surgical outcomes". *American Journal of Physiology. Regulatory, Integrative and Comparative Physiology*, v. 311, n. 3, pp. R558-R563, 2016. doi:10.1152/ajpregu.00175.2016.

10. POROYKO, V.A.; CARRERAS, A.; KHALYFA, A. et al. "Chronic sleep disruption alters gut microbiota, induces systemic and adipose tissue inflammation and insulin resistance in mice". *Scientific Reports*, v. 6, n. 1, 2016. doi:10.1038/srep35405.

11. VANUYTSEL, T.; van WANROOY, S.; VANHEEL, H. et al. "Psychological stress and corticotropin-releasing hormone increase intestinal permeability in humans by a mast cell-dependent mechanism". *Gut*, v. 63, n. 8, pp. 1293-9, 2013. doi:10.1136/gutjnl-2013-305690.

12. "A Demographic Profile of U.S. Workers Around the Clock". Site do Population Reference Bureau, 18 set. 2008. Disponível em: <https://www.prb.org/workingaroundtheclock/>. Acesso em: 3 out. 2019.

13. REYNOLDS, A.C.; PATERSON, J.L.; FERGUSON, S.A.; STANLEY, D.; WRIGHT, K.P. Jr; DAWSON, D. "The shift work and health research agenda: considering changes in gut microbiota as a pathway linking shift work, sleep loss and circadian misalignment, and metabolic disease". *Sleep Medicine Reviews*, v. 34, pp. 3-9, 2017. doi:10.1016/j.smrv.2016.06.009.

14. KATAGIRI, R.; ASAKURA, K.; KOBAYASHI, S.; SUGA, H.; SASAKI, S. "Low intake of vegetables, high intake of confectionary, and unhealthy eating habits are associated with poor sleep quality among middle-aged female Japanese workers". *Journal of Occupational Health*, v. 56, n. 5, pp. 359-68, 2014. doi:10.1539/joh.14-0051-oa.

15. AFAGHI, A.; O'CONNOR, H.; CHOW, C.M. "High-glycemic-index carbohydrate meals shorten sleep onset". *American Journal of Clinical Nutrition*, v. 85, n. 2, pp. 426-30, 2007. doi:10.1093/ajcn/85.2.426.

16. ST-ONGE, M.-P.; ROBERTS, A.; SHECHTER, A.; CHOUDHURY, A.R. "Fiber and saturated fat are associated with sleep arousals and slow wave sleep". *Journal of Clinical Sleep Medicine*, v. 12, n. 1, pp. 19-24, 2016. doi:10.5664/jcsm.5384.

17. SHECHTER, A.; O'KEEFFE, M.; ROBERTS, A.L.; ZAMMIT, G.K.; CHOUDHURY, A.R.; ST-ONGE, M.-P. "Alterations in sleep architecture in response to experimental sleep curtailment are associated with signs of positive energy balance". *American Journal of Physiology. Regulatory, Integrative and Comparative Physiology*, v. 303, n. 9, pp. R883-R889, 2012. doi:10.1152/ajpregu.00222.2012.

18. GRANDNER, M.A.; JACKSON, N.; GERSTNER, J.R.; KNUTSON, K.L. "Dietary nutrients associated with short and long sleep duration. Data from a nationally representative sample". *Appetite*, v. 64, pp. 71-80, 2013.

19. SHEEHAN, C.M.; FROCHEN, S.E.; WALSEMANN, K.M.; AILSHIRE, J.A. "Are U.S. adults reporting less sleep? Findings from sleep duration trends in the National Health Interview Survey, 2004-2017". *Sleep*, v. 42, n. 2, 2018. doi:10.1093/sleep/zsy221.

20. RIBEIRO, J.A.; SEBASTIÃO, A.M. "Caffeine and adenosine". *Journal of Alzheimer's Disease*, v. 20, n. s1, pp. S3-15, 2010. doi:10.3233/JAD-2010-1379.

21. DRAKE, C.; ROEHRS, T.; SHAMBROOM, J.; ROTH, T. "Caffeine effects on sleep taken 0, 3, or 6 hours before going to bed". *Journal of Clinical Sleep Medicine*, nov. 2013. doi:10.5664/jcsm.3170.

22. POOLE, R.; KENNEDY, O.J.; RODERICK, P.; FALLOWFIELD, J.A.; HAYES, P.C.; PARKES, J. "Coffee consumption and health: umbrella review of meta-analyses of multiple health outcomes". *BMJ*, p. j5024, nov. 2017. doi:10.1136/bmj.j5024.

23. ROEHRS, T. "Ethanol as a hypnotic in insomniacs: self administration and effects on sleep and mood". *Neuropsychopharmacology*, v. 20, n. 3, pp. 279-86, 1999. doi:10.1016/s0893-133x(98)00068-2.

24. FEIGE, B.; GANN, H.; BRUECK, R. et al. "Effects of alcohol on polysomnographically recorded sleep in healthy subjects". *Alcoholism: Clinical and Experimental Research*, v. 30, n. 9, pp. 1527-37, 2006. doi:10.1111/j.1530-0277.2006.00184.x.

25. CHAN, J.K.M.; TRINDER, J.; ANDREWES, H.E.; COLRAIN, I.M.; NICHOLAS, C.L. "The acute effects of alcohol on sleep architecture in late adolescence". *Alcoholism: Clinical and Experimental Research*, v. 37, n. 10, pp. 1720-8, out. 2013. doi:10.1111/acer.12141.

26. ROSALES-LAGARDE, A.; ARMONY, J.L.; del RIO-PORTILLA, Y.; TREJO-MARTINEZ, D.; CONDE, R.; CORSI-CABRERA, M. "Enhanced emotional reactivity after selective REM sleep deprivation in humans: an fMRI study". *Frontiers in Behavioral Neuroscience*, v. 6, 2012. doi:10.3389/fnbeh.2012.00025.

27. LOWE, P.P.; GYONGYOSI, B.; SATISHCHANDRAN, A. et al. "Reduced gut microbiome protects from alcohol-induced neuroinflammation and alters intestinal and brain inflammasome expression". *Journal of Neuroinflammation*, v. 15, n. 1, 2018. doi:10.1186/s12974-018-1328-9; GORKY, J.; SCHWABER, J. "The role of the gut-brain axis in alcohol use disorders". *Progress in Neuro-Psychopharmacology and Biological Psychiatry*, v. 65, pp. 234-41, 2016. doi:10.1016/j.pnpbp.2015.06.013.

28. DECOEUR, F.; BENMAMAR-Badel, A.; LEYROLLE, Q.; PERSILLET, M.; LAYE, S.; NADJAR, A. "Dietary N-3 PUFA deficiency affects sleep-wake activity in basal condition and in response to an inflammatory challenge in mice". *Brain, Behavior, and Immunity*, maio 2019. doi:10.1016/j.bbi.2019.05.016; ALZOUBI, K.H.; MAYYAS, F.; ABU ZAMZAM, H.I. "Omega-3 fatty acids protects against chronic sleep-deprivation induced memory impairment". *Life Sciences*, v. 227, pp. 1-7, 2019. doi:10.1016/j.lfs.2019.04.028.

29. JAHANGARD, L.; SADEGHI, A.; AHMADPANAH, M. et al. "Influence of adjuvant omega-3-polyunsaturated fatty acids on depression, sleep, and emotion regulation among outpatients with major depressive disorders: results from a double-blind, randomized and placebo-controlled clinical trial". *Journal of Psychiatric Research*, v. 107, pp. 48-56, 2018. doi:10.1016/j.jpsychires.2018.09.016.

30. YEHUDA, S.; RABINOVITZ, S.; MOSTOFSK, D.I. "Essential fatty acids and sleep: mini-review and hypothesis". *Medical Hypotheses*, v. 50, n. 2, pp. 139-45, 1998. doi:10.1016/s0306-9877(98)90200-6.

31. URADE, Y.; HAYAISHI, O. "Prostaglandin D2 and sleep/wake regulation". *Sleep Medicine Reviews*, v. 15, n. 6, pp. 411-8, 2011. doi:10.1016/j.smrv.2011.08.003; ZHANG, H.; HAMILTON, J.H.; SALEM, N.; KIM, H.Y. "N-3 fatty acid deficiency in the rat pineal gland: effects on phospholipid molecular species composition and endogenous levels of melatonin and lipoxygenase products". *Journal of Lipid Research*, v. 39, n. 7, pp. 1397--403, 1998.

32. PAPANDREOU, C. "Independent associations between fatty acids and sleep quality among obese patients with obstructive sleep apnoea syndrome". *Journal of Sleep Research*, v. 22, n. 5, pp. 569-72, 2013. doi:10.1111/jsr.12043.

33. HARTMANN, E. "Effects of L-tryptophan on sleepiness and on sleep". *Journal of Psychiatric Research*, v. 17, n. 2, pp. 107-13, 1982. doi:10.1016/0022-3956(82)90012-7.

34. ESTEBAN, S.; NICOLAUS, C.; GARMUNDI, A. et al. "Effect of orally administered l-tryptophan on serotonin, melatonin, and the innate immune response in the rat". *Molecular and Cellular Biochemistry*, v. 267, n. 1-2, pp. 39-46, 2004. doi:10.1023/b:mcbi.0000049363.97713.74.

35. MIYAKE, M.; KIRISAKO, T.; KOKUBO, T. et al. "Randomised controlled trial of the effects of L-ornithine on stress markers and sleep quality in healthy workers". *Nutrition Journal*, v. 13, n. 1, 2014. doi:10.1186/1475-2891-13-53.

36. ADIB-HAJBAGHERY, M.; MOUSAVI, S.N. "The effects of chamomile extract on sleep quality among elderly people: a clinical trial". *Complementary Therapies in Medicine*, v. 35, pp. 109-14, 2017. doi:10.1016/j.ctim.2017.09.010.

37. HIEU, T.H.; DIBAS, M.; SURYA DILA, K.A.; et al. "Therapeutic efficacy and safety of chamomile for state anxiety, generalized anxiety disorder, insomnia, and sleep quality: a systematic review and meta-analysis of randomized trials and quasi-randomized trials". *Phytotherapy Research*, v. 33, n. 6, pp. 1604-15, 2019. doi:10.1002/ptr.6349.

38. AVALLONE, R.; ZANOLI, P.; CORSI, L.; CANNAZZA, G.; BARALDI, M. "Benzodiazepine-like compounds and GABA in flower heads of *Matricaria chamomilla*". *Phytotherapy Research*, v. 10, pp. S177-9, 1996.

39. ZENG, Y.; PU, X.; YANG, J. et al. "Preventive and therapeutic role of functional ingredients of barley grass for chronic diseases in human beings". *Oxidative Medicine and Cellular Longevity*, v. 2018, pp. 1-15, 2018. doi:10.1155/2018/3232080.

40. Id., ibid.

41. CHANANA, P.; KUMAR, A. "GABA-BZD receptor modulating mechanism of *Panax quinquefolius* against 72-h sleep deprivation induced anxiety like behavior: possible roles of oxidative stress, mitochondrial dysfunction and neuroinflammation". *Frontiers in Neuroscience*, v. 10, 2016. doi:10.3389/fnins.2016.00084.

42. CHU, Q.-P.; WANG, L.-E.; CUI, X.-Y. et al. "Extract of *Ganoderma lucidum* potentiates pentobarbital-induced sleep via a GABAergic mechanism". *Pharmacology Biochemistry and Behavior*, v. 86, n. 4, pp. 693-8, 2007. doi:10.1016/j.pbb.2007.02.015.

43. KIM, H.D.; HONG, K.-B.; NOH, D.O.; SUH, H.J. "Sleep-inducing effect of lettuce (*Lactuca sativa*) varieties on pentobarbital-induced sleep". *Food Science and Biotechnology*, v. 26, n. 3, pp. 807-14, 2017. doi:10.1007/s10068-017-0107-1.

44. KELLEY, D.; ADKINS, Y.; LAUGERO, K. "A review of the health benefits of cherries". *Nutrients*, v. 10, n. 3, p. 36, 2018. doi:10.3390/nu10030368.

45. PIGEON, W.R.; CARR, M.; GORMAN, C.; PERLIS, M.L. "Effects of a tart cherry juice beverage on the sleep of older adults with insomnia: a pilot study". *Journal of Medicinal Food*, v. 13, n. 3, pp. 579-83, 2010. doi:10.1089/jmf.2009.0096.

46. LOSSO, J.N.; FINLEY, J.W.; KARKI, N. et al. "Pilot study of the tart cherry juice for the treatment of insomnia and investigation of mechanisms". *American Journal of Therapeutics*, v. 25, n. 2, pp. e194-201, 2018. doi:10.1097/mjt.0000000000000584.

47. SEARS, B. "Anti-inflammatory diets". *Journal of the American College of Nutrition*, v. 34, n. s1, pp. 14-21, 2015. doi:10.1080/07315724.2015.1080105.

48. PEREZ-JIMENEZ, J.; NEVEU, V.; VOS, F.; SCALBERT, A. "Identification of the 100 richest dietary sources of polyphenols: an application of the Phenol-Explorer database". *European Journal of Clinical Nutrition*, v. 64, n.S3, pp. S112-20, 2010. doi:10.1038/ejcn.2010.221.

49. MELLEN, P.B.; DANIEL, K.R.; BROSNIHAN, K.B.; HANSEN, K.J.; HERRINGTON, D.M. "Effect of muscadine grape seed supplementation on vascular function in subjects with or at risk for cardiovascular disease: a randomized crossover trial". *Journal of the American College of Nutrition*, v. 29, n. 5, pp. 469-75, 2010.

50. RICKER, M.A.; HAAS, W.C. "Anti-inflammatory diet in clinical practice: a review". *Nutrition in Clinical Practice*, v. 32, n. 3, pp. 318-25, 2017. doi:10.1177/0884533617700353.

51. JOSEPH, P.; ABEY, S.; HENDERSON, W. "Emerging role of nutri-epigenetics in inflammation and cancer". *Oncology Nursing Forum*, v. 43, n. 6, pp. 784-8, 2016. doi:10.1188/16.onf.784-788.

52. COX, I.M.; CAMPBELL, M.J.; DOWSON, D. "Red blood cell magnesium and chronic fatigue syndrome". *Lancet*, v. 337, n. 8744, pp. 757-60, 1991. doi:10.1016/0140-6736(91)91371-z.

53. CHENG, S.-M.; YANG, D.-Y.; LEE, C.-P. et al. "Effects of magnesium sulfate on dynamic changes of brain glucose and its metabolites during a short-term forced swimming in gerbils". *European Journal of Applied Physiology*, v. 99, n. 6, pp. 695-9, 2007. doi:10.1007/s00421-006-0374-7.

54. WATKINS, J.H.; NAKAJIMA, H.; HANAOKA, K.; ZHAO, L.; IWAMOTO, T.; OKABE, T. "Effect of zinc on strength and fatigue resistance of amalgam". *Dental Materials*, v. 11, n. 1, pp. 24-33, 1995. doi:10.1016/0109-5641(95)80005-0; RIBEIRO, S.M.F.; BRAGA, C.B.M.; PERIA, F.M.; MARTINEZ, E.Z.; ROCHA, J.J.R.D.; CUNHA, S.F.C. "Effects of zinc supplementation on fatigue and quality of life in patients with colorectal cancer". *Einstein* (São Paulo), v. 15, n. 1, pp. 24-8, 2017. doi:10.1590/s1679-45082017ao3830.

55. HEAP, L.C.; PETERS, T.J.; WESSELY, S. "Vitamin B status in patients with chronic fatigue syndrome". *Journal of the Royal Society of Medicine*, v. 92, n. 4, pp. 183-5, 1999.

56. KIRKSEY, A.; MORRE, D.M.; WASYNCZUK, A.Z. "Neuronal development in vitamin B6 deficiency". *Annals of the New York Academy of Sciences*, v. 585, n. 1 (Vitamin B6), pp. 202-18, 1990. doi:10.1111/j.1749-6632.1990.tb28054.x.

57. JACOBSON, W.; SAICH, T.; BORYSIEWICZ, L.K.; BEHAN, W.M.H.; BEHAN, P.O.; WREGHITT, T.G. "Serum folate and chronic fatigue syndrome". *Neurology*, v. 43, n. 12, pp. 2645- 7, 1993. DOI:10.1212/wnl.43.12.2645.

58. MAHMOOD, L. "The metabolic processes of folic acid and vitamin B12 deficiency". *Journal of Health Research and Reviews*, v. 1, n. 1, p. 5, 2014. doi:10.4103/2394-2010.143318.

59. TWEET, M.S.; POLGA, K.M. "44-year-old man with shortness of breath, fatigue, and paresthesia". *Mayo Clinic Proceedings*, v. 85, n. 12, pp. 1148-51, 2010. doi:10.4065/mcp.2009.0662.

60. HUIJTS, M.; DUITS, A.; STAALS, J.; van OOSTENBRUGGE, R.J. "Association of vitamin B12 deficiency with fatigue and depression after lacunar stroke" (Org. L.J. de WINDT). *PLoS One*, v. 7, n. 1, p. e30519, 2012. doi:10.1371/journal.pone.0030519.

61. CHAN, C.Q.H.; LOW, L.L.; LEE, K.H. "Oral vitamin B12 replacement for the treatment of pernicious anemia". *Frontiers in Medicine*, v. 3, 2016. doi:10.3389/fmed.2016.00038.

62. "Does vitamin C influence neurodegenerative diseases and psychiatric disorders?". *Nutrients*, v. 9, n. 7, p. 659, 2017. doi:10.3390/nu9070659.

63. ANJUM, I.; JAFFERY, S.S.; FAYYAZ, M.; SAMOO, Z.; ANJUM, S. "The role of vitamin D in brain health: a mini literature review". *Cureus*, jul. 2018. doi:10.7759/cureus.2960.

64. NEALE, R.E.; KHAN, S.R.; LUCAS, R.M.; WATERHOUSE, M.; WHITEMAN, D.C.; OLSEN, C.M. "The effect of sunscreen on vitamin D: a review". *British Journal of Dermatology*, jul. 2019. doi:10.1111/bjd.17980.

65. TRABER, M.G. "Vitamin E inadequacy in humans: causes and consequences". *Advances in Nutrition*, v. 5, n. 5, pp. 503-14, 2014. doi:10.3945/an.114.006254.

66. HSU, Y.-J.; HUANG, W.-C.; CHIU, C.-C. et al. "Capsaicin supplementation reduces physical fatigue and improves exercise performance in mice". *Nutrients*, v. 8, n. 10, p. 648, 2016. doi:10.3390/nu8100648.

67. JANSSENS, P.L.H.R.; HURSEL, R.; MARTENS, E.A.P.; WESTERTERP-PLANTENGA, M.S. "Acute effects of capsaicin on energy expenditure and fat oxidation in negative

energy balance" (Org. D. TOME). *PLoS One*, v. 8, n. 7, p. e67786, 2013. doi:10.1371/journal.pone.0067786.

68. FATTORI, V.; HOHMANN, M.; ROSSANEIS, A.; PINHO-RIBEIRO, F.; VERRI, W. "Capsaicin: current understanding of its mechanisms and therapy of pain and other pre-clinical and clinical uses". *Molecules*, v. 21, n. 7, p. 844, 2016. doi:10.3390/molecules21070844.

69. ZHENG, J.; ZHENG, S.; FENG, Q.; ZHANG, Q.; XIAO, X. "Dietary capsaicin and its anti-obesity potency: from mechanism to clinical implications". *Bioscience Reports*, v. 37, n. 3, p. BSR20170286, 2017. doi:10.1042/bsr20170286.

70. GREGERSEN, N.T.; BELZA, A.; JENSEN, M.G.; et al. "Acute effects of mustard, horseradish, black pepper and ginger on energy expenditure, appetite, ad libitum energy intake and energy balance in human subjects". *British Journal of Nutrition*, v. 109, n. 3, pp. 556-63, 2012. doi:10.1017/s0007114512001201.

71. RAHMAN, M.; YANG, D.K.; KIM, G.-B.; LEE, S.-J.; KIM, S.-J. "*Nigella sativa* seed extract attenuates the fatigue induced by exhaustive swimming in rats". *Biomedical Reports*, v. 6, n. 4, pp. 468-74, 2017. doi:10.3892/br.2017.866; YIMER, E.M.; TUEM, K.B.; KARIM, A.; UR-REHMAN, N.; ANWAR F. "*Nigella sativa, L.* (black cumin), a promising natural remedy for wide range of illnesses". *Evidence-Based Complementary and Alternative Medicine*, v. 2019, pp. 1-16, 2019. doi:10.1155/2019/1528635.

72. HUANG, W.-C.; CHIU, W.-C.; CHUANG, H.-L. et al. "Effect of curcumin supplementation on physiological fatigue and physical performance in mice". *Nutrients*, v. 7, n. 2, pp. 905-21, 2015. doi:10.3390/nu7020905.

9. TRANSTORNO BIPOLAR E ESQUIZOFRENIA: L-TEANINA, GORDURAS SAUDÁVEIS E A DIETA CETOGÊNICA [pp. 188-214]

1. INSEL, T. Post de Thomas Insel, ex-diretor do National Institute of Mental Health: "Transforming Diagnosis". Site do NIMH. 29 abr. 2013. Disponível em: <https://www.nimh.nih.gov/about/directors/thomas-insel/blog/2013/transforming-diagnosis.shtml>. Acesso em: 4 out. 2019.

2. LYNHAM, A.J.; HUBBARD, L.; TANSEY, K.E. et al. "Examining cognition across the bipolar/schizophrenia diagnostic spectrum". *Journal of Psychiatry and Neuroscience*, v. 43, n. 4, pp. 245-53, 2018. doi:10.1503/jpn.170076.

3. LEBOYER, M.; SORECA, I.; SCOTT, J. et al. "Can bipolar disorder be viewed as a multi-system inflammatory disease?" *Journal of Affective Disorders*, v. 141, n. 1, pp. 1-10, 2012. doi:10.1016/j.jad.2011.12.049.

4. TSENG, P.-T.; ZENG, B.-S.; CHEN, Y.-W.; WU, M.-K.; WU, C.-K.; LIN, P.-Y. "A meta-analysis and systematic review of the comorbidity between irritable bowel syndrome and bipolar disorder". *Medicine*, v. 95, n. 33, p. e4617, 2016. doi:10.1097/md.0000000000004617.

5. LEGENDRE, T.; BOUDEBESSE, C.; HENRY, C.; ETAIN, B. "Antibiomania: penser au syndrome maniaque secondaire a une antibiotherapie". *L'Encéphale*, v. 43, n. 2, pp. 183-6, 2017. doi:10.1016/j.encep.2015.06.008.

6. GAO, J. "Correlation between anxiety-depression status and cytokines in diarrhea-predominant irritable bowel syndrome". *Experimental and Therapeutic Medicine*, v. 6, n. 1, pp. 93-6, 2013. doi:10.3892/etm.2013.1101.

7. LIU, L.; ZHU, G. "Gut-brain axis and mood disorder". *Frontiers in Psychiatry*, v. 9, 2018. doi:10.3389/fpsyt.2018.00223.

8. EVANS, S.J.; BASSIS, C.M.; HEIN, R. et al. "The gut microbiome composition associates with bipolar disorder and illness severity". *Journal of Psychiatric Research*, v. 87, pp. 23-29, 2017. doi:10.1016/j.jpsychires.2016.12.007.

9. LYTE, M. "Probiotics function mechanistically as delivery vehicles for neuroactive compounds: microbial endocrinology in the design and use of probiotics". *BioEssays*, v. 33, n. 8, pp. 574-81, 2011. doi:10.1002/bies.201100024; BARRETT, E.; ROSS, R.P.; O'TOOLE, P.W.; FITZGERALD, G.F.; STANTON, C. "γ-Aminobutyric acid production by culturable bacteria from the human intestine". *Journal of Applied Microbiology*, v. 113, n. 2, pp. 411-7, 2012. doi:10.1111/j.1365-2672.2012.05344.x.

10. MACHADO-VIEIRA, R.; MANJI, H.K.; ZARATE Jr., C.A. "The role of lithium in the treatment of bipolar disorder: convergent evidence for neurotrophic effects as a unifying hypothesis". *Bipolar Disorders*, v. 11, pp. 92-109, 2009. doi:10.1111/j.1399-5618.2009.00714.x.

11. JACKA, F.N.; PASCO, J.A.; MYKLETUN, A. et al. "Diet quality in bipolar disorder in a population-based sample of women". *Journal of Affective Disorders*, v. 129, n. 1-3, pp. 332-7, 2011. doi:10.1016/j.jad.2010.09.004.

12. ELMSLIE, J.L.; MANN, J.I.; SILVERSTONE, J.T.; WILLIAMS, S.M.; ROMANS, S.E. "Determinants of overweight and obesity in patients with bipolar disorder". *Journal of Clinical Psychiatry*, v. 62, n. 6, pp. 486-91, 2001. doi:10.4088/jcp.v62n0614.

13. NOGUCHI, R.; HIRAOKA, M.; WATANABE, Y.; KAGAWA, Y. "Relationship between dietary patterns and depressive symptoms: difference by gender, and unipolar and bipolar depression". *Journal of Nutritional Science and Vitaminology*, v. 59, n. 2, pp. 115-22, 2013. doi:10.3177/jnsv.59.115; NOAGHIUL, S.; HIBBELN, J.R. "Cross-national comparisons of seafood consumption and rates of bipolar disorders". *American Journal of Psychiatry*, v. 160, n. 12, pp. 2222-7, 2003. doi:10.1176/appi.ajp.160.12.2222.

14. ŁOJKO, D.; STELMACH-MARDAS, M.; SUWALSKA, A. "Diet quality and eating patterns in euthymic bipolar patients". *European Review for Medical and Pharmacological Sciences*, v. 23, n. 3, pp. 1221-38, 2019. doi:10.26355/eurrev_201902_17016; MCELROY, S.L.; CROW, S.; BIERNACKA, J.M. et al. "Clinical phenotype of bipolar disorder with comorbid binge eating disorder". *Journal of Affective Disorders*, v. 150, n. 3, pp. 981-6, 2013. doi:10.1016/j.jad.2013.05.024.

15. MELO MCA, de OLIVEIRA RIBEIRO, M.; de ARAUJO CFC, de MESQUITA LMF, de Bruin PFC, de Bruin VMS. Night eating in bipolar disorder.". *Sleep Medicine*, v. 48, pp. 49-52, ago. 2018. doi:10.1016/j.sleep.2018.03.031.

16. BAUER, I.E.; GALVEZ, J.F.; HAMILTON, J.E. et al. "Lifestyle interventions targeting dietary habits and exercise in bipolar disorder: a systematic review". *Journal of Psychiatric Research*, v. 74, pp. 1-7, 2016. doi:10.1016/j.jpsychires.2015.12.006; FRANK, E.; WALLACE, M.L.; HALL, M. et al. "An integrated risk reduction intervention can reduce body mass index in individuals being treated for bipolar I disorder: results from a randomized trial". *Bipolar Disorders*, v. 17, n. 4, pp. 424-37, 2014. doi:10.1111/bdi.12283.

17. BRIETZKE, E.; MANSUR, R.B.; SUBRAMANIAPILLAI, M. et al. "Ketogenic diet as a metabolic therapy for mood disorders: evidence and developments". *Neuroscience and Biobehavioral Reviews*, v. 94, pp. 11-6, 2018. doi:10.1016/j.neubiorev.2018.07.020; PHELPS, J.R.; SIEMERS, S.V.; EL-MALLAKH, R.S. "The ketogenic diet for type II bipolar disorder". *Neurocase*, v. 19, n. 5, pp. 423-6, 2013. doi:10.1080/13554794.2012.690421.

18. CAMPBELL, I.H.; CAMPBELL, H. "Ketosis and bipolar disorder: controlled analytic study of online reports". *BJPsych Open*, v. 5, n. 4, 2019. doi:10.1192/bjo.2019.49.

19. BRIETZKE, E.; MANSUR, R.B.; SUBRAMANIAPILLAI, M. et al. "Ketogenic diet as a metabolic therapy for mood disorders: evidence and developments". *Neuroscience and Biobehavioral Reviews*, v. 94, pp. 11-6, 2018. doi:10.1016/j.neubiorev.2018.07.020.

20. KIM, Y.; SANTOS, R.; GAGE, F.H.; MARCHETTO, M.C. "Molecular mechanisms of bipolar disorder: progress made and future challenges". *Frontiers in Cellular Neuroscience*, v. 11, 2017. doi:10.3389/fncel.2017.00030.

21. MALINAUSKAS, B.M.; AEBY, V.G.; OVERTON, R.F.; CARPENTER-AEBY, T.; BARBER-HEIDAL, K. "A survey of energy drink consumption patterns among college students". *Nutrition Journal*, v. 6, n. 1, 2007. doi:10.1186/1475-2891-6-35.

22. RIZKALLAH, E.; BELANGER, M.; STAVRO, K. et al. "Could the use of energy drinks induce manic or depressive relapse among abstinent substance use disorder patients with comorbid bipolar spectrum disorder?", *Bipolar Disorders*, v. 13, n. 5-6, pp. 578-80, 2011. doi:10.1111/j.1399-5618.2011.00951.x; KISELEV, B.M.; SHEBAK, S.S.; MILAM, T.R. "Manic episode following ingestion of caffeine pills". *Primary Care Companion for CNS Disorders*, jun. 2015. doi:10.4088/pcc.14l01764.

23. WINSTON, A.P.; HARDWICK, E.; JABERI, N. "Neuropsychiatric effects of caffeine". *Advances in Psychiatric Treatment*, v. 11, n. 6, pp. 432-9, 2005. doi:10.1192/apt.11.6.432; LORIST, M.M.; TOPS, M. "Caffeine, fatigue, and cognition". *Brain and Cognition*, v. 53, n. 1, pp. 82-94, 2003.

24. KISELEV, B.M.; SHEBAK, S.S.; MILAM, T.R. "Manic episode following ingestion of caffeine pills". *Primary Care Companion for CNS Disorders*, jun. 2015. doi:10.4088/pcc.14l01764.

25. JOHANNESSEN, L.; STRUDSHOLM, U.; FOLDAGER, L.; MUNK-JORGENSEN, P. "Increased risk of hypertension in patients with bipolar disorder and patients with anxiety compared to background population and patients with schizophrenia". *Journal of Affective Disorders*, v. 95, n. 1-3, pp. 13-7, 2006. doi:10.1016/j.jad.2006.03.027; RIHMER, Z.; GONDA, X.; DOME, P. "Is mania the hypertension of the mood? Discussion of a hy-

pothesis". *Current Neuropharmacology*, v. 15, n. 3, pp. 424-33, 2017. doi:10.2174/1570159x14666160902145635.

26. DICKERSON, F.; STALLINGS, C.; ORIGONI, A.; VAUGHAN, C.; KHUSHALANI, S.; YOLKEN, R. "Markers of gluten sensitivity in acute mania: a longitudinal study". *Psychiatry Research*, v. 196, n. 1, pp. 68-71, 2012. doi:10.1016/j.psychres.2011.11.007.

27. SEVERANCE, E.G.; GRESSITT, K.L.; YANG, S. et al. "Seroreactive marker for inflammatory bowel disease and associations with antibodies to dietary proteins in bipolar disorder". *Bipolar Disorders*, v. 16, n. 3, pp. 230-40, 2013. doi:10.1111/bdi.12159.

28. GOLDSTEIN, B.I.; VELYVIS, V.P.; PARIKH, S.V. "The association between moderate alcohol use and illness severity in bipolar disorder". *Journal of Clinical Psychiatry*, v. 67, n. 1, pp. 102-6, 2006. doi:10.4088/jcp.v67n0114.

29. JAFFEE, W.B.; GRIFFIN, M.L.; GALLOP, R. et al. "Depression precipitated by alcohol use in patients with co-occurring bipolar and substance use disorders". *Journal of Clinical Psychiatry*, v. 70, n. 2, pp. 171-6, 2008. doi:10.4088/jcp.08m04011; MANWANI, S.G.; SZILAGYI, K.A.; ZABLOTSKY, B.; HENNEN, J.; GRIFFIN, M.L.; WEISS, R.D. "Adherence to pharmacotherapy in bipolar disorder patients with and without co-occurring substance use disorders". *Journal of Clinical Psychiatry*, v. 68, n. 8, pp. 1172-6, 2007. doi:10.4088/jcp.v68n0802.

30. van ZAANE, J.; van den BRINK, W.; DRAISMA, S.; SMIT, J.H.; NOLEN, W.A. "The effect of moderate and excessive alcohol use on the course and outcome of patients with bipolar disorders". *Journal of Clinical Psychiatry*, v. 71, n. 7, pp. 885-93, 2010. doi:10.4088/jcp.09m05079gry; OSTACHER, M.J.; PERLIS, R.H.; NIERENBERG, A.A. et al. "Impact of substance use disorders on recovery from episodes of depression in bipolar disorder patients: prospective data from the Systematic Treatment Enhancement Program for Bipolar Disorder (STEP-BD)". *American Journal of Psychiatry*, v. 167, n. 3, pp. 289-97, 2010. doi:10.1176/appi. ajp.2009.09020299.

31. BAILEY, D.G.; DRESSER, G.; ARNOLD, J.M.O. "Grapefruit-medication interactions: forbidden fruit or avoidable consequences?", *Canadian Medical Association Journal*, v. 185, n. 4, pp. 309-16, 2012. doi:10.1503/cmaj.120951.

32. NOAGHIUL, S.; HIBBELN, J.R. "Cross-national comparisons of seafood consumption and rates of bipolar disorders". *American Journal of Psychiatry*, v. 160, n. 12, pp. 2222-7, 2003. doi:10.1176/appi.ajp.160.12.2222.

33. SARRIS, J.; MISCHOULON, D.; SCHWEITZER, I. "Omega-3 for bipolar disorder". *Journal of Clinical Psychiatry*, v. 73, n. 1, pp. 81-6, 2011. doi:10.4088/jcp.10r06710.

34. BAUER, I.E.; GREEN, C.; COLPO, G.D. et al. "A double-blind, randomized, placebo-controlled study of aspirin and N-acetylcysteine as adjunctive treatments for bipolar depression". *Journal of Clinical Psychiatry*, v. 80, n. 1, 2018. doi:10.4088/jcp.18m12200.

35. BERK, M.; TURNER, A.; MALHI, G.S. et al. "A randomised controlled trial of a mitochondrial therapeutic target for bipolar depression: mitochondrial agents, N-acetylcysteine, and placebo". *BMC Medicine*, v. 17, n. 1, 2019. doi:10.1186/s12916-019-1257-1.

36. NIERENBERG, A.A.; MONTANA, R.; KINRYS, G.; DECKERSBACH, T.; DUFOUR, S.; BAEK, J.H. "L-methylfolate for bipolar I depressive episodes: an open trial proof-of-concept registry". *Journal of Affective Disorders*, v. 207, pp. 429-33, 2017. doi:10.1016/j.jad.2016.09.053.

37. COPPEN, A.; CHAUDHRY, S.; SWADE, C. "Folic acid enhances lithium prophylaxis". *Journal of Affective Disorders*, v. 10, n. 1, pp. 9-13, 1986. doi:10.1016/0165-0327(86)90043-1.

38. SHARPLEY, A.L.; HOCKNEY, R.; MCPEAKE, L.; GEDDES, J.R.; Cowen, P.J. "Folic acid supplementation for prevention of mood disorders in young people at familial risk: a randomised, double blind, placebo controlled trial". *Journal of Affective Disorders*, v. 167, pp. 306-11, 2014. doi:10.1016/j.jad.2014.06.011.

39. BEHZADI, A.H.; OMRANI, Z.; CHALIAN, M.; ASADI, S.; GHADIRI, M. "Folic acid efficacy as an alternative drug added to sodium valproate in the treatment of acute phase of mania in bipolar disorder: a double-blind randomized controlled trial". *Acta Psychiatrica Scandinavica*, v. 120, n. 6, pp. 441-5, 2009. doi:10.1111/j.1600-0447.2009.01368.x.

40. HEIDEN, A.; FREY, R.; PRESSLICH, O.; BLASBICHLER, T.; SMETANA, R.; KASPER, S. "Treatment of severe mania with intravenous magnesium sulphate as a supplementary therapy". *Psychiatry Research*, v. 89, n. 3, pp. 239-46, 1999. doi:10.1016/s0165-1781(99)00107-9.

41. CHOUINARD, G.; BEAUCLAIR, L.; GEISER, R.; ETIENNE, P. "A pilot study of magnesium aspartate hydrochloride (Magnesiocard®) as a mood stabilizer for rapid cycling bipolar affective disorder patients". *Progress in Neuro-Psychopharmacology and Biological Psychiatry*, v. 14, n. 2, pp. 171-80, 1990. doi:10.1016/0278-5846(90)90099-3.

42. SIWEK, M.; SOWA-KUĆMA, M.; STYCZEŃ, K. et al. "Decreased serum zinc concentration during depressive episode in patients with bipolar disorder". *Journal of Affective Disorders*, v. 190, pp. 272-7, 2016. doi:10.1016/j.jad.2015.10.026.

43. MILLETT, C.E.; MUKHERJEE, D.; REIDER, A. et al. "Peripheral zinc and neopterin concentrations are associated with mood severity in bipolar disorder in a gender-specific manner". *Psychiatry Research*, v. 255, pp. 52-8, 2017. doi:10.1016/j.psychres.2017.05.022.

44. ZHENG, P.; ZENG, B.; LIU, M. et al. "The gut microbiome from patients with schizophrenia modulates the glutamate-glutamine-GABA cycle and schizophrenia--relevant behaviors in mice". *Science Advances*, v. 5, n. 2, p. eaau8317, 2019.

45. SEVERANCE, E.G..; PRANDOVSZKY, E.; CASTIGLIONE, J.; YOLKEN, R.H. "Gastroenterology issues in schizophrenia: why the gut matters". *Current Psychiatry Reports*, v. 17, n. 5, 2015. doi:10.1007/s11920-015-0574-0.

46. BENROS, M.E.; MORTENSEN, P.B.; EATON, W.W. "Autoimmune diseases and infections as risk factors for schizophrenia". *Annals of the New York Academy of Sciences*, v. 1262, n. 1, pp. 56-66, 2012. doi:10.1111/j.1749-6632.2012.06638.x; CASO, J.; BALAN-

za-martinez, V.; palomo, T.; garcia-bueno, B. "The microbiota and gut-brain axis: contributions to the immunopathogenesis of schizophrenia." *Current Pharmaceutical Design*, v. 22, n. 40, pp. 6122-33, 2016. doi:10.2174/1381612822666160906160911.

47. dickerson, F.; severance, E.; yolken, R. "The microbiome, immunity, and schizophrenia and bipolar disorder". *Brain, Behavior, and Immunity*, v. 62, pp. 46-52, 2017. doi:10.1016/j.bbi.2016.12.010.

48. tsuruga, K.; sugawara, N.; sato, Y. et al. "Dietary patterns and schizophrenia: a comparison with healthy controls". *Neuropsychiatric Disease and Treatment*, p. 1115, abr. 2015. doi:10.2147/ndt.s74760.

49. yang, X.; sun, L.; zhao, A. et al. "Serum fatty acid patterns in patients with schizophrenia: a targeted metabonomics study". *Translational Psychiatry*, v. 7, p. e1176, 2017. doi:10.1038/tp.2017.152.

50. dohan, F.C. "Cereals and schizophrenia data and hypothesis". *Acta Psychiatrica Scandinavica*, v. 42, n. 2, pp. 125-52, 1966. doi:10.1111/j.1600-0447.1966.tb01920.x.

51. čiháková, D.; eaton, W.W.; talor, M.V. et al. "Gliadin-related antibodies in schizophrenia". *Schizophrenia Research*, v. 195, pp. 585-6, 2018. doi:10.1016/j.schres.2017.08.051; kelly, D.L.; demyanovich, H.K.; rodriguez, K.M. et al. "Randomized controlled trial of a gluten-free diet in patients with schizophrenia positive for antigliadin antibodies (aga IgG): a pilot feasibility study". *Journal of Psychiatry and Neuroscience*, v. 44, n. 4, pp. 269-76, 2019. doi:10.1503/jpn.180174.

52. levinta, A.; mukovozov, I.; tsoutsoulas, C. "Use of a gluten-free diet in schizophrenia: a systematic review". *Advances in Nutrition*, v. 9, n. 6, pp. 824-32, 2018. doi:10.1093/advances/nmy056.

53. kelly, D.L.; demyanovich, H.K.; rodriguez, K.M. et al. "Randomized controlled trial of a gluten-free diet in patients with schizophrenia positive for antigliadin antibodies (aga IgG): a pilot feasibility study". *Journal of Psychiatry and Neuroscience*, v. 44, n. 4, pp. 269-76, 2019. doi:10.1503/jpn.180174.

54. peet, M. "Diet, diabetes and schizophrenia: review and hypothesis". *British Journal of Psychiatry*, v. 184, n. S47, pp. s102-5. doi:10.1192/bjp.184.47.s102, 2004.

55. aucoin, M.; lachance, L.; cooley, K.; kidd, S. "Diet and psychosis: a scoping review". *Neuropsychobiology*, pp. 1-23, out. 2018. doi:10.1159/000493399.

56. subramaniam, M.; mahesh, M.V.; peh, C.X. et al. "Hazardous alcohol use among patients with schizophrenia and depression". *Alcohol*, v. 65, pp. 63-9, 2017. doi:10.1016/j.alcohol.2017.07.008; hambrecht, M.; hafner, H. "Do alcohol or drug abuse induce schizophrenia?" [em alemão]. *Nervenarzt*, v. 67, n. 1, pp. 36-45, 1996.

57. soni, S.D.; brownlee, M. "Alcohol abuse in chronic schizophrenics: implications for management in the community". *Acta Psychiatrica Scandinavica*, v. 84, n. 3, pp. 272-6, 1991. doi:10.1111/j.1600-0447.1991.tb03143.x.

58. messias, E.; bienvenu, O.J. "Suspiciousness and alcohol use disorders in schizophrenia". *Journal of Nervous and Mental Disease*, v. 191, n. 6, pp. 387-90, 2003.

doi:10.1097/01.nmd.0000071587.92959.ba; PRISTACH, C.A.; SMITH, C.M. "Self-reported effects of alcohol use on symptoms of schizophrenia". *Psychiatric Services*, v. 47, n. 4, pp. 421-3, 1996. doi:10.1176/ps.47.4.421.

59. NESVAG, R.; FRIGESSI, A.; JONSSON, E.; AGARTZ, I. "Effects of alcohol consumption and antipsychotic medication on brain morphology in schizophrenia". *Schizophrenia Research*, v. 90, n. 1-3, pp. 52-61, 2007. doi:10.1016/j.schres.2006.11.008; SMITH, M.J.; WANG, L.; CRONENWETT, W. et al. "Alcohol use disorders contribute to hippocampal and subcortical shape differences in schizophrenia". *Schizophrenia Research*, v. 131, n. 1-3, pp. 174-83, 2011. doi:10.1016/j.schres.2011.05.014.

60. AMMINGER, G.P.; SCHAFER, M.R.; PAPAGEORGIOU, K. et al. "Long-chain ω-3 fatty acids for indicated prevention of psychotic disorders". *Archives of General Psychiatry*, v. 67, n. 2, pp. 146, 2010. doi:10.1001/archgenpsychiatry.2009.192.

61. AKTER, K.; GALLO, D.A.; MARTIN, S.A. et al. "A review of the possible role of the essential fatty acids and fish oils in the aetiology, prevention or pharmacotherapy of schizophrenia". *Journal of Clinical Pharmacy and Therapeutics*, v. 37, n. 2, pp. 132-9, 2011. doi:10.1111/j.1365-2710.2011.01265.x.

62. FENDRI, C.; MECHRI, A.; KHIARI, G.; OTHMAN, A.; KERKENI, A.; GAHA, L. "Oxidative stress involvement in schizophrenia pathophysiology: a review" [em francês]. *Encephale*, v. 32, n. 2 (parte 1), pp. 244-52, 2006.

63. YAO, J.K.; LEONARD, S.; REDDY, R. "Altered glutathione redox state in schizophrenia". *Disease Markers*, v. 22, n. 1-2, pp. 83-93, 2006. doi:10.1155/2006/248387; LAVOIE, S.; MURRAY, M.M.; DEPPEN, P. et al. "Glutathione precursor, N-acetyl-cysteine, improves mismatch negativity in schizophrenia patients". *Neuropsychopharmacology*, v. 33, n. 9, pp. 2187-99, 2007. doi:10.1038/sj.npp.1301624; WITSCHI, A.; REDDY, S.; STOFER, B.; LAUTERBURG, B.H. "The systemic availability of oral glutathione". *European Journal of Clinical Pharmacology*, v. 43, n. 6, pp. 667-9, 1992. doi:10.1007/bf02284971.

64. ARROLL, M.A.; WILDER, L.; NEIL, J. "Nutritional interventions for the adjunctive treatment of schizophrenia: a brief review". *Nutrition Journal*, v. 13, n. 1, 2014. doi:10.1186/1475-2891-13-91.

65. FAROKHNIA, M.; AZARKOLAH, A.; ADINEHFAR, F. et al. "N-acetylcysteine as an adjunct to risperidone for treatment of negative symptoms in patients with chronic schizophrenia". *Clinical Neuropharmacology*, v. 36, n. 6, pp. 185-92, 2013. doi:10.1097/wnf.0000000000000001.

66. BERK, M.; COPOLOV, D.; DEAN, O. et al. "N-acetyl cysteine as a glutathione precursor for schizophrenia: a double-blind, randomized, placebo-controlled trial". *Biological Psychiatry*, v. 64, n. 5, pp. 361-8, 2008. doi:10.1016/j. biopsych.2008.03.004.

67. SHAY, K.P.; MOREAU, R.F.; SMITH, E.J.; SMITH, A.R.; HAGEN, T.M. "Alpha-lipoic acid as a dietary supplement: molecular mechanisms and therapeutic potential". *Biochimica et Biophysica Acta (BBA) — General Subjects*, v. 1790, n. 10, pp. 1149-60, 2009. doi:10.1016/j.bbagen.2009.07.026.

68. RATLIFF, J.C.; PALMESE, L.B.; REUTENAUER, E.L.; TEK, C. "An open-label pilot trial of alpha-lipoic acid for weight loss in patients with schizophrenia without diabetes". *Clinical Schizophrenia and Related Psychoses*, v. 8, n. 4, pp. 196-200, 2015. doi:10.3371/csrp.rapa.030113; SANDERS, L.L.O; de SOUZA MENEZES, C.E.; CHAVES FILHO, A.J.M, et al. "α-Lipoic acid as adjunctive treatment for schizophrenia". *Journal of Clinical Psychopharmacology*, v. 37, n. 6, pp. 697-701, 2017. doi:10.1097/jcp.0000000000000800.

69. SEYBOLT, S.E.J. "Is it time to reassess alpha lipoic acid and niacinamide therapy in schizophrenia?". *Medical Hypotheses*, v. 75, n. 6, pp. 572-5, 2010. doi:10.1016/j.mehy.2010.07.034.

70. ARROLL, M.A.; WILDER, L.; NEIL, J. "Nutritional interventions for the adjunctive treatment of schizophrenia: a brief review". *Nutrition Journal*, v. 13, n. 1, 2014. doi:10.1186/1475-2891-13-91.

71. BROWN, H.E.; ROFFMAN, J.L. "Vitamin supplementation in the treatment of schizophrenia". *CNS Drugs*, v. 28, n. 7, pp. 611-22, 2014. doi:10.1007/s40263-014-0172-4.

72. BROWN, A.S.; BOTTIGLIERI, T.; SCHAEFER, C.A. et al. "Elevated prenatal homocysteine levels as a risk factor for schizophrenia". *Archives of General Psychiatry*, v. 64, n. 1, p. 31, 2007. doi:10.1001/archpsyc.64.1.31.

73. KEMPERMAN, R.F.J.; VEURINK, M.; van der WAL, T. et al. "Low essential fatty acid and B-vitamin status in a subgroup of patients with schizophrenia and its response to dietary supplementation". *Prostaglandins, Leukotrienes and Essential Fatty Acids*, v. 74, n. 2, pp. 75-85, 2006. doi:10.1016/j.plefa.2005.11.004.

74. MUNTJEWERFF, J.-W.; van der PUT, N.; ESKES, T. et al. "Homocysteine metabolism and B-vitamins in schizophrenic patients: low plasma folate as a possible independent risk factor for schizophrenia". *Psychiatry Research*, v. 121, n. 1, pp. 1-9, 2003. doi:10.1016/s0165-1781(03)00200-2.

75. GOFF, D.C.; BOTTIGLIERI, T.; ARNING, E. et al. "Folate, homocysteine, and negative symptoms in schizophrenia". *American Journal of Psychiatry*, v. 161, n. 9, pp. 1705-8, 2004. doi:10.1176/appi.ajp.161.9.1705.

76. GODFREY, P.S.; TOONE, B.K.; BOTTIGLIERI, T. et al. "Enhancement of recovery from psychiatric illness by methylfolate". Lancet, v. 336, n. 8712, pp. 392-5, 1990. doi:10.1016/0140-6736(90)91942-4.

77. ROFFMAN, J.L.; LAMBERTI, J.S.; ACHTYES, E. et al. "Randomized multicenter investigation of folate plus vitamin B12 supplementation in schizophrenia". *JAMA Psychiatry*, v. 70, n. 5, p. 481, 2013. doi:10.1001/jamapsychiatry.2013.900.

78. ROFFMAN, J.L.; PETRUZZI, L.J.; TANNER, A.S. et al. "Biochemical, physiological and clinical effects of l-methylfolate in schizophrenia: a randomized controlled trial". *Molecular Psychiatry*, v. 23, n. 2, pp. 316-22, 2017. doi:10.1038/mp.2017.41.

79. RITSNER, M.S.; MIODOWNIK, C.; RATNER, Y. et al. "L-theanine relieves positive, activation, and anxiety symptoms in patients with schizophrenia and schizoaffective disorder". *Journal of Clinical Psychiatry*, v. 72, n. 1, pp. 34-42, 2010. doi:10.4088/

jcp.09m05324gre; OTA, M.; WAKABAYASHI, C.; SATO, N. et al. "Effect of l-theanine on glutamatergic function in patients with schizophrenia". *Acta Neuropsychiatrica*, v. 27, n. 5, pp. 291-6, 2015. doi:10.1017/neu.2015.22.

80. SHAMIR, E.; LAUDON, M.; BARAK, Y. et al. "Melatonin improves sleep quality of patients with chronic schizophrenia". *Journal of Clinical Psychiatry*, v. 61, n. 5, pp. 373-7, 2000. doi:10.4088/jcp.v61n0509; ANDERSON, G.; MAES, M. "Melatonin: an overlooked factor in schizophrenia and in the inhibition of anti-psychotic side effects". *Metabolic Brain Disease*, v. 27, n. 2, pp. 113-9, 2012. doi:10.1007/s11011-012-9307-9.

10. A LIBIDO: OXITOCINA, FENO-GREGO E A CIÊNCIA DOS AFRODISÍACOS [pp. 215-36]

1. GUNTER, P.A.Y. "Bergson and Jung". *Journal of the History of Ideas*, v. 43, n. 4, p. 635, 1982. doi:10.2307/2709347.

2. BURTON, E.S. "Ronald Fairbairn". Site do Institute of Psychoanalysis da British Psychoanalytical Society, 2016. Disponível em: <https://psychoanalysis.org.uk/our-authors-and-theorists/ronald-fairbairn>. Acesso em: 3 out. 2019.

3. GRAZIOTTIN, A. "Libido: the biologic scenario". *Maturitas*, v. 34, pp. S9-16, 2000. doi:10.1016/s0378-5122(99)00072-9.

4. ARIAS-CARRION, O.; STAMELOU, M.; MURILLO-RODRIGUEZ, E.; MENENDEZ-GONZALEZ, M.; POPPEL, E. "Dopaminergic reward system: a short integrative review". *International Archives of Medicine*, v. 3, n. 1, p. 24, 2010. doi:10.1186/1755-7682-3-24.

5. SCHNEIDER, J.E. "Metabolic and hormonal control of the desire for food and sex: implications for obesity and eating disorders". *Hormones and Behavior*, v. 50, n. 4, pp. 562-71, 2006. doi:10.1016/j.yhbeh.2006.06.023.

6. RAMASAMY, R.; SCHULSTER, M.; Bernie, A. "The role of estradiol in male reproductive function". *Asian Journal of Andrology*, v. 18, n. 3, p. 435, 2016. doi:10.4103/1008-682x.173932.

7. CAPPELLETTI, M.; WALLEN, K. "Increasing women's sexual desire: the comparative effectiveness of estrogens and androgens". *Hormones and Behavior*, v. 78, pp. 178-93, 2016. doi:10.1016/j.yhbeh.2015.11.003.

8. POUTAHIDIS, T.; SPRINGER, A.; LEVKOVICH, T. et al. "Probiotic microbes sustain youthful serum testosterone levels and testicular size in aging mice" (Org. S. Schlatt). *PLoS One*, v. 9, n. 1, p. e84877, 2014. doi:10.1371/journal.pone.0084877.

9. HOU, X.; ZHU, L.; ZHANG, X. et al. "Testosterone disruptor effect and gut microbiome perturbation in mice: early life exposure to doxycycline". *Chemosphere*, v. 222, pp. 722-31, 2019. doi:10.1016/j.chemosphere.2019.01.101.

10. BAKER, J.M.; AL-NAKKASH, L.; HERBST-KRALOVETZ, M.M. "Estrogen-gut mi-

crobiome axis: physiological and clinical implications". *Maturitas*, v. 103, pp. 45-53, 2017. doi:10.1016/j.maturitas.2017.06.025.

11. HAMED, S.A. "Sexual dysfunctions induced by pregabalin". *Clinical Neuropharmacology*, v. 41, n. 4, pp. 116-22, 2018. doi:10.1097/wnf.0000000000000286.

12. CHRISTENSEN, B. "Inflammatory bowel disease and sexual dysfunction". *Gastroenterology and Hepatology*, v. 10, n. 1, pp. 53-5, 2014.

13. TREMELLEN, K. "Gut Endotoxin Leading to a Decline in Gonadal function (GELDING): a novel theory for the development of late onset hypogonadism in obese men". *Basic and Clinical Andrology*, v. 26, n. 1, 2016. doi:10.1186/s12610-016-0034-7.

14. LA, J.; ROBERTS, N.H.; YAFI, F.A. "Diet and men's sexual health". *Sexual Medicine Reviews*, v. 6, n. 1, pp. 54-68, 2018. doi:10.1016/j.sxmr.2017.07.004.

15. KHOO, J.; PIANTADOSI, C.; DUNCAN, R. et al. "Comparing effects of a low--energy diet and a high-protein low-fat diet on sexual and endothelial function, urinary tract symptoms, and inflammation in obese diabetic men". *Journal of Sexual Medicine*, v. 8, n. 10, pp. 2868-75, 2011. doi:10.1111/j.1743-6109.2011.02417.x.

16. LEVINE, H.; JORGENSEN, N.; MARTINO-ANDRADE, A. et al. "Temporal trends in sperm count: a systematic review and meta-regression analysis". *Human Reproduction Update*, v. 23, n. 6, pp. 646-59, 2017. doi:10.1093/humupd/dmx022.

17. ROBBINS, W.A.; XUN, L.; FITZGERALD, L.Z.; ESGUERRA, S.; HENNING, S.M.; CARPENTER, C.L. "Walnuts improve semen quality in men consuming a Western-style diet: randomized control dietary intervention trial". *Biology of Reproduction*, v. 87, n. 4, 2012. doi:10.1095/biolreprod.112.101634.

18. SALAS-HUETOS, A.; MORALEDA, R.; GIARDINA, S. et al. "Effect of nut consumption on semen quality and functionality in healthy men consuming a Western-style diet: a randomized controlled trial". *American Journal of Clinical Nutrition*, v. 108, n. 5, pp. 953-62, 2018. doi:10.1093/ajcn/nqy181.

19. GRIEGER, J.A.; GRZESKOWIAK, L.E.; BIANCO-MIOTTO, T. et al. "Pre-pregnancy fast food and fruit intake is associated with time to pregnancy". *Human Reproduction*, v. 33, n. 6, pp. 1063-70, 2018. doi:10.1093/humrep/dey079.

20. SIEPMANN, T.; ROOFEH, J.; KIEFER, F.W.; EDELSON, D.G. "Hypogonadism and erectile dysfunction associated with soy product consumption". *Nutrition*, v. 27, n. 7-8, pp. 859-62, 2011. doi:10.1016/j.nut.2010.10.018.

21. CHAVARRO, J.E.; TOTH, T.L.; SADIO, S.M.; HAUSER, R. "Soy food and isoflavone intake in relation to semen quality parameters among men from an infertility clinic". *Human Reproduction*, v. 23, n. 11, pp. 2584-90, 2008. doi:10.1093/humrep/den243.

22. MARTINEZ, J.; LEWI, J. "An unusual case of gynecomastia associated with soy product consumption". *Endocrine Practice*, v. 14, n. 4, pp. 415-8, 2008. doi:10.4158/ep.14.4.415.

23. KOTSOPOULOS, D.; DALAIS, F.S.; LIANG, Y.L.; MCGRATH, B.P.; TEEDE, H.J. "The effects of soy protein containing phytoestrogens on menopausal symptoms in postmenopausal women". *Climacteric*, v. 3, n. 3, pp. 161-7, 2000.

24. SHAKESPEARE, W. *The Tragedy of Macbeth*. The Harvard Classics, pp. 1909-14. Disponível em: <https://www.bartleby.com/46/4/23.html>.

25. PRABHAKARAN, D.; NISHA, A.; VARGHESE, P.J. "Prevalence and correlates of sexual dysfunction in male patients with alcohol dependence syndrome: a cross-sectional study". *Indian Journal of Psychiatry*, v. 60, n. 1, p. 71, 2018. doi:10.4103/psychiatry.indianjpsychiatry_42_17.

26. GEORGE, W.H.; DAVIS, K.C.; NORRIS, J. et al. "Alcohol and erectile response: the effects of high dosage in the context of demands to maximize sexual arousal". *Experimental and Clinical Psychopharmacology*, v. 14, n. 4, pp. 461-70, 2006. doi:10.1037/1064-1297.14.4.461.

27. PRABHAKARAN, D.; NISHA, A.; VARGHESE, P.J. "Prevalence and correlates of sexual dysfunction in male patients with alcohol dependence syndrome: a cross-sectional study". *Indian Journal of Psychiatry*, v. 60, n. 1, p. 71, 2018. doi:10.4103/psychiatry.indianjpsychiatry_42_17.

28. CASTLEMAN, M. "The Pros and Cons of Mixing Sex and Alcohol". Site Psychology Today, 1 jul. 2019. <https://www.psychologytoday.com/us/blog/all-about--sex/201907/the-pros-and-cons-mixing-sex-and-alcohol>. Acesso em: 2 dez. 2019.

29. GEORGE, W.H.; DAVIS, K.C.; HEIMAN, J.R. et al. "Women's sexual arousal: effects of high alcohol dosages and self-control instructions". *Hormones and Behavior*, v. 59, n. 5, pp. 730-8, 2011. doi:10.1016/j.yhbeh.2011.03.006.

30. GEORGE, W.H.; DAVIS, K.C.; MASTERS, N.T. et al. "Sexual victimization, alcohol intoxication, sexual-emotional responding, and sexual risk in heavy episodic drinking women". *Archives of Sexual Behavior*, v. 43, n. 4, pp. 645-58, 2013. doi:10.1007/s10508-013-0143-8.

31. CHEN, L.; XIE, Y.-M.; PEI, J.-H. et al. "Sugar-sweetened beverage intake and serum testosterone levels in adult males 20-39 years old in the United States". *Reproductive Biology and Endocrinology*, v. 16, n. 1, 2018. doi:10.1186/s12958-018-0378-2.

32. CHIU, Y.H.; AFEICHE, M.C.; GASKINS, A.J.; et al. "Sugar-sweetened beverage intake in relation to semen quality and reproductive hormone levels in young men". *Human Reproduction*, v. 29, n. 7, pp. 1575-84, 2014. doi:10.1093/humrep/deu102.

33. BEHRE, H.M.; SIMONI, M.; NIESCHLAG, E. "Strong association between serum levels of leptin and testosterone in men". *Clinical Endocrinology*, v. 47, n. 2, pp. 237-40, 1997. doi:10.1046/j.1365-2265.1997.2681067.x.

34. GAUTIER, A.; BONNET, F.; DUBOIS, S. et al. "Associations between visceral adipose tissue, inflammation and sex steroid concentrations in men". *Clinical Endocrinology*, v. 78, n. 3, pp. 373-8, 2013. doi:10.1111/j.1365-2265.2012.04401.x; SPRUIJT-METZ, D.; BELCHER, B.; ANDERSON, D. et al. "A high-sugar/low-fiber meal compared with a low-sugar/high-fiber meal leads to higher leptin and physical activity levels in overweight Latina females". *Journal of the American Dietetic Association*, v. 109, n. 6, pp. 1058-63, 2009. doi:10.1016/j.jada.2009.03.013.

35. FUKUI, M.; KITAGAWA, Y.; NAKAMURA, N.; YOSHIKAWA, T. "Glycyrrhizin and serum testosterone concentrations in male patients with type 2 diabetes". *Diabetes Care*, v. 26, n. 10, p. 2962, 2003. doi:10.2337/diacare.26.10.2962; ARMANINI, D.; BONANNI, G.; PALERMO, M. "Reduction of serum testosterone in men by licorice". *New England Journal of Medicine*, v. 341, n. 15, p. 1158, 1999. doi:10.1056/nejm199910073411515.

36. KJELDSEN, L.S.; BONEFELD-JORGENSEN, E.C. "Perfluorinated compounds affect the function of sex hormone receptors". *Environmental Science and Pollution Research*, v. 20, n. 11, pp. 8031-44, 2013. doi:10.1007/s11356-013-1753-3.

37. LA ROCCA, C.; ALESSI, E.; BERGAMASCO, B. et al. "Exposure and effective dose biomarkers for perfluorooctane sulfonic acid (PFOS) and perfluorooctanoic acid (PFOA) in infertile subjects: preliminary results of the PREVIENI project". *International Journal of Hygiene and Environmental Health*, v. 215, n. 2, pp. 206-11, 2012. doi:10.1016/j.ijheh.2011.10.016.

38. LAI, K.P.; NG, A.H.-M.; WAN, H.T. et al. "Dietary exposure to the environmental chemical, PFOS on the diversity of gut microbiota, associated with the development of metabolic syndrome". *Frontiers in Microbiology*, v. 9, 2018. doi:10.3389/fmicb.2018.02552.

39. MONGE BRENES, A.L.; CURTZWILER, G.; DIXON, P.; HARRATA, K.; TALBERT, J.; VORST, K. "PFOA and PFOS levels in microwave paper packaging between 2005 and 2018". *Food Additives and Contaminants: Part B*, v. 12, n. 3, pp. 191-8, 2019. doi:10.1080/19393210.2019.1592238.

40. ALI, J.; ANSARI, S.; KOTTA, S. "Exploring scientifically proven herbal aphrodisiacs". *Pharmacognosy Reviews*, v. 7, n. 1, p. 1, 2013. doi:10.4103/0973-7847.112832.

41. CHAUSSEE, J. "The Weird History of Oysters as Aphrodisiacs". Site da revista *Wired*, 2016. Disponível em: <https://www.wired.com/2016/09/weird-history-oysters-aphrodisiacs/>. Acesso em: 3 out. 2019.

42. LEONTI, M.; CASU, L. "Ethnopharmacology of love". *Frontiers in Pharmacology*, v. 9, 2018. doi:10.3389/fphar.2018.00567.

43. RUPP, H.A.; JAMES, T.W.; KETTERSON, E.D.; SENGELAUB, D.R.; DITZEN, B.; HEIMAN, J.R. "Lower sexual interest in postpartum women: relationship to amygdala activation and intranasal oxytocin". *Hormones and Behavior*, v. 63, n. 1, pp. 114-21, 2013. doi:10.1016/j.yhbeh.2012.10.007.

44. GREGORY, R.; CHENG, H.; RUPP, H.A.; SENGELAUB, D.R.; HEIMAN, J.R. "Oxytocin increases VTA activation to infant and sexual stimuli in nulliparous and postpartum women". *Hormones and Behavior*, v. 69, pp. 82-8, 2015. doi:10.1016/j.yhbeh.2014.12.009.

45. LOUP, F.; TRIBOLLET, E.; DUBOIS-DAUPHIN, M.; DREIFUSS, J.J. "Localization of high-affinity binding sites for oxytocin and vasopressin in the human brain. An autoradiographic study". *Brain Research*, v. 555, n. 2, pp. 220-32, 1991. doi:10.1016/0006-8993(91)90345-v; RAJMOHAN, V.; MOHANDAS, E. "The limbic system". *Indian Journal of Psychiatry*, v. 49, n. 2, p. 132, 2007. doi:10.4103/0019-5545.33264.

46. AGUSTI, A.; GARCIA-PARDO, M.P.; LOPEZ-ALMELA, I. et al. "Interplay between the gut-brain axis, obesity and cognitive function". *Frontiers in Neuroscience*, v. 12, 2018. doi:10.3389/fnins.2018.00155.

47. NEHLIG, A. 'The neuroprotective effects of cocoa flavanol and its influence on cognitive performance". *British Journal of Clinical Pharmacology*, v. 75, n. 3, pp. 716-27, 2013. doi:10.1111/j.1365-2125.2012.04378.x; BASKERVILLE, T.; DOUGLAS, A. "Interactions between dopamine and oxytocin in the control of sexual behaviour". In: NEUMANN, I.D.; LANDGRAF, R. (Orgs.). *Advances in Vasopressin and Oxytocin — From Genes to Behaviour to Disease*. Amsterdam: Elsevier, pp. 277-90, 2008. doi:10.1016/s0079-6123(08)00423-8.

48. SALONIA, A.; FABBRI, F.; ZANNI, G. et al. "Original research — women's sexual health: chocolate and women's sexual health: an intriguing correlation'. *Journal of Sexual Medicine*, v. 3, n. 3, pp. 476-82, 2006. doi:10.1111/j.1743-6109.2006.00236.x.

49. SLANINOVA, J.; MALETINSKA, L.; VONDRAŠEK, J.; PROCHAZKA, Z. "Magnesium and biological activity of oxytocin analogues modified on aromatic ring of amino acid in position 2". *Journal of Peptide Science*, v. 7, n. 8, pp. 413-24, 2001. doi:10.1002/psc.334.

50. LOPEZ, D.S.; WANG, R.; TSILIDIS, K.K.; et al. "Role of caffeine intake on erectile dysfunction in US men: results from NHANES 2001-2004" (Org. M. WALTER). *PLoS One*, v. 10, n. 4, p. e0123547, 2015. doi:10.1371/journal.pone.0123547.

51. SAADAT, S.; AHMADI, K.; PANAHI, Y. "The effect of on-demand caffeine consumption on treating patients with premature ejaculation: a double-blind randomized clinical trial". *Current Pharmaceutical Biotechnology*, v. 16, n. 3, pp. 281-7, 2015. doi:10.2174/1389201016666150118133045.

52. MONDAINI, N.; CAI, T.; GONTERO, P. et al. "Regular moderate intake of red wine is linked to a better women's sexual health". *Journal of Sexual Medicine*, v. 6, n. 10, pp. 2772-7, 2009. doi:10.1111/j.1743-6109.2009.01393.x.

53. JENKINSON, C.; PETROCZI, A.; NAUGHTON, D.P. "Red wine and component flavonoids inhibit UGT2B17 in vitro". *Nutrition Journal*, v. 11, n. 1, 2012. doi:10.1186/1475-2891-11-67.

54. CASSIDY, A.; FRANZ, M.; RIMM, E.B. "Dietary flavonoid intake and incidence of erectile dysfunction". *American Journal of Clinical Nutrition*, 2016, v. 103, n. 2, pp. 534-41. doi:10.3945/ajcn.115.122010.

55. ALDEMIR, M.; OKULU, E.; NEŞELIOĞLU, S.; EREL, O.; KAYIGIL, O. "Pistachio diet improves erectile function parameters and serum lipid profiles in patients with erectile dysfunction". *International Journal of Impotence Research*, v. 23, n. 1, pp. 32-8, jan.-fev. 2011. doi:10.1038/ijir.2010.33.

56. MOLKARA, T.; AKHLAGHI, F.; RAMEZANI, M.A. et al. "Effects of a food product (based on *Daucus carota*) and education based on traditional Persian medicine on female sexual dysfunction: a randomized clinical trial". *Electronic Physician*, v. 10, n. 4, pp. 6577-87, 2018. doi:10.19082/6577.

57. MALEKI-SAGHOONI, N.; MIRZAEII, K.; HOSSEINZADEH, H.; SADEGHI, R.; IRANI, M. "A systematic review and meta-analysis of clinical trials on saffron (*Crocus sativus*)

effectiveness and safety on erectile dysfunction and semen parameters. *Avicenna Journal of Phytomedicine*, v. 8, n. 3, pp. 198-209, 2018.

58. WILBORN, C.; TAYLOR, L.; POOLE, C.; FOSTER, C.; WILLOUGHBY, D.; KREIDER, R. "Effects of a purported aromatase and 5α-reductase inhibitor on hormone profiles in college-age men". *International Journal of Sport Nutrition and Exercise Metabolism*, v. 20, n. 6, pp. 457-65, 2010.

59. MAHESHWARI, A.; VERMA, N.; SWAROOP, A. et al. "Efficacy of FurosapTM, a novel *Trigonella foenum-graecum* seed extract, in enhancing testosterone level and improving sperm profile in male volunteers". *International Journal of Medical Sciences*, v. 14, n. 1, pp. 58-66, 2017. doi:10.7150/ijms.17256; STEELS, E.; RAO, A.; VITETTA, L. "Physiological aspects of male libido enhanced by standardized *Trigonella foenum-graecum* extract and mineral formulation". *Phytotherapy Research*, v. 25, n. 9, pp. 1294-300, set. 2011. doi:10.1002/ptr.3360.

60. STEELS, E.; RAO, A.; VITETTA, L. "Physiological aspects of male libido enhanced by standardized *Trigonella foenum-graecum* extract and mineral formulation". *Phytotherapy Research*, v. 25, n. 9, pp. 1294-300, set. 2011. doi:10.1002/ptr.3360.

61. CAI, T.; GACCI, M.; MATTIVI, F. et al. "Apple consumption is related to better sexual quality of life in young women". *Archives of Gynecology and Obstetrics*, v. 290, n. 1, pp. 93-8, 2014. doi:10.1007/s00404-014-3168-x.

62. TURK, G.; SONMEZ, M.; AYDIN, M. et al. "Effects of pomegranate juice consumption on sperm quality, spermatogenic cell density, antioxidant activity and testosterone level in male rats". *Clinical Nutrition*, v. 27, n. 2, pp. 289-96, 2008. doi:10.1016/j.clnu.2007.12.006.

63. AL-OLAYAN, E.M.; EL-KHADRAGY, M.F.; METWALLY, D.M.; ABDEL MONEIM, A.E. "Protective effects of pomegranate (*Punica granatum*) juice on testes against carbon tetrachloride intoxication in rats". *BMC Complementary and Alternative Medicine*, v. 14, n. 1, 2014. doi:10.1186/1472-6882-14-164; SMAIL, N.F.; AL-DUJAILI, E. "Pomegranate juice intake enhances salivary testosterone levels and improves mood and well-being in healthy men and women". *Endocrine Abstracts*, v. 28, p. P313, 2012.

64. SATHYANARAYANA RAO, T.; ASHA, M.; HITHAMANI, G.; RASHMI, R.; BASAVARAJ, K.; JAGANNATH RAO, K. "History, mystery and chemistry of eroticism: emphasis on sexual health and dysfunction". *Indian Journal of Psychiatry*, v. 51, n. 2, p. 141, 2009. doi:10.4103/0019-5545.49457.

65. BEGUE, L.; BRICOUT, V.; BOUDESSEUL, J.; SHANKLAND, R.; DUKE, A.A. "Some like it hot: testosterone predicts laboratory eating behavior of spicy food". *Physiology and Behavior*, v. 139, pp. 375-7, fev. 2015. doi:10.1016/j.physbeh.2014.11.061.

66. BANIHANI, S.A. "Testosterone in males as enhanced by onion (*Allium Cepa L.*). *Biomolecules*, v. 9, n. 2, p. 75, 2019. doi:10.3390/biom9020075.

67. NAKAYAMA, Y.; TANAKA, K.; HIRAMOTO, S. et al. "Alleviation of the aging males' symptoms by the intake of onion-extracts containing concentrated cysteine sulfoxides

for 4 weeks — randomized, double-blind, placebo-controlled, parallel-group comparative study". *Japanese Pharmacology and Therapeutics*, v. 45, n. 4, pp. 595-608, 2017.

68. SATHYANARAYANA RAO, T.; ASHA, M.; HITHAMANI, G.; RASHMI, R.; BASAVARAJ, K.; JAGANNATH RAO, K. "History, mystery and chemistry of eroticism: emphasis on sexual health and dysfunction". *Indian Journal of Psychiatry*, v. 51, n. 2, p. 141, 2009. doi:10.4103/0019-5545.49457.

69. PIZZORNO, L. "Nothing boring about boron". *Integrative Medicine* (Encinitas), v. 14, n. 4, pp. 35-48, 2015.

70. "How Much Boron Is Present in Avocado?" Site Organic Facts. Disponível em: <https://www.organicfacts.net/forum/how-much-boron-is-present-in-avocado>. Acesso em: 5 fev. 2020.

71. PATWARDHAN, B. "Bridging Ayurveda with evidence-based scientific approaches in medicine". *EPMA Journal*, v. 5, n. 1, 2014. doi:10.1186/1878-5085-5-19.

72. CHAUHAN, N.S.; SHARMA, V.; DIXIT, V.K.; K, M. "A review on plants used for improvement of sexual performance and virility". *BioMed Research International*, v. 2014, pp. 1-19, 2014. doi:10.1155/2014/868062.

73. "What Is Ayurveda? The Science of Life". Site da National Ayurvedic Medical Association. Disponível em: <https://www.ayurvedanama.org/>. Acesso em: 5 fev. 2020.

Índice remissivo

A1 e A2 (proteínas do leite), 113-4
Aarts, Esther, 110
abacate, 45-6, 49, 51, 56, 61, 83, 142, 164, 180, 200-1, 211, 220, 232-5, 241, 243, 258, 259, 269, 295, 302-3; Homus de Abacate, 80, 258
abastecendo a despensa, 238-43
absorção de alimentos, 26
açafrão, 14, 52, 135-6, 145, 229-30, 235, 239, 253
acetilcolina, 21, 25, 133, 136-8, 143, 185, 192
ácido alfa-linolênico, 47, 48, 103, 118, 242
ácido docosahexaenoico (DHA), 47-8
ácido eicosapentaenoico (EPA), 47-8, 77, 103, 180, 242
ácido fítico, 84
ácido fólico, 200, 210, 253
ácido gama-aminobutírico (Gaba): alimentos fermentados e, 78; ansiedade e, 84; aumento dos níveis pelas bactérias intestinais, 38; esquizofrenia e, 210; influência dos alimentos na produção de, 27; libido e, 218; produção de, 24, 27; sono e, 178; TDAH e, 109; TOC e, 151; transtorno bipolar e, 191
ácido hexadecanoico, 178
ácido perfluorooctanoico (Pfoa), 225-6, 236
ácido retinoico, 50
ácidos graxos de cadeia curta, 37, 66
ácidos graxos insaturados trans (gorduras trans), 45-6, 62, 68, 70
ácidos graxos monoinsaturados (Mufas), 45-6, 70
ácidos graxos polinsaturados (Pufas), 45-6, 68, 70
ácidos graxos saturados, 45
acrilamida, 133
Actinobacteria (bactéria), 91
açúcar: adicionado ao iogurte, 79; ansiedade e, 70; depressão e, 36, 40-1; dopamina e, 114; esquizofrenia e, 204-5; libido e, 224; memória e, 126-8; sono e, 170; TDAH e, 114; TEPT e, 96; transtorno bipolar e, 192-3; *ver também* carboidratos; glicose
adenosina, receptores de, 172, 195
Adib-Hajbaghery, Mohsen, 177
aditivos alimentares, 46, 115-6, 121, 178, 241
adoçantes artificiais, 42-4, 62, 75, 87
adrenal, glândula, 18, 21; *ver também* eixo hipotálamo-pituitária-adrenal (eixo HPA)
adrenalina, 21, 114, 137
afrodisíacos, 215, 226-7, 234
Agarwal, Puja, 140
agorafobia, 63
água, saúde e consumo de, 85
Akhondzadeh, Shahin, 136
alcachofra: Sopa Cremosa de Alcachofra e Alho-Poró, 269-71

alcaçuz, 205, 225, 236
álcool: amígdala (região do cérebro) e, 174; ansiedade e, 72-3, 82; demência e, 131-2; esquizofrenia e, 206; glúten em bebidas alcóolicas, 121; libido e, 223, 228-9; memória e, 131-2; microbioma intestinal e, 173-4; sono e, 73, 173; transtorno bipolar, 197-8; transtornos por consumo de, 73
Aldemir, Mustafa, 229
alecrim, 129, 135-7, 239, 274; Peito de Frango Assado com Alecrim, 289-91
alergias, 91, 116
alface, 140, 178, 221; Salada de Alface Romana com Vinagrete de Mostarda, 289, 291-2
algas, 100, 106, 160, 166, 204; microalgas, 48; *nori*, 159-60
alho, 38-9, 61, 134, 200, 247, 253
alho-poró: Sopa Cremosa de Alcachofra e Alho-Poró, 269-71
alimentares, transtornos, 147
alimentos anti-inflamatórios, 179-80, 187
alimentos curtidos, fermentados e em cultura, 78
alimentos, absorção de, 26
alimentos, combinação de, 97-8
Alquraan, Laiali, 102
Alvarenga, José Fernando Rinaldi de, 134
Alzheimer, 25, 123, 125, 127, 129, 131, 133, 136-8, 140, 142; *ver também* demência
amêndoas, 46, 104, 181, 200, 229, 235, 238; leite de, 14, 57, 261, 270, 278; Leite Dourado, 136, 283, 287-8
amendoim, 83, 104, 130, 156, 165, 176, 180, 201, 211, 282, 299, 301; Vitamina de Matcha e Pasta de Amendoim, 289
amígdala (região do cérebro): álcool e, 174; ansiedade e, 76, 81; memória e, 124; microbioma intestinal e, 65; TEPT e, 89; TOC e, 154
amiloides, depósitos/placas de, 123, 125, 129, 136, 138
aminoácidos, 65, 79-80, 84, 100, 112, 151-2, 155-6, 164, 177, 198-9, 208, 210, 226, 228, 235, 242; *ver também* proteínas
Amminger, Paul, 207
anemia, 182-3

animais, pesquisas com, 31
anorexia nervosa, 147
ansiedade: álcool e, 72-3, 82; alimentos a adotar, 75-86; alimentos a evitar, 68-75, 87; amígdala (região do cérebro) e, 76, 81; cafeína e, 71-2, 93; carboidratos e, 68-70, 76; cardápio contra a, 258-61; conexão intestino-cérebro e, 22, 65, 69; crescimento da incidência de, 28; dicas contra, 86-7; Gaba (ácido gama--aminobutírico) e, 84; glutamatos e, 100; glúten e, 73-4; gordura e, 68, 70-1, 76; hidratação e, 85; hipocampo e, 81-2, 85; inflamação e, 76; influência da alimentação na, 30; magnésio e, 83; microbioma intestinal e, 27, 63-8, 91-2; pesquisas sobre, 65-7; probióticos e, 24; serotonina e, 21, 69, 79; suplementos alimentares para, 84-5; TDAH e, 107-8; tipos de transtornos de, 63-4; TOC e, 147, 165; transtorno de ansiedade generalizada, 63, 66-7, 70, 83, 147; transtorno de ansiedade social, 63, 73, 77-9; tratamento da, 30, 63-4, 66
antiaderentes, revestimentos, 226, 236, 246
antibióticos, 24, 38, 149, 157, 191, 203, 217
antigliadina, anticorpos, 205
antioxidantes, 43, 46, 52, 55, 83, 119, 133-6, 142, 158, 178, 183, 185, 199, 207-8, 211, 225, 231, 238, 240, 254, 261, 293, 297, 304
Aoev (azeite de oliva extravirgem), 134
apetite, 14, 27, 35, 39, 46, 117, 184, 216, 226
apigenina, 177
apostas, compulsão por, 147
arenque, 48, 61, 105, 186, 212, 214, 302
aromaterapia, 85, 138
aromatizantes, 115, 205
arroz de couve-flor, 276; Arroz de Couve--Flor com Cúrcuma, 98, 273, 275-6
arroz integral, 42, 61, 76, 86, 98; Gombô de Peru com Arroz Integral, 258, 260-1
Asca (marcador de doença inflamatória intestinal quanto a doença celíaca), 197
asma, 38, 91
aspartame, 42-3, 62, 75, 87; dopamina e, 43; radicais livres e, 43; serotonina e, 43

atenção: alecrim e, 137; cafeína e, 118; dificuldades de, 108; microbioma intestinal e, 24; regulação da, 109; *ver também* TDAH (transtorno de déficit de atenção e hiperatividade)
atordoamento, resposta de, 89
"atrofia hipocampal", 49
atum, 48, 61, 105, 174, 176, 186, 212, 214, 242, 301-2
autismo/transtornos do espectro autista, 91, 109, 142
autoimunes, condições, 18
Axe, Josh, 194
ayurveda/princípios ayurvédicos, 15, 233
azeite de oliva, 45-6, 54-6, 58-9, 94, 131, 134, 137, 139, 141, 144-5, 212, 264; Aoev (azeite de oliva extravirgem), 134

Bacillus (bactérias), 25
bactérias intestinais *ver* microbioma intestinal
Bacteroides (grupo de bactérias), 23
Bacteroidetes, 125
banana, 38, 49, 51, 61, 76, 86, 97, 158, 165, 200; "Sorvete" de Banana, 278, 281-2
barreira hematoencefálica, 109, 127, 133
batata-doce, 50-1, 254, 303; Batata-Doce Assada Glaceada no Missô, 39, 79, 95, 283, 287
bebidas açucaradas, 40, 224, 300
bebidas diet, 43
bebidas energéticas, 170, 195
Bègue, Laurent, 231
Bergson, Henri, 215
beta-caseína, 113
Bifidobacterium, 76, 125
Bifidobacterium longum, 90
biomarcadores de doenças, 29
Boitard, Chloé, 127-8
Bold, Justine, 143
boro, 232-3
Boyle, Neil Bernard, 83
Brandley, Elizabeth, 100
Bratman, Steven, 161
brócolis, 50, 56, 76, 79, 86, 93, 104, 139, 140-1, 152, 155, 165, 176, 180, 186, 200, 209-10, 213-4, 254, 302-3; Brócolis ao Vapor com Limão, 263, 266

bupropiona, 220
butirato, bactérias produtoras de, 26
buttermilk (leitelho), 38, 61

C reativa, proteína (marcador de inflamações), 129, 191
cacau, 240; "Sorvete" de Banana, 282; Vitamina de Chocolate Proteica, 118, 269
café, 132, 211, 228, 235; cognição e, 132-3; demência e, 133; polifenóis do, 133; radicais livres e, 133
café da manhã, 117-8
cafeína, 228, 235; ansiedade e, 71-2, 93; atenção e, 118; cérebro e, 71-2; memória e, 118; serotonina e, 133; sono e, 171-2, 195; TDAH e, 118; transtorno bipolar e, 194-6
cálcio, 178
calórica, restrição, 129-30, 144
camarão, 302; Camarão Picante, 136, 283-4
Cambridge School of Culinary Arts, 11
camomila, 53, 61, 85-6, 174, 177-8, 186
Campbell, Harry, 193
Campbell, Iain, 193
Canapé de Sardinha, 263-4
câncer, 13-6, 18, 30, 172, 183
Caneca de Ovos Mexidos para Viagem, 221, 283-4
canela, 39, 57, 135-6, 145, 180; Chocolate Quente com Canela e Pimenta-do-Reino, 273, 276-7
canola, óleo de, 48, 59, 77, 103
cansaço *ver* fadiga
capsaicina, 184, 187, 231-2, 234, 284-5, 295
carboidratos: ansiedade e, 68-70, 76; carga glicêmica de, 42, 299-300; de alto índice glicêmico, 42, 87, 94, 96, 170, 235, 260; de baixo índice glicêmico, 41, 61, 70, 258; depressão e, 41-2; dieta cetogênica e, 194; esquizofrenia e, 204; "índice de qualidade de carboidratos", 41-2; memória e, 128; TEPT e, 96-8; transtorno bipolar e, 192; *ver também* açúcar
cardápios, 251-2; culinária e, 250-1; para ansiedade, 258-61; para depressão, 253-7; para esquizofrenia, 289-94; para libido, 295-8; para memória, 273-7; para menos fadiga e um sono ideal, 283-8; para

TDAH, 269-72; para TEPT, 263-8; para TOC, 278-82; para transtorno bipolar, 289-94
cardo-mariano (*Silybum marianum*), 158
carne vermelha, 33, 48, 55, 68, 87, 106, 131, 138-9, 145, 159, 213-4, 235
carotenoides, 134, 141
carvacrol, 53
caseínas, 107, 113-4, 121, 197
castanhas, 46, 48, 176, 180, 220, 228-9, 235, 238-9, 303; castanha-de-caju, 46, 51, 84, 181, 238-9, 255, 269, 303
Catton, Christopher, 52
cavalinha, 48, 51, 61, 105
cebola, 38-9, 61, 119, 134, 155, 165, 200, 209, 211-4, 232, 235, 253; Peito de Peru Assado com Páprica, Cebola Roxa e Tomate-Cereja, 278, 280-1
cebolinha: Hambúrguer de Salmão com Molho de Gengibre e Cebolinha, 289, 293-4
celíacos *ver* doença celíaca
células, membrana das, 47, 155, 191
células enteroendócrinas, 65
Centro para o Controle de Doenças dos Estados Unidos, 132
Cereais Caseiros, 278-9
cérebro: ácidos graxos ômega-3 na saúde do, 47; adoçantes artificiais como tóxicos para o, 43; alimentos fermentados e, 77; barreira hematoencefálica, 109, 127, 133; cafeína e, 71-2; conexões do corpo com o, 18; corpo estriado do, 109, 154; córtex cerebral, 81, 95, 137, 154; córtex frontal, 89; córtex pré-frontal, 101, 109, 126-7; córtex pré-frontal medial, 99; Dieta MIND, 138-42; envelhecimento prematuro do, 95; estresse oxidativo do, 43, 83, 100, 103, 119, 127, 133, 138, 154, 193, 207; fator neurotrófico derivado do cérebro (BDNF), 25, 41, 78, 90, 126; glicose e, 40; hipocampo, 49, 81, 126; hipotálamo, 21; inflamação do, 41, 51, 76-7, 81, 91, 92, 99, 125, 127, 138, 142, 154, 173; influência dos alimentos no, 27; intestino como "segundo cérebro", 19; magnésio e funções cerebrais, 51; metabólitos do, 27; microbioma intestinal e, 23-5; *nucleus accumbens*, 77; saúde do, 66, 82, 139, 192; síndrome do intestino irritável e, 67; substância cinzenta periaquedutal do mesencéfalo, 72; TDAH e, 109; *ver também* conexão intestino-cérebro
cerejas, 119, 121, 179, 239
cetogênica, dieta, 188, 193-4
cevada, pó de grama de, 187
chá verde, 84, 119, 121, 131, 211, 289
Cheung, Stephanie, 36
chia, 42, 48, 56, 61, 103, 180, 242; Pudim de Chia com Cobertura de Nozes e Frutas Vermelhas, 221, 263-4
Child, Julia, 11
Chimakurthy, Jithendra, 160
chimichurri, molho, 268; Filé-Mignon com Crosta de Pimenta e Chimichurri de Espinafre Baby, 263, 266-8
chocolate amargo, 14, 50, 57, 60, 84, 180, 225, 227, 234-5, 240, 253, 269, 276-7, 279, 282, 303; Chocolate Quente com Canela e Pimenta-do-Reino, 273, 276-7; Morangos com Cobertura de Chocolate, 95, 234, 295, 297-8; receitas; Vitamina de Chocolate Proteica, 118, 269; "Sorvete" de Banana, 282
chucrute, 38, 61, 79, 198, 213
circadiano, ritmo, 168-9, 175
cisteína, 155, 165, 199-200, 208, 211, 213-4
citalopram, 154
citicolina, 143, 145
citocinas, 25, 191
cleptomania, 147
Cleveland, William Louis, 157
clonazepam, 189
cobalamina (vitamina B_{12}), 49, 158-60, 183, 210, 280, 286, 302
cognição: alecrim e, 137; alimentos fermentados e, 78; azeite de oliva extravirgem (Aoev) e, 134; café e, 132-3; curcumina e, 135; demência e, 123; Dieta MIND, 134, 138-44; isoflavonas e, 130; memória e, 127; TDAH e, 117
cogumelos, 51, 81, 100, 106, 302; Fritada de Cogumelos e Espinafre, 258-60; Salada de Cogumelos, 269, 272

colite ulcerativa, 68
combinação de alimentos, 97-8
cominho-preto (*Nigella sativa*), 184
compulsão alimentar, transtorno de, 82, 147, 193
compulsão por apostas, 147
compulsão sexual, 147
conexão intestino-cérebro: ansiedade e, 22, 65, 69; comunicação química, 20-4; condições mentais e, 31; depressão e, 22, 36; eixo hipotálamo-pituitária-adrenal (eixo HPA) e, 90; esquizofrenia e, 22; influência de mão dupla, 10, 19-21, 25-6, 67, 149, 168; microbioma intestinal e, 24; nervo vago, 20-2, 36; psiquiatria nutricional e, 18; sono e, 168-71; TDAH e, 108, 110; TOC e, 147-50; transtorno bipolar (TB) e, 22; *ver também* cérebro; intestino; microbioma intestinal; nervo vago
controle das porções, 70, 126
coração: doenças cardíacas, 57, 74, 95, 172, 179; impacto da depressão no, 18
corantes alimentares, 115-6
corpo estriado do cérebro, 109, 154
corrente sanguínea, infecções na, 18
córtex cerebral, 81, 95, 137, 154; córtex frontal, 89; córtex pré-frontal, 101, 109, 126-7; córtex pré-frontal medial, 99
corticotrofina, fator de liberação de, 191
cortisol, 21-2, 38, 91, 96, 124, 149, 191
Cotter, Elizabeth, 150-1
couve, 158, 165; Salmão Assado com Pesto de Couve e Nozes, 39, 60, 95, 253, 256-7
couve-flor, 50, 158, 165, 276; Arroz de Couve-Flor com Cúrcuma, 98, 273, 275-6; Mexido de Couve-Flor e Grão-de-Bico, 273-4
Coxas de Frango ao Forno, 269, 271
cozinha: abastecendo a despensa, 238-43; cardápios, 251-2; equipamentos para, 243-9; *mise en place*, 245, 248-9; práticas de limpeza, 251; preparação da, 243-52; princípios de segurança alimentar, 249-50; respeito por todos os ingredientes, 250
"crista neural", células da, 19
Crohn, Doença de, 68, 183
"crononutrição", 169

Culinary Institute of America (Boston), 11
cultura, alimentos em, 38, 61, 78, 86, 143, 241
cúrcuma: Arroz de Couve-Flor com Cúrcuma, 98, 273, 275-6; Leite Dourado, 136, 283, 287-8; para ansiedade, 85; para depressão, 52; para fadiga, 185; para funções cognitivas, 135; para TEPT, 104-5; para TOC, 160-1; poder anti-inflamatório da, 30
curcumina, 52-3, 85, 104-5, 135-6, 160-1, 185, 253

Dal: Sopa de Lentilha com Espinafre, 14, 278-80
DASH (abordagens alimentares contra a hipertensão), dieta, 138
Davies, Sarah, 169
delírios, 24; delírio paranoico, 202
Del-Ponte, Bianca, 115
demência: álcool e, 131-2; café e, 133; declínio cognitivo e, 123; diagnóstico de, 122-3; doença celíaca e, 128; microbioma intestinal e, 27; "pseudodemência", 135; *ver também* memória
depressão: ácidos graxos ômega-3 no combate à, 47-8, 175; açúcar e, 36, 40-1; adoçantes artificiais e, 43; alimentos a adotar, 46-54, 61; alimentos a evitar, 39-46, 61-2; carboidratos e, 41-2; cardápio contra, 253-7; conexão intestino-cérebro e, 22, 36; crescimento da incidência de, 28; dicas contra, 61-2; gordura e, 45; hipocampo e, 49; impacto no coração, 18; junk food e, 35; microbioma intestinal e, 26-7, 36-9, 92; padrão alimentar mediterrâneo (PAM) e, 55-61; probióticos e, 24; "pseudodemência" e, 135; serotonina e, 21, 36, 49; TDAH e, 107, 111; tratamento, 28-30, 34
derrames, 95, 183, 197
desenvolvimento, problemas de, 91
despensa, abastecendo a, 238-43
diabetes tipo 2: ansiedade e, 68, 81; depressão e, 56-7; taxa de, 10; TEPT e, 95-8
diagnósticos psiquiátricos, 29
diet, bebidas, 43
dieta cetogênica, 188, 193-4

Dieta DASH (abordagens alimentares contra a hipertensão), 138
Dieta Feingold, 116, 121
dieta japonesa, 44, 59
dieta mediterrânea, 54-5, 59, 117, 138; *ver também* Padrão alimentar mediterrâneo (PAM)
dieta norueguesa, 59
dieta ocidental, 47, 68-70, 87, 94, 106, 126-7, 145, 192-3, 204, 211, 213-4, 218-20, 235
dieta oligoantigênica, 115-6
dietas de eliminação, 116-7
disforia de gênero, 194
disfunção erétil, 215, 218
dismorfia muscular, 163-4
dismórficos corporais, transtornos, 147, 157, 159, 163-4
diterpenos, 133, 137
doença celíaca, 74, 87, 112, 121, 128, 143, 145, 166, 183, 197, 204-5, 213-4
Doença de Crohn, 68, 183
doença inflamatória intestinal, 24, 67, 191, 197, 218
doenças cardíacas, 57, 74, 95, 172, 179
Dohan, Francis, 204
dopamina: ácidos graxos ômega-3 e, 77; açúcar e, 114; aspartame e, 43; influência dos alimentos na, 27; libido e, 216, 227; memória e, 124, 127, 137; névoa mental e, 143; níveis de, 25; produção de, 21, 24, 52, 110; TDAH e, 109-10, 119; TOC e, 155; transtorno bipolar e, 191
Drake, Christopher, 172
duplo-cego e duplo placebo, ensaios clínicos com, 32, 151, 155, 230
Dutheil, Sophie, 68

Ebenezer, Philip, 101
edamame, 48, 83, 103, 131, 181, 201, 223, 290; Edamame Cozido no Vapor com Sal Marinho em Flocos, 273, 289-90
eixo hipotálamo-pituitária-adrenal (eixo HPA): alimentos fermentados e, 78; conexão intestino-cérebro e, 90; libido e, 224; microbioma intestinal e, 90; regulação do estresse, 21, 25, 66, 81; sistema nervoso autônomo e, 21; TEPT e, 90; TOC e, 149; transtorno bipolar e, 191

eliminação, dietas de, 116-7
embrião, desenvolvimento do, 19
emocional, regulagem, 46
"encefalopatia hepática", 24
endotoxinas, 25, 218-9
energéticas, bebidas, 170, 195
Ensopado de Frutos do Mar de San Francisco, 52, 234, 295-7
enteroendócrinas, células, 65
eritritol, 42
ervas *ver* temperos, especiarias e ervas
Escherichia (bactéria), 25
esclerose múltipla, 50
escolhas alimentares: alimentos energéticos, 185; alimentos que influenciam o humor, 31, 36, 39-46; microbioma intestinal e, 23, 38-9; saúde mental e, 9-10, 23-4, 28, 30-3, 35, 237
escoriação, transtorno de (mania de se beliscar), 147
Eskelinen, Marjo, 133
especiarias *ver* temperos, especiarias e ervas
"espécies reativas de oxigênio" (partículas), 43
espinafre, 50, 83, 100, 104, 106, 140, 158, 165, 302; Filé-Mignon com Crosta de Pimenta e Chimichurri de Espinafre Baby, 263, 266-8; Fritada de Cogumelos e Espinafre, 258-60; Sopa de Lentilha com Espinafre (*Dal*), 14, 278-80
esquizofrenia (SQZ): álcool e, 206; alimentos a adotar, 207-10, 214; alimentos a evitar, 203-6, 214; bactérias intestinais de pacientes com, 24; carboidratos e, 204; cardápio contra, 289-94; conexão intestino-cérebro e, 22; dicas contra, 214; Gaba (ácido gama-aminobutírico) e, 210; glúten e, 204-5; gordura e, 204; hipocampo e, 206; infiltração na cultura popular, 188; inflamação e, 203; microbioma intestinal e, 91, 202-3; paranoide, 208; sintomas de, 189, 201-2; suplementos alimentares para, 208-10
estévia, 42, 62, 87
estradiol, 217, 232
estresse, regulação do: eixo hipotálamo-pituitária-adrenal (eixo HPA) e, 21, 25, 66, 81; fibras alimentares e, 75; magnésio e,

83; microbioma intestinal e, 23, 25, 66, 150; sistema nervoso autônomo e, 21; TEPT e, 90, 94, 97, 103; TOC e, 149; tratamento do, 29; vitamina A, 50
estrogênio, 130, 216-8, 222
exercícios físicos, 15, 30, 128

fadiga: alimentos a adotar, 179-87; alimentos a evitar, 187; cardápio contra, 283-8; dicas contra, 186-7; magnésio e, 181; síndrome da fadiga crônica, 82, 142, 181-2; sintomas, 167-8
Fairbairn, Ronald, 215
farelo de trigo, 84
farinha de trigo sarraceno, 46
fast food, 46, 68, 93, 120, 139, 180, 220
fator de crescimento nervoso, 81
"fator de liberação de corticotrofina", 191
fator neurotrófico derivado do cérebro (BDNF), 25, 41, 78, 90, 126
Fazelian, Siavash, 81
feijão: Mexido de Feijão Moyashi e Tofu, 253-4
Feingold, Benjamin, 115-6
Feingold, Dieta, 116, 121
fenilalanina, 110
feno-grego, 230, 234-5
fermentados, alimentos, 78-9, 86
ferro, 50, 61, 119, 121, 254-5, 303
fibras alimentares, 54, 75-6, 86, 170
fibromialgia, 142, 150-1
fígado, 198; enzimas do, 32; falência do, 24; gordura no, 194
fígado de boi, 143, 209, 214, 301-2
Filé-Mignon com Crosta de Pimenta e Chimichurri de Espinafre Baby, 263, 266-8
Firmicutes (grupo de bactérias), 23, 125
Fischer, Karina, 131
fitoestrogênios, 130, 227
fitoplânctons, 48
flavonoides, 84, 141-3, 158, 177, 239
flufenazina, 206
fluoxetina, 148, 158, 220
fluvoxamina, 155
folato (vitamina B_9), 49, 141, 182-3, 200, 209-11, 213, 256, 293, 302
Food and Drug Administration, 45

fosfatidilserina (PS), 131, 143
fosfoinositida, 155
Francis, Heather M., 39
frango, 302; Coxas de Frango ao Forno, 269, 271; Frango Cajun Assado, 295; Peito de Frango Assado com Alecrim, 289-91; Peito de Frango Assado com Especiarias, 263, 265
Freud, Sigmund, 215
Fritada de Cogumelos e Espinafre, 258-60
frituras, 44-5, 58, 68, 87, 94, 106, 139, 145, 213-4, 235
frutas, 38-9, 42, 49-50, 54-5, 57-8, 61, 76, 86, 116, 119, 121, 131, 139-40, 144, 156, 158, 164-5, 176, 180-2, 200, 220-1, 224, 238-41, 243, 246, 250-1, 282; Morangos com Cobertura de Chocolate, 95, 234, 295, 297-8; Morangos Macerados com Pimenta-do-Reino, 289, 293; Picolé de Melancia e Mirtilo, 258, 261-2; Pudim de Chia com Cobertura de Nozes e Frutas Vermelhas, 221, 263-4; "Sorvete" de Banana, 278, 281-2; toranja, 32, 156, 198, 200, 213
frutos do mar, 48-51, 55, 62, 77, 100, 106, 139, 166, 199, 201, 303; Ensopado de Frutos do Mar de San Francisco, 52, 234, 295, 296-7
Fux, Mendel, 156

Gaba *ver* ácido gama-aminobutírico
gastrointestinais, sintomas/transtornos, 110, 202-3
GELDING ("endotoxina intestinal causadora de declínio na função gonadal"), teoria de, 218
gênero, disforia de, 194
gengibre, 135, 137, 145, 184, 247, 272, 293-4; Hambúrguer de Salmão com Molho de Gengibre e Cebolinha, 289, 293-4
gérmen de trigo, 200, 301; óleo de, 104
ginkgo biloba, 104; suplementos de, 106
ginseng: Ginseng americano, 178, 185; *Panax ginseng*, 178, 187
girassol, 158; microverde de, 141; óleo de, 46, 62, 180; semente de, 104, 130, 176, 186, 214, 301
glândula adrenal, 18, 21

365

glândula pituitária, 21
gliadina, 197
glicêmico, índice (IG), 41, 61, 70, 94, 126, 170, 204, 224, 258, 260
glicina, 156-8
glicose: cérebro e, 40; glicemia no sangue e, 40-2, 56, 70, 95, 97, 114; metabolismo da, 96
glutamatos: ansiedade e, 100; glutamato monossódico (GMS), 99-100, 106, 152; memória e, 127; produção de, 24, 52; TEPT e, 99-100; TOC e, 150-7, 160
glutationa, 207
glúten: ansiedade e, 73-4; em bebidas alcoólicas, 121; esquizofrenia e, 204-5; memória e, 128; névoa mental, 143; sensibilidade não celíaca ao, 112, 128, 143, 205; TDAH e, 111-3; TOC e, 152; transtorno bipolar e, 197
gochujang (molho coreano), 70-1, 79
Goff, Donald, 209
Goldstein, Benjamin, 197
Gombô de Peru com Arroz Integral, 258, 260-1
gordura: ansiedade e, 68-71, 76; depressão e, 45; esquizofrenia e, 204; gorduras boas *versus* gorduras ruins, 45, 68, 70, 94, 128, 138, 180, 192, 204; gorduras monoinsaturadas, 54, 61; gorduras saturadas, 54, 68, 127, 138, 170, 241, 254; gorduras trans (ácidos graxos insaturados trans), 45-6, 62, 68, 70; libido e, 218; memória e, 126-8; sono e, 170; TEPT e, 94-6; transtorno bipolar e, 193; visceral, 69
Grande Covián, Francisco, 54
Grande Terremoto do Leste do Japão, 102
Grant, Jon, 155
grão-de-bico, 42, 55-6, 80, 86, 130, 181, 186, 258; Mexido de Couve-Flor e Grão-de-Bico, 273-4
gravidez, 70-1, 149, 221
Greenberg, William, 157
Guerra do Vietnã, veteranos norte-americanos da, 94

Hambúrguer de Salmão com Molho de Gengibre e Cebolinha, 289, 293-4

Harper, Lucy, 143
Heiden, Angela, 200
Helicobacter pylori (bactéria), 157
Hemmings, Sian, 91
Hibbeln, Joseph R., 199
hidratação, ansiedade e, 85
Hilimire, Matthew, 78
hipertensão, 138, 196
hipocampo, 126; ansiedade e, 81-2, 85; "atrofia hipocampal", 49; depressão e, 49; esquizofrenia e, 206; memória e, 124-6, 137; TEPT e, 89, 94, 97, 99; TOC e, 154
Hipócrates, 18
hipomania, 190, 198, 201
hipotálamo, 21; *ver também* eixo hipotálamo-pituitária-adrenal (eixo HPA)
"hipótese higiênica", doenças inflamatórias e, 91
Hirth, Jacqueline, 97
histamina, 25
Holscher, Hannah, 75
Holton, Kathleen, 150-1
homicidas, pensamentos, 30
Homus de Abacate, 80, 258
hormônios, 21, 47, 74, 94, 126, 168, 184, 216-7, 222-3, 232; *ver também* estrogênio; testosterona
Hosking, Diane, 140
Hospital Geral de Massachusetts: um programa de Psiquiatria Nutricional e de Estilo de Vida do, 12
HPA *ver* eixo hipotálamo-pituitária-adrenal
humor, regulação do: alimentos que melhoram o humor, 46-54; alimentos que pioram o humor, 39-46; dieta cetogênica e, 193; esquizofrenia e, 189; influência dos alimentos, 31, 36; microbioma intestinal e, 24; transtorno bipolar e, 189; tratamento, 28

IL-1 (marcador de inflamações), 77
imunológico, sistema, 168, 197
índice de massa corporal (IMC), 95, 193
"índice de qualidade de carboidratos", 41-2
índice glicêmico (IG), 41, 61, 70, 94, 126, 170, 204, 224, 258, 260

infecções na corrente sanguínea, 18
inflamações: ácidos graxos ômega-3 no combate a, 47, 77, 175; ansiedade e, 76; cerebral, 41, 51, 76-7, 81, 91-2, 99, 125, 127, 138, 142, 154, 173; doença inflamatória intestinal, 24, 67, 191, 197, 218; esquizofrenia e, 203; fadiga e, 179-80; fibras alimentares e, 76; "hipótese higiênica", 91; IL-1 (marcador de inflamações), 77; insônia e, 169; interleucina-6 (marcador de inflamações), 77, 91; libido e, 218; microbioma intestinal e, 25, 91; mieloperoxidase (marcador de inflamações), 43, 44; mirtilos (efeito anti-inflamatório), 101; no intestino, 173; proteína C reativa (marcador de inflamações), 129, 191; redução da inflamação intestinal com probióticos, 37; restrição calórica e, 129; transtorno bipolar e, 190, 194
inibidor de monoamina oxidase (Imao), 84, 100, 198
inibidores seletivos de recaptação de serotonina (ISRSS): libido e, 216; para depressão, 29; para TOC, 148, 156-7, 160; serotonina turbinada por, 22
insônia, 27, 82, 167-8, 194, 210-1; dicas contra a, 186-7; ver também sono
insulina: níveis de, 129; sensibilidade à, 126, 169, 180; sinalização da, 126-7
interleucina-6 (marcador de inflamações), 77, 91
intestino: barreira protetora do, 22, 25, 66, 92; como "segundo cérebro", 19; contrações intestinais, 26; delgado, 76, 125; doença inflamatória intestinal, 24, 67, 191, 197, 218; esquizofrenia e, 202-3; inflamações no, 173; liberação de ácido, bicarbonato e muco, 26; micro-organismos do, 23-4, ver também microbioma intestinal; moléculas precursoras produzidas no, 109; movimentação física do, 26; peptídeos do, 65-6, 78; revestimento protetor dp, 26, 67, 128, 197; síndrome do intestino irritável (SII), 67, 90, 150-1, 191, 203; síndrome do intestino poroso, 67, 92, 191, 203, 219; sistema nervoso entérico, 19; sono e, 168-71; superpopulação de bactérias do intestino delgado, 125; TEPT e, 89; TOC e, 147-50; "tripas tristes", 36; ver também conexão intestino-cérebro; microbioma intestinal
iogurte, 14, 37-9, 48, 78-9, 103, 113-4, 143, 155, 165, 200, 213-4, 238, 302
isoflavonas, 130-1, 222

Jacka, Felice, 57
Jahangard, Leila, 175
Japão, 44; dieta japonesa, 44, 59; Grande Terremoto do Leste do Japão, 102
Jianqin, Sun, 113
Jung, Carl G., 215
Jung, Tony, 148
junk food, 35, 108, 220

Kaiser Permanente, Dieta ver Dieta Feingold
kalbi (corte gordo de acém com osso grelhado), 70-1, 79
Kalyan-Masih, Priya, 94
Kantak, Pranish, 148
Katagiri, Ryoko, 170
Kato-Kataoka, Akito, 143
kava, 84
kefir, 14, 38-9, 61, 79, 238, 241-2
Kelly, Deanna, 205
Kennedy, David O., 117
Keys, Ancel, 54
Kiecolt-Glaser, Janice, 77
Kim, Jin Young, 120
Kim, Jiyoung, 97
kimchi (conserva de origem coreana), 38, 61, 78-9, 241
Knight, David, 161
kombucha (chá fermentado), 38-9, 61, 79, 86
Kondo, Marie, 153

La, Justin, 219
Lach, Gilliard, 65
lactato, 181
lactitol, 42
Lactobacillus (bactérias), 25-6, 37, 76
Lactobacillus reuteri (bactéria), 217
Lactobacillus rhamnosus (bactéria), 90
Lactococcus (bactérias), 25
lactucina, 178

Lakhan, Shaheen, 84
L-arginina, 84, 177
laticínios, 55, 98, 111, 113-4, 143, 145, 157, 159, 165, 200, 210, 228, 235, 238, 242
lavanda, 53, 61, 85
Leclerc, Emilie, 129
legumes, 38-9, 49-51, 53-5, 58, 156-7, 164-5, 200, 241, 244, 246, 250, 257, 268, 303
leite, 48, 103, 107; proteínas A1 e A2 do, 113-4
leite de amêndoas, 14, 57, 261, 270, 278; Leite Dourado, 136, 283, 287-8
leitelho (*buttermilk*), 38, 61
lentilha: Sopa de Lentilha com Espinafre (*Dal*), 14, 278-80
Lentisphaerae (bactéria), 91
leptina, 224
Levinta, Anastasia, 205
Li, Yan, 151
libido: álcool e, 223, 228-9; alimentos a adotar, 235; alimentos a adotar, 226-33; alimentos a evitar, 235-6; aumento da, 233-4; cardápio para melhorar a, 295-8; definição de, 215; dicas para aumentar, 233-6; dopamina e, 216, 227; eixo hipotálamo-pituitária-adrenal (eixo HPA) e, 224; Gaba (ácido gama-aminobutírico) e, 218; gordura e, 218; inflamação e, 218; magnésio e, 228; microbioma intestinal e, 27, 217-8, 227; perda de, 22, 216
limão: Brócolis ao Vapor com Limão, 263, 266
limpeza da cozinha, práticas de, 251
Lindseth, Glenda, 79-80
lingzhi (fungo oriental), 178, 187
lipopolissacarídeos, 67, 191
lisina, 84, 164
lítio, 189, 192, 195-7, 200-1, 211, 213
L-lisina, 84
L-metilfolato, 200
Lopez, David, 228
Loprinzi, Paul, 128
L-ornitina, 177, 186
Losso, Jack, 179
L-teanina, 188, 210, 214
L-tirosina, 112, 118
L-triptofano, 112
lúpus eritematoso sistêmico, 18

luta ou fuga, reação de, 21, 90, 109
luteolina, 142-3, 145

má digestão, 18
maçã, 60, 76, 86, 97, 231, 235, 239, 299; vinagre de, 79, 86, 180
maca peruana, 178, 187
magnésio: ansiedade e, 83; fadiga e, 181; fontes de, 303; funções cerebrais e, 51; libido e, 228; TDAH e, 119; transtorno bipolar e, 200
maltitol, 42
Manual de diagnóstico e estatística de transtornos mentais, 189
Mao *ver* oxidase monoamina
Marangell, Lauren, 40
margarina, 45, 62, 113, 139
matcha: Vitamina de Matcha e Pasta de Amendoim, 289
Matsuoka, Yutaka, 102
medicações psiquiátricas: ansiedade, 64, 66; critérios para intervenção, 29; desequilíbrios químicos corrigidos por, 22; efeitos colaterais, 29, 96; esquizofrenia, 206, 208, 210-2; libido, 216; medicamentos baseados em evidências, 29; neurotransmissores e, 24; TDAH, 109, 111, 119-20; TEPT, 88, 96, 98, 102; TOC, 148, 150, 153, 157; transtorno bipolar, 192, 198, 211
meditação, 15, 57
Mediterrâneo, dieta do *ver* dieta mediterrânea; Padrão alimentar mediterrâneo (PAM)
medo, resposta de, 89, 94
melancia: Picolé de Melancia e Mirtilo, 258, 261-2
melatonina, 175-6, 178, 186, 211, 214
Melo, Matias, 193
membranas celulares, 47, 155, 191
memória: álcool e, 131-2; alimentos a adotar, 129-38, 144-5; alimentos a evitar, 125, 126, 128, 145; alimentos fermentados e, 78; amígdala (região do cérebro) e, 124; cafeína e, 118; carboidratos e, 128; cardápio para turbinar a, 273-7; cognição e, 127; dicas para a, 144-5; Dieta MIND, 134, 138-41, 144; dopamina e, 124, 127, 137; glutamatos e, 127; glúten e, 128;

gordura e, 126-8; hipocampo e, 124-6, 137; memória de trabalho, 126-7, 129, 137, 139; memória episódica, 139-40; memória relacional, 126-7; memória semântica, 139-40; microbioma intestinal e, 24; nervo vago e, 124; névoa mental e, 123, 142-3; Parkinson e, 123; restrição calórica e, 129-30; sistemas de memória procedimentais, 125-6; sono REM e, 170; TEPT e, 89, 105

mesencéfalo, substância cinzenta periaquedutal do, 72

Messaoudi, Michael, 38

metabolismo, 47, 82, 94, 96, 99, 160, 168-70, 184, 207, 209

metabólitos, 27, 66, 169

metilcobalamina, 159

metilfolato, 210

Mexido de Couve-Flor e Grão-de-Bico, 273-4

Mexido de Feijão Moyashi e Tofu, 253-4

Michopoulos, Vasiliki, 76

microalgas, 48

microbioma intestinal: álcool e, 173-4; amígdala (região do cérebro) e, 65; ansiedade e, 27, 63-8, 91-2; antibióticos e, 38, 149, 191, 203, 217; atenção e, 24; conexão intestino-cérebro e, 24; demência e, 27; depressão e, 26-7, 36-9, 92; eixo hipotálamo-pituitária-adrenal (eixo HPA) e, 90; escolhas alimentares e, 23, 38-9; espécies de bactérias do, 23-4, 65-7, 75, 91, 110, 124-5, 169, 173; esquizofrenia e, 91, 202-3; inflamação e, 25, 91; influência dos alimentos no, 27-8, 36; influência sobre o cérebro, 23-4; libido e, 27, 217-8, 227; memória e, 24; nitratos e, 46; obesidade e, 69; oxidação e, 25; pesquisas sobre, 30; regulação do estresse, 23, 25, 66, 150; regulação do humor e, 24; ritmo circadiano e, 169; sono e, 168; sucralose e, 43; TDAH e, 27, 109-11; TEPT e, 89; TOC e, 148-50; transtorno bipolar (TB) e, 27, 190-1; *ver também* intestino

micronutrientes, 61, 119-20, 131, 187

microverdes, 141, 240, 273-4

mieloperoxidase (marcador de inflamações), 43-4

Miller, Ian, 17

MIND (Intervenção Mediterrânea-DASH para Retardar a Neurodegeneração), dieta, 134, 138-44, 273

mindfulness (atenção plena), 15, 30

minerais *ver* vitaminas e minerais

mio-inositol (MI), 154-6

mirtilos, 42, 88, 101, 140, 174, 261-3, 269, 278; efeitos anti-inflamatórios de, 101; Picolé de Melancia e Mirtilo, 258, 261-2; radicais livres e, 101; serotonina e, 101

Mischoulon, David, 199

mise en place da cozinha, importância da, 245, 248-9

missô, 38, 61, 79, 86, 100, 106, 130, 152, 160, 166, 237, 241; Batata-Doce Assada Glaceada no Missô, 39, 79, 95, 283, 287

mitocôndrias, 182, 194, 208

Mix de Nozes e Especiarias, 253, 255-6

moléculas precursoras, 109

moléculas sinalizadoras, 65

Mondaini, Nicola, 228

morangos: Morangos com Cobertura de Chocolate, 95, 234, 295, 297-8; Morangos Macerados com Pimenta-do-Reino, 289, 293

Morris, Martha Clare, 138-40

Moss, Mark, 137

mostarda: Salada de Alface Romana com Vinagrete de Mostarda, 289, 291-2

mulheres na pós-menopausa, 130, 218, 222, 227, 233

multivitamínicos, 83

Murthy, T. E. Gopala Krishna, 160

N-acetilcisteína (NAC), 146, 154-5, 165, 199-200, 207-8, 213-4

natto (produtos fermentados à base de soja), 38, 61, 204, 302

nervo vago: álcool e, 173-4; conexão intestino-cérebro e, 20-2, 36; memória e, 124; sono e, 168

"neuroesteroide", vitamina D como, 81

neuroses, 78

neurotransmissores: adoçantes artificiais e, 43; alimentos fermentados e, 78; excitantes, 99; influência dos alimentos nos, 27;

produção de, 24; regulação do humor e, 49; *ver também* dopamina; noradrenalina; serotonina
névoa mental, 122-3, 142-5; glúten e, 143
Niederhofer, Helmut, 112
Nierenberg, Andrew, 200
Nigella sativa (cominho-preto), 184
Nigg, Joel, 116
nitratos, 46
N-metil-D-aspartato (NMDA), receptor de, 156-7
Noaghiul, Simona, 199
noradrenalina: aspartame e, 43; efeito do intestino na regulação de, 21, 110; memória e, 124, 137; TDAH e, 109-10; TOC e, 160; transtorno bipolar e, 191
nori (alga marinha), 159-60
norueguesa, dieta, 59
Nowotny, Bettina, 96
nozes, 176, 229, 235; Mix de Nozes e Especiarias, 253, 255-6; Pudim de Chia com Cobertura de Nozes e Frutas Vermelhas, 221, 263-4; Salmão Assado com Pesto de Couve e Nozes, 39, 60, 95, 253, 256-7
nucleus accumbens, 77

obesidade, 69, 71, 94-6, 127, 169-70, 179, 190
óleo de fígado de bacalhau, 81, 302
óleo de gérmen de trigo, 104
oligoantigênica, dieta, 115-6
Oliver, Lorraine, 137
ômega-3 (ácidos graxos): ansiedade e, 70; depressão e, 47-8, 175; dopamina e, 77; equilíbrio em relação aos ácidos graxos ômega-6, 46-7, 77, 180; esquizofrenia e, 207; fadiga e, 180; inflamação e, 47, 77, 175; metabolismo normal do corpo e, 47; peixes gordurosos como fonte de, 48, 51, 103; sono e, 175; TEPT e, 94, 101-3; transtorno bipolar e, 199
ômega-6 (ácidos graxos), 46-9, 62, 77, 180, 241
Orac ("capacidade de absorção do radical oxigênio"), 52, 304
orégano, 53, 55, 61, 142-3, 145, 180, 212, 239
organismo, sistemas do, 17
ortorexia nervosa, 161-3
ostras, 51, 100, 106, 166, 201, 226, 302

ovos, 48, 55, 58, 103, 143, 145, 155, 165, 176-7, 181, 186, 211, 213-4, 228, 235, 302; Caneca de Ovos Mexidos para Viagem, 221, 283-4
oxidação: aspartame e, 43; microbioma intestinal e, 25; radicais livres e, 43, 52, 83, 100, 103, 207
oxidase monoamina (Mao), 152, 158
oxigênio, "espécies reativas" de (partículas), 43
oxitocina, 227-8, 234-5

Padrão alimentar mediterrâneo (PAM): ansiedade e, 70; depressão e, 55-60; esquizofrenia e, 204; névoa mental e, 142; porções recomendadas, 58; sono e, 171; TDAH e, 117; TEPT e, 98; transtorno bipolar e, 193
Panax ginseng, 178, 187
Pandas ("transtornos autoimunes neuropsiquiátricos pediátricos associados ao streptococcus"), 149
pânico, transtorno do, 67, 70
páprica: Peito de Peru Assado com Páprica, Cebola Roxa e Tomate-Cereja, 278, 280-1
parede intestinalintestino: parede intestinal, 20, 66-7, 92, 203
Parkinson, 25, 122-3, 125, 140
Parodi, Andrea, 125
paroxetina, 160-1
passiflora (flor de maracujá), 53, 61, 84, 86
pasta de amendoim, 104, 156, 165, 176, 201, 211, 282
pasta de Amendoim: Vitamina de Matcha e Pasta de Amendoim, 289
Peito de Frango Assado com Alecrim, 289-91
Peito de Frango Assado com Especiarias, 263, 265
Peito de Peru Assado com Páprica, Cebola Roxa e Tomate-Cereja, 278, 280-1
Peito de Peru Assado no Forno, 283, 286
peixes, 141, 144, 211, 301, 303; arenque, 48, 61, 105, 186, 212, 214, 302; atum, 48, 61, 105, 174, 176, 186, 212, 214, 242, 301-2; cavalinha, 48, 51, 61, 105; como fonte de ácidos graxos ômega-3, 48, 51, 103; salmão, 48, 51, 56, 60-1, 81, 105, 141, 164,

174, 186, 212, 221, 242, 301-2; sardinha, 48, 61, 105, 174, 186, 212, 214, 263-4, 302
Peleg-Raibstein, Daria, 71
Pelsser, Lidy, 116
peptídeos intestinais, 65-6, 78
peru: Gombô de Peru com Arroz Integral, 258, 260-1; Peito de Peru Assado com Páprica, Cebola Roxa e Tomate-Cereja, 278, 280-1; Peito de Peru Assado no Forno, 283, 286
Pesquisa Nacional de Saúde e Nutrição (Estados Unidos), 251
Picolé de Melancia e Mirtilo, 258, 261-2
pimenta-do-reino, 136, 145, 166, 184, 212, 232, 239; Chocolate Quente com Canela e Pimenta-do-Reino, 273, 276-7; curcumina e, 53, 105, 135; Filé-Mignon com Crosta de Pimenta e Chimichurri de Espinafre Baby, 263, 266-8; Morangos Macerados com Pimenta-do-Reino, 289, 293; para memória, 135-6
pimenta-malagueta, 231, 279-80, 302
pipoca, 46, 226, 236
piridoxina (vitamina B_6), 49, 178, 182, 301
pistache, 176, 229, 235, 295
Pittschieler, Klaus, 112
pituitária, glândula, 21; *ver também* eixo hipotálamo-pituitária-adrenal (eixo HPA)
pó de grama de cevada, 187
polifenóis, 107, 119, 133-4, 179-80, 187, 222, 229, 231, 239-240
poluentes, 103-4
porções, controle das, 70, 126
pós-menopausa, mulheres na, 130, 218, 222, 227, 233
potássio, 51, 61, 84, 86, 120-1, 178, 231, 303
Poutahidis, Theofilos, 217
Prabhakaran, Deepak, 223
prebióticos, 37-9, 61, 232, 241, 253, 270
Prevotellaceae (bactéria), 125
princípios de segurança alimentar, 249-50
probióticos: ansiedade e, 24; bactérias benéficas em, 37; como parte do tratamento psiquiátrico com medicação, 24; cortisol e, 38; depressão e, 24; fontes alimentares de, 38-9, 79; funções sexuais e, 217; insônia e, 170; memória e, 125; névoa mental e, 143; suplementos probióticos, 37-8; TOC e, 148
processados, alimentos, 40, 113-4, 180
processos metabólicos, 125
progesterona, 216
prostaglandinas, 175
proteínas: dieta cetogênica e, 194; libido e, 219; memória e, 130; proteína C reativa (marcador de inflamações), 129, 191; proteína de soja, 222-3, 235; proteínas A1 e A2 do leite, 113-4; proteínas magras e de origem vegetal, 238; sono e, 171, 177; transtorno bipolar e, 191; Vitamina de Chocolate Proteica, 118, 269
Prozac, 29, 34, 52, 60, 80, 148
"pseudodemência", 135
psicoterapia, 10, 29, 33, 66, 89, 108; ansiedade e, 64; dismorfia muscular, 164; TEPT e, 88-9, 93, 98, 102
psiquiatria: abordagem integrada, 12; história da, 17, 28; nutricional, 12, 15-6, 18, 28, 30-1, 38, 60, 123, 237; *ver também* medicações psiquiátricas
Pudim de Chia com Cobertura de Nozes e Frutas Vermelhas, 221, 263-4
Pynnönen, Päivi A., 112

qualidade de vida, indicadores de, 26, 37, 44, 60
queijos, 38, 48, 53, 61, 100, 106, 111, 113-4, 139, 152, 155, 165-6, 176, 198, 200, 213-4, 238, 256, 283, 301-2
Quiabo em Conserva, 283, 285
químicas, comunicações (na conexão intestino-cérebro), 20-4

radicais livres: aspartame e, 43; café e, 133; especiarias e, 52; estresse oxidativo e, 43, 52, 83, 100, 103, 207; *ginkgo biloba* e, 104; mirtilos e, 101; TEPT e, 104; vitamina E e, 103
Ramsay, Gordon, 12
Rao, Satish, 143
reação de luta ou fuga, 21, 90, 109
receitas: Arroz de Couve-Flor com Cúrcuma, 98, 273, 275-6; Batata-Doce Assada Glaceada no Missô, 39, 79, 95, 283, 287;

Brócolis ao Vapor com Limão, 263, 266; Camarão Picante, 136, 283-4; Caneca de Ovos Mexidos para Viagem, 221, 283-4; Cereais Caseiros, 278-9; Chocolate Quente com Canela e Pimenta-do-Reino, 273, 276-7; Coxas de Frango ao Forno, 269, 271; Edamame Cozido no Vapor com Sal Marinho em Flocos, 273, 289-90; Ensopado de Frutos do Mar de San Francisco, 52, 234, 295, 296-7; Filé-Mignon com Crosta de Pimenta e Chimichurri de Espinafre Baby, 263, 266-8; Frango Cajun Assado, 295; Fritada de Cogumelos e Espinafre, 258-60; Gombô de Peru com Arroz Integral, 258, 260-1; Hambúrguer de Salmão com Molho de Gengibre e Cebolinha, 289, 293-4; Homus de Abacate, 80, 258; Leite Dourado, 136, 283, 287-8; Mexido de Couve-Flor e Grão-de-Bico, 273-4; Mexido de Feijão Moyashi e Tofu, 253-4; Mix de Nozes e Especiarias, 253, 255-6; Morangos com Cobertura de Chocolate, 95, 234, 295, 297-8; Morangos Macerados com Pimenta-do-Reino, 289, 293; Peito de Frango Assado com Alecrim, 289-91; Peito de Frango Assado com Especiarias, 263, 265; Peito de Peru Assado com Páprica, Cebola Roxa e Tomate-Cereja, 278, 280-1; Peito de Peru Assado no Forno, 283, 286; Picolé de Melancia e Mirtilo, 258, 261-2; Pudim de Chia com Cobertura de Nozes e Frutas Vermelhas, 221, 263-4; Quiabo em Conserva, 283, 285; Salada de Alface Romana com Vinagrete de Mostarda, 289, 291-2; Salada de Cogumelos, 269, 272; Salmão Assado com Pesto de Couve e Nozes, 39, 60, 95, 253, 256-7; Sopa Cremosa de Alcachofra e Alho-Poró, 269-71; Sopa de Lentilha com Espinafre (*Dal*), 14, 278-80; Sopa Saudável de Vegetais, 253, 254-5; "Sorvete" de Banana, 278, 281-2; Vieiras à Moda do Sul da França, 273-5; Vitamina de Chocolate Proteica, 118, 269; Vitamina de Matcha e Pasta de Amendoim, 289
redes sociais, 108, 174

Rees, Jon, 149
refrigerantes, 40, 61, 92-3, 97, 106, 121, 214, 235
regulagem emocional, 46
Rehm, Jürgen, 131
resposta de medo, 89, 94
restrição calórica, 129-30, 144
Ríos-Hernández, Alejandra, 117
Ritalina, 107, 111, 120
ritmo circadiano, 168-9, 175
Robbins, Wendie, 220
Rodrigo, Luis, 152
Roffman, Josh, 210
romã, suco de, 231, 234-5
rosácea (condição dermatológica), 125
Rowe, Albert, 116

sacarina, 42, 62, 87
sal marinho: Edamame Cozido no Vapor com Sal Marinho em Flocos, 273, 289-90
saladas: Salada de Alface Romana com Vinagrete de Mostarda, 289, 291-2; Salada de Cogumelos, 269, 272
salicilatos, 115-6
salmão, 48, 51, 56, 60-1, 81, 105, 141, 164, 174, 186, 212, 221, 242, 301-2; Ensopado de Frutos do Mar de San Francisco, 52, 234, 295-6; Hambúrguer de Salmão com Molho de Gengibre e Cebolinha, 289, 293-4; Salmão Assado com Pesto de Couve e Nozes, 39, 60, 95, 253, 256-7
sálvia, 138, 142, 145
Sánchez-Villegas, Almudena, 45, 59
sardinha, 48, 61, 105, 174, 186, 212, 214, 264, 302; Canapé de Sardinha, 263-4
Sarris, Jerome, 30
saúde mental: caos na, 28; conexões do corpo com o cérebro, 18; escolhas alimentares e, 9-10, 23-4, 28, 30-3, 35, 237; microbioma intestinal e, 32; *ver também* medicações psiquiátricas
Sayyah, Mehdi, 158
segurança alimentar, princípios de, 249-50
selênio, 51, 61, 84, 86, 239, 255, 303
sensibilidade à insulina, 126, 169, 180
sensibilidade não celíaca ao glúten, 112, 128, 143, 205

seres humanos, pesquisas com, 32
serotonina: alimentos fermentados e, 78; ansiedade e, 21, 69, 79; aspartame e, 43; cafeína e, 133; depressão e, 21, 36, 49; folato e, 49; influência dos alimentos na, 27; memória e, 124, 137; mirtilo e, 101; produção de, 24; regulação do eixo intestino-cérebro, 21; sono e, 169, 176; TDAH e, 109, 112; TOC e, 155, 158, 160; transtorno bipolar e, 191; triptofano como precursor da, 79; vitamina B_{12} e, 158
sexual, compulsão, 147
Shakespeare, William, 223
Shams, Jamal, 104
Sharma, Vivek, 159
Siepmann, Timo, 222
silimarina, 158
"simpatia nervosa", 17
sinalização da insulina, 126-7
síndrome da fadiga crônica, 82, 142, 181-2
síndrome de Tourette, 147, 152
"síndrome do comer noturno", 193
síndrome do intestino irritável (SII), 67, 90, 150-1, 191, 203
síndrome do intestino poroso, 67, 92, 191, 203, 219
síndrome metabólica, 95, 98
Singh-Manoux, Archana, 132
sintomas gastrointestinais, 110, 202-3
sintomas psiquiátricos, 18, 22, 112
sistema imunológico, 168, 197
sistema nervoso, 21; sistema nervoso autônomo (SNA), 21, 25; sistema nervoso central, 19-21, 151; sistema nervoso entérico, 19; sistema nervoso parassimpático, 21; sistema nervoso simpático, 21
sistemas do organismo, 17
Siwek, Marcin, 201
SKA2 (gene), 101
Smiles ("Suporte à Modificação do Estilo de Vida em Estados Emocionais Prejudicados"), 57
Smith, Donald, 74
Soares, Jair, 199
sódio, 196-7, 213, 252, 261, 270, 291, 296
sofrito (salteamento dos vegetais no azeite), 134, 145

soja, derivados da: libido e, 222; memória e, 130-1, 143; proteína de soja, 222-3, 235
sono: álcool e, 73, 173; alimentos a adotar, 174-8, 186-7; alimentos a evitar, 171-4, 187; ansiedade e, 86; cafeína e, 171-2, 195; cardápio para um sono ideal, 283-8; como estratégia para saúde mental, 30; conexão intestino-cérebro e, 168-71; dicas contra insônia, 186-7; escolhas alimentares para melhorar o, 170-1; Gaba (ácido gama-aminobutírico) e, 178; gordura e, 170; "higiene do sono", 186; insônia, 27, 82, 167-8, 186, 194, 210-1; microbioma intestinal e, 168-71; nervo vago e, 168; sono de ondas lentas, 170, 173; sono REM, 170, 173, 175; sonoterapia, 176; TEPT e, 102; transtorno bipolar e, 195
sopas: Sopa Cremosa de Alcachofra e Alho-Poró, 269-71; Sopa de Lentilha com Espinafre (*Dal*), 14, 278-80; Sopa Saudável de Vegetais, 253-5
sorbitol, 42
"Sorvete" de Banana, 278, 281-2
Souza, Camila Pasquini de, 104
Streptococcus (bactérias), 25
suco de romã, 231, 234-5
sucralose, 42-3, 62, 87; depressão e, 43
Sudo, Nobuyuki, 66
suicídio, 28, 30, 50, 101
suplementos alimentares: ansiedade e, 84-5; comparação com alimentos, 32; esquizofrenia e, 208-10; *ginkgo biloba*, 106; probióticos, 37-8; TEPT e, 104; TOC e, 154-8; transtorno bipolar e, 199-201, 213

Taylor, Andrew, 75
TDAH (transtorno de déficit de atenção e hiperatividade): alimentos a adotar, 117-9, 121; alimentos a evitar, 111-6, 121; ansiedade e, 107-8; cafeína e, 118; cardápio para aumentar a concentração, 269-72; comportamentos de recompensa e, 109-10, 114, 119; conexão intestino-cérebro e, 108-10; depressão e, 107, 111; dicas contra, 120-1; Gaba (ácido gama-aminobutírico) e, 109; glúten e, 111-3; magnésio e, 119; microbioma intestinal e, 27, 109-11; sintomas

físicos do, 110; tratamento do, 107, 109, 111, 119-20
teanina, 84, 211
Teflon, 226
tempeh, 38, 61, 79, 84, 86, 130, 159, 242
temperos, especiarias e ervas, 235; capacidade antioxidante de, 304; Mix de Nozes e Especiarias, 253, 255-6; para ansiedade, 84-5; para depressão, 51-3; para memória, 134-7; para TEPT, 104-5; Peito de Frango Assado com Especiarias, 263, 265
TEPT (transtorno de estresse pós-traumático): alimentos a adotar, 100-6; alimentos a evitar, 92-100, 106; amígdala (região do cérebro) e, 89; bactérias "amigas de longa data" e, 91; carboidratos e, 96-8; cardápio para curar traumas, 263-8; dicas contra, 105; eixo hipotálamo-pituitária-adrenal (eixo HPA) e, 90; glutamatos e, 99-100; gordura e, 94-6; hipocampo e, 89, 94, 97, 99; microbioma intestinal e, 89; radicais livres e, 104; sintomas, 89; suplementos alimentares para, 104
terapia cognitivo-comportamental, 29, 147
Teste Modalidade de Símbolos-Dígitos (SDMT), 120
testosterona, 216-9, 222, 224-5, 229-33
Theoharides, Theoharis, 142
tiamina (vitamina B_1), 49, 82, 131, 182, 301
tiques, transtornos de, 147
tiramina, 100, 152, 198, 213
tireoide: doenças tireoidianas, 179; hormônios tireoidianos, 74
TOC (transtorno obsessivo compulsivo): alimentos a evitar, 150-2, 166; alimentos e suplementos a adotar, 153-61, 165-6; amígdala (região do cérebro) e, 154; ansiedade e, 147, 165; cardápio contra o, 278-82; conexão intestino-cérebro e, 147-50; dicas contra, 165-6; dopamina e, 155; eixo hipotálamo-pituitária-adrenal (eixo HPA) e, 149; Gaba (ácido gama-aminobutírico) e, 151; glutamatos e, 150-2, 154, 156-7, 160; glúten e, 152; hipocampo e, 154; microbioma intestinal e, 148-50; sintomas, 146, 149-50; suplementos alimentares para, 154-8

tofu, 130, 204, 223, 235, 242, 280, 286; Mexido de Feijão Moyashi e Tofu, 253-4
tomate, 100, 104, 106, 134, 140, 152, 166, 176, 209, 211, 214; Peito de Peru Assado com Páprica, Cebola Roxa e Tomate-Cereja, 278, 280-1
toranja, 32, 156, 198, 200, 213
Tourette, síndrome de, 147, 152
transtorno bipolar (TB): álcool e, 197-8; alimentos a evitar, 192-7, 213; alimentos e suplementos a adotar, 199-201, 212-3; cafeína e, 194-6; carboidratos e, 192; cardápio para, 289-94; conexão intestino-cérebro e, 22; diagnóstico de, 189; dicas contra o, 212-3; dopamina e, 191; eixo hipotálamo-pituitária-adrenal (eixo HPA) e, 191; Gaba (ácido gama-aminobutírico) e, 191; glúten e, 197; gordura e, 193; infiltração na cultura popular, 188; inflamação e, 190, 194; magnésio e, 200-1; microbioma intestinal e, 27, 190-1; nitratos e, 46; serotonina e, 191; suplementos alimentares para, 199-201, 213
transtorno de compulsão alimentar, 82, 147, 193
transtorno de escoriação (mania de se beliscar), 147
transtorno de processamento sensorial, 109
transtorno dissociativo de identidade, 188
transtorno do pânico, 67, 70
transtorno esquizoafetivo, 205, 210
transtornos alimentares, 147
transtornos dismórficos corporais, 147, 157, 159, 163-4
transtornos intestinais: ansiedade e, 64-5, 85-6; doença inflamatória intestinal, 24, 67, 191, 197, 218; glúten e, 112; síndrome do intestino irritável, 67, 90, 150-1, 191, 203; sintomas gastrointestinais, 110, 202-3; TEPT e, 90; *ver também* intestino; microbioma intestinal
traumas, 10, 89-90, 100, 105; cardápio para curar, 263-8; *ver também* TEPT (transtorno de estresse pós-traumático)
tricotilomania (mania de puxar os cabelos), 147, 155
trigo: farelo de, 84; óleo de gérmen de, 104

trigonelina, 133
"tripas tristes", 36
triptofano, 63, 79-80, 112, 169, 176-7, 179, 258, 260
Tsuruga, Koji, 203
Turna, Jasmine, 149

úlceras estomacais, 90, 157
umami, sabor, 99, 150, 287

Valles-Colomer, Mireia, 26
valproato sódico, 200
van Gelder, Boukje, 132
veganos, 82, 159, 222, 235, 253-5, 258, 266, 270, 273, 275-6, 278-9, 285, 287, 290-1, 297
vegetais, 56, 235; dietas de base vegetal, 55, 59; Sopa Saudável de Vegetais, 253-5
vegetarianos, 103, 159-60, 235, 253-5, 258-9, 261, 263, 266, 269-70, 272-3, 275-6, 278-9, 281, 283, 285, 287, 290-1, 293, 297
verduras verde-escuras, 141
Verlaet, Annelies, 119
Verrucomicrobia (bactéria), 91
veteranos de guerra, 94-6, 100
Vieira, Karen F., 84
Vieiras à Moda do Sul da França, 273-5
Vietnã, veteranos norte-americanos da Guerra do, 94
Vieweg, Victor, 95
vinagre de maçã, 79, 86, 180
vinagrete: Salada de Alface Romana com Vinagrete de Mostarda, 289, 291-2
vinho branco, 131, 229

vinho tinto, 58, 131, 141, 144, 228-9, 234-5, 253
Violanti, John, 95
visceral, gordura, 69
vitamina A, 49-50, 254, 301
vitamina B_1 (tiamina), 49, 82, 131, 182, 301
vitamina B_6 (piridoxina), 49, 178, 182, 301
vitamina B_9 (folato), 49, 141, 182-3, 200, 209-11, 213, 256, 293, 302
vitamina B_{12} (cobalamina), 49, 158-60, 183, 210, 280, 286, 302
vitamina C, 50, 120, 141, 179, 183, 209, 231, 253, 293, 302
vitamina D, 81-2, 183, 259, 302
vitamina E, 103-5, 141, 183, 302
vitamina K, 141, 302
Vitamina de Chocolate Proteica, 118, 269
Vitamina de Matcha e Pasta de Amendoim, 289
vitaminas e minerais: fontes comuns, 301-3; multivitamínicos, 83; para ansiedade, 81-2; para depressão, 49-50; para fadiga, 181
Vlček, Přemysl, 151

wakame (alga), 160
Westover, Arthur, 40
Witte, Veronica, 129
Wolf, Erika, 95

xarope de milho com excesso de frutose, 61, 68, 106, 235
xilitol, 42

zinco, 51, 61, 84, 119, 181, 187, 201, 213, 303

TIPOGRAFIA Adriane por Marconi Lima
DIAGRAMAÇÃO Osmane Garcia Filho
PAPEL Pólen Natural da Suzano S.A.
IMPRESSÃO Lis Gráfica, março de 2024

A marca FSC® é a garantia de que a madeira utilizada na fabricação do papel deste livro provém de florestas que foram gerenciadas de maneira ambientalmente correta, socialmente justa e economicamente viável, além de outras fontes de origem controlada.